新スタンダード栄養・食物シリーズ 2

生化学

大塚 譲・脊山洋右・藤原葉子・本田善一郎 編

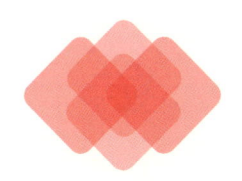

東京化学同人

序

　栄養学を学ぶ者にとって 2005 年はエポックメーキングな年であった．第一は 6 月 17 日に食育基本法が制定されたことであり，第二は"日本人の食事摂取基準（2005 年版）"が策定されたことである．食育基本法は国民が生涯にわたって健全な心身を培い，豊かな人間性をはぐくむための食育を推進することを目指して議員立法により成立した法律で，世界に類をみないものである．これに基づいて食育推進基本計画が策定され，5 年ごとの見直しでさまざまな取組みが行われている．

　"日本人の食事摂取基準"はそれまで用いられてきた"日本人の栄養所要量"に代わるもので，国民の健康の維持・増進，エネルギー・栄養素欠乏症の予防，生活習慣病の予防，過剰摂取による健康障害の予防を目的としてエネルギーおよび各栄養素の摂取量の基準を示したものである．やはり 5 年ごとの見直しが行われて 2015 年 4 月から適用されるものとして"日本人の食事摂取基準（2015 年版）"が策定された．

　いずれも栄養にかかわる者にとって大切な指針であり，食に関する概念が大幅に変わったことに対応して，このたび"スタンダード栄養・食物シリーズ"を全面的に改訂し，"新スタンダード栄養・食物シリーズ"として内外ともに装いを改めた．

　この"新スタンダード栄養・食物シリーズ"は"社会・環境と健康"，"人体の構造と機能，疾病の成り立ち"，"食べ物と健康"などを理解することが大きな 3 本柱となっており，栄養士，管理栄養士を目指す学生だけでなく，生活科学系や農学系，また医療系で学ぶ学生にとっても役立つ内容となっている．

　全 18 巻からなる本シリーズの執筆者は教育と同時に研究に携わる者でもあるので，最新の知識をもっている．とかく内容が高度になって，微に入り細をうがったものになりがちであるが，学生の理解を得るとともに，担当する教師が講義のよりどころにできるようにと，調整・推敲を重ねてお願いした．また図表を多用して視覚的な理解を促し，欄外のスペースを用語解説などに利用して読みやすいよう工夫を凝らした．

　2013 年には和食がユネスコの無形文化遺産に登録されたが，日本の食文化が世界に認められたものとして栄養学に携わる者としては誇らしいことである．この登録の審査に当たっては栄養バランスに優れた健康的な食生活であるという点が高く評価されたという．本シリーズの改訂にあたっては，和食の食文化は健康維持を図る手段であると考え，今後，食に関する多面的な理解が得られるようにとの思いを込めた．食文化は数百年，数千年と続いた実績の上に成り立っているが，この変わらぬ食習慣の裏付けを科学的に学ぶうえで本シリーズが役立つことを願っている．

　2016 年 2 月

編集委員を代表して
脊　山　洋　右

新スタンダード栄養・食物シリーズ　編集委員会

委員長　脊　山　洋　右　東京医療保健大学 客員教授，東京大学名誉教授，
　　　　　　　　　　　　　　　お茶の水女子大学名誉教授，医学博士

委　員　赤　松　利　恵　お茶の水女子大学基幹研究院自然科学系 教授，博士(社会健康医学)
　　　　飯　田　薫　子　お茶の水女子大学基幹研究院自然科学系 教授，博士(医学)
　　　　池　田　彩　子　名古屋学芸大学管理栄養学部 教授，博士(農学)
　　　　石　川　朋　子　聖徳大学人間栄養学部 教授，博士(医学)
　　　　板　倉　弘　重　茨城キリスト教大学名誉教授，医学博士
　　　　市　　　育　代　お茶の水女子大学基幹研究院自然科学系 講師，博士(農学)
　　　　一　色　賢　司　日本食品分析センター 学術顧問，北海道大学名誉教授，農学博士
　　　　稲　山　貴　代　長野県立大学健康発達学部 教授，博士(スポーツ医学)
　　　　大　塚　　　譲　お茶の水女子大学名誉教授，農学博士
　　　　香　西　みどり　お茶の水女子大学基幹研究院自然科学系 教授，博士(学術)
　　　　金　子　佳代子　横浜国立大学名誉教授，保健学博士
　　　　河　原　和　夫　東京医科歯科大学大学院医歯学総合研究科 教授，医学博士
　　　　久保田　紀久枝*　お茶の水女子大学名誉教授，学術博士
　　　　倉　田　忠　男　お茶の水女子大学名誉教授，新潟薬科大学名誉教授，農学博士
　　　　小　松　龍　史　同志社女子大学生活科学部 特任教授，保健学博士
　　　　近　藤　和　雄*　お茶の水女子大学名誉教授，医学博士
　　　　佐　藤　瑤　子　お茶の水女子大学基幹研究院自然科学系 助教，博士(生活科学)
　　　　渋　井　達　郎　日本獣医生命科学大学応用生命科学部 教授，農学博士
　　　　新　藤　一　敏　日本女子大学家政学部 教授，博士(農学)
　　　　鈴　木　恵美子　お茶の水女子大学名誉教授，農学博士
　　　　須　藤　紀　子　お茶の水女子大学基幹研究院自然科学系 准教授，博士(保健学)
　　　　辻　　　ひろみ　東洋大学食環境科学部 教授，栄養学修士
　　　　冨　永　典　子　お茶の水女子大学名誉教授，理学博士
　　　　野　口　　　忠　東京大学名誉教授，中部大学名誉教授，農学博士
　　　　畑　江　敬　子*　お茶の水女子大学名誉教授，理学博士
　　　　藤　原　葉　子　お茶の水女子大学基幹研究院自然科学系 教授，博士(学術)
　　　　本　田　善一郎　お茶の水女子大学保健管理センター 所長・教授，医学博士
　　　　本　間　清　一*　お茶の水女子大学名誉教授，農学博士
　　　　丸　山　千寿子　日本女子大学家政学部 教授，医学博士
　　　　村　田　容　常　お茶の水女子大学基幹研究院自然科学系 教授，農学博士
　　　　　　　　まさ　つね
　　　　森　田　　　寛　お茶の水女子大学名誉教授，医学博士
　　　　　　　　ゆたか
　　　　森　光　康次郎　お茶の水女子大学基幹研究院自然科学系 教授，博士(農学)

(＊編集幹事，五十音順)

まえがき

　生化学における20世紀最後のプロジェクトはヒトゲノムの解読であったが，21世紀に入っての最初のエポックはiPS細胞の樹立といえよう．これまで分化全能性は受精卵や胚性幹細胞（ES細胞）に特有な機能と考えられてきたが，山中伸弥教授らによって分化した細胞からでも人工多能性幹細胞がつくれることが示されたことは遺伝子の分化能に関する概念を一新させたもので，再生医療をはじめとしてさまざまな分野における新しい研究領域を開いたものである．

　2005年には"日本人の食事摂取基準"が策定されたが，それまでの栄養所要量という大まかな概念から科学的根拠に基づいて，推定平均必要量，推奨量，目安量，耐容上限量，目標量の適正範囲がきめ細かく示されるようになった．その裏付けとなったのは大部分が生化学的な学術論文である．

　本書の改訂にあたってはこれらの進歩に即して生化学と栄養学がどこまで進んでいるかの現状を盛り込んだうえで，われわれの体内で行われる生化学的な現象をわかりやすく伝えられるように心がけた．また，管理栄養士の国家試験の出題におけるガイドラインが新しくなったことにも配慮して記述の全面的な見直しを行った．

　生化学は生命現象を化学的に明らかにするという立場から，生体分子の構造と機能，エネルギーと代謝の両面に多くのページが割かれているが，時代の流れに即して遺伝子とゲノム，および生体の恒常性と調節機構にも全面的な改訂を加えて充実を図った．遺伝子とゲノムでは基本的な知識に加え，遺伝子組換え技術とその応用という実技的な記述を行うことにより読者の興味を喚起するように努めた．

　また，細胞間応答による生体機能の調節の記載において内分泌と免疫に分けたことは医療の実態に即した新しい試みである．

　他方，ビタミンと無機質の詳細は基礎栄養学の巻に譲ったのでそちらで学んでほしい．

　本書は，初めて学ぶ学生に生化学と栄養学の要点をわかりやすく伝えることを目指したが，授業という教育の場においては教師の果たす役割も大切である．その教師にとってわかりやすく，限られた時間内で該当する項目の要点を十分な深みのある講義で学生をひきつけられるようにキーワードの選択と文章の簡潔さについても配慮した．

　本書は管理栄養士・栄養士の養成課程や人間科学部，生活科学部，農学部などに学ぶ学生を対象としたが，執筆者の意向が教師とこれらの学生に円滑に伝わり，生化学の有益な教材として使われることを願っている．

　2014年3月

担当編集委員を代表して

脊　山　洋　右

第2巻 生化学

執　筆　者

相 川 京 子　　お茶の水女子大学基幹研究院自然科学系 教授，博士(薬学)
　　　　　　　　　　　　　　　　　　　　　　　　　［第2章，第3章，§11・1～§11・2］
上 田 悦 子　　鳥取大学医学部保健学科 講師，博士(学術)［第16章～第20章］
大 塚 　 譲　　お茶の水女子大学名誉教授，農学博士［第16章～第20章］
小 川 温 子　　お茶の水女子大学基幹研究院自然科学系 教授，理学博士［第7章］
加 藤 久 典　　東京大学大学院農学生命科学研究科 特任教授，農学博士［第5章，第6章］
加 藤 美砂子　　お茶の水女子大学基幹研究院自然科学系 教授，理学博士［第9章］
加 納 和 孝　　前 聖徳大学大学院人間栄養学研究科 教授，医学博士［第4章］
久保田俊一郎　　帝京平成大学医学教育センター 特任教授，東京大学名誉教授，医学博士
　　　　　　　　　　　　　　　　　　　　　　　　　　　　　　　　［第13章，第14章］
小 林 哲 幸　　お茶の水女子大学基幹研究院自然科学系 教授，薬学博士［第8章］
澤 田 留 美　　国立医薬品食品衛生研究所再生・細胞医療製品部 室長，博士(理学)
　　　　　　　　　　　　　　　　　　　　　　　　　　　　　［§11・3～§11・5］
脊 山 洋 右　　東京医療保健大学 客員教授，東京大学名誉教授，お茶の水女子大学名誉教授，
　　　　　　　　　　　　　　　　　　　　　　医学博士［第1章，第10章，§11・6］
冨 永 典 子　　お茶の水女子大学名誉教授，理学博士［第15章］
藤 原 葉 子　　お茶の水女子大学基幹研究院自然科学系 教授，博士(学術)［第12章］
本 田 善一郎　　お茶の水女子大学保健管理センター 所長・教授，医学博士
　　　　　　　　　　　　　　　　　　　　　　　　　　　　　　　［第21章～第23章］
横 山 嘉 子　　聖徳大学大学院人間栄養学研究科 准教授，医学博士［第4章］

（［　］内は執筆担当箇所，五十音順）

目　次

第Ⅰ部　生化学入門

第1章　生化学とは…………………………………………………………3
1・1　生化学の草分け…………………………………………………3
1・2　動植物に共通な生化学…………………………………………3
1・3　生化学の反応は酵素によって触媒される……………………4
1・4　酵素は遺伝子の情報に基づいて合成される…………………4
1・5　反応の連鎖が代謝である………………………………………4
1・6　代謝の乱れによる病気…………………………………………5
1・7　栄養学と生化学…………………………………………………5

第2章　細胞の構成…………………………………………………………6
2・1　細胞とは…………………………………………………………6
2・2　動物細胞と細胞小器官…………………………………………8
2・3　細　菌……………………………………………………………10
2・4　ウイルス…………………………………………………………11
2・5　植物細胞…………………………………………………………12

第3章　水……………………………………………………………………13
3・1　水の特性と生命体での働き……………………………………13
3・2　水の極性…………………………………………………………13
3・3　水分子間の水素結合……………………………………………14
3・4　溶媒としての水…………………………………………………14
3・5　水中で疎水的相互作用が形成される意義……………………15

第Ⅱ部　生体分子の構造と機能

第4章　アミノ酸とペプチド……………………………………………19
4・1　アミノ酸とは……………………………………………………19
4・2　アミノ酸の構造…………………………………………………20
4・3　アミノ酸の性質…………………………………………………21

4・4　ペプチド…………………………………………………………………25
　4・5　さまざまなペプチドとその性質…………………………………………26
　4・6　ペプチドの表記法…………………………………………………………28

第5章　タンパク質の構造と機能……………………………………………29
　5・1　タンパク質の構造…………………………………………………………29
　5・2　タンパク質の分類…………………………………………………………32
　5・3　タンパク質の性質…………………………………………………………35
　5・4　タンパク質の分析法………………………………………………………36

第6章　酵　素………………………………………………………………37
　6・1　化学反応と酵素……………………………………………………………37
　6・2　酵素の種類…………………………………………………………………38
　6・3　酵素および酵素反応の性質………………………………………………39
　6・4　補因子と補酵素……………………………………………………………40
　6・5　酵素反応論…………………………………………………………………41
　6・6　酵素活性の調節……………………………………………………………43
　6・7　阻害物質……………………………………………………………………45

第7章　糖　質………………………………………………………………47
　7・1　糖質とは……………………………………………………………………47
　7・2　単糖類………………………………………………………………………49
　7・3　二糖類………………………………………………………………………52
　7・4　多糖類………………………………………………………………………53
　7・5　糖タンパク質………………………………………………………………57

第8章　脂質と生体膜…………………………………………………………61
　8・1　脂質の性質…………………………………………………………………61
　8・2　脂質の分類…………………………………………………………………62
　8・3　脂肪酸………………………………………………………………………63
　8・4　トリアシルグリセロール…………………………………………………66
　8・5　ステロイド…………………………………………………………………67
　8・6　リン脂質……………………………………………………………………68
　8・7　糖脂質………………………………………………………………………69
　8・8　生体膜………………………………………………………………………70

第9章　核　酸………………………………………………………………77
　9・1　ヌクレオチドの構造………………………………………………………77
　9・2　核酸の構造…………………………………………………………………78
　9・3　ヌクレオチドの機能………………………………………………………81

第Ⅲ部　エネルギーと代謝

第10章　代謝の概要 ……… 85
- 10・1　代謝は同化と異化から成る ……… 85
- 10・2　代謝は酵素反応の連鎖 ……… 85
- 10・3　代謝回転 ……… 86
- 10・4　代謝経路の調節 ……… 86
- 10・5　代謝中間体 ……… 88
- 10・6　代謝マップ ……… 88
- 10・7　エネルギーの代謝とエネルギー通貨 ……… 89

第11章　糖質の代謝 ……… 91
- 11・1　解糖系 ……… 92
- 11・2　糖新生 ……… 96
- 11・3　ペントースリン酸回路 ……… 100
- 11・4　クエン酸回路 ……… 105
- 11・5　電子伝達系と酸化的リン酸化 ……… 112
- 11・6　その他の糖代謝 ……… 115

第12章　脂質の代謝 ……… 121
- 12・1　脂質の吸収と体内動態 ……… 121
- 12・2　脂肪酸の貯蔵と動員 ……… 122
- 12・3　脂肪酸の分解 ……… 123
- 12・4　脂肪酸の生合成 ……… 127
- 12・5　多価不飽和脂肪酸の代謝と機能 ……… 129
- 12・6　トリアシルグリセロールと複合脂質の合成 ……… 131
- 12・7　コレステロールの代謝 ……… 132

第13章　アミノ酸，タンパク質の代謝 ……… 136
- 13・1　タンパク質の分解 ……… 136
- 13・2　アミノ酸の代謝：アミノ基から尿素への代謝 ……… 137
- 13・3　アミノ酸の代謝：炭素骨格の代謝 ……… 139
- 13・4　アミノ酸に由来する生理活性ペプチドと特殊生成物 ……… 142

第14章　核酸の代謝 ……… 146
- 14・1　核酸とは ……… 147
- 14・2　核酸の分解・吸収 ……… 147
- 14・3　プリンヌクレオチドの代謝 ……… 147
- 14・4　ピリミジンヌクレオチドの代謝 ……… 150

第15章　光合成 …151
15・1　葉緑体（クロロプラスト） …152
15・2　光反応 …154
15・3　炭酸固定反応 …156

第Ⅳ部　遺伝子とゲノム

第16章　染色体と遺伝情報 …163
16・1　ヒトゲノム …163
16・2　染色体とクロマチン …165
16・3　セントラルドグマ …166

第17章　DNAの複製と修復 …168
17・1　DNAの複製，組換え，修復 …168
17・2　DNAポリメラーゼ …169
17・3　複製の仕組み …169
17・4　テロメア …170
17・5　DNAの修復と突然変異 …171

第18章　転写と翻訳 …174
18・1　転写 …174
18・2　転写後修飾 …175
18・3　翻訳 …176
18・4　タンパク質の翻訳後の修飾 …178
18・5　タンパク質の分泌と品質管理 …179

第19章　遺伝子発現の調節 …182
19・1　大腸菌のラクトースオペロン …182
19・2　真核細胞の遺伝子発現 …184
19・3　転写調節に関与する細胞外情報 …184

第20章　遺伝子操作技術と応用 …187
20・1　遺伝子組換え技術 …187
20・2　遺伝子解析の知識と技術 …190
20・3　遺伝子診断 …193
20・4　遺伝子導入技術 …195

第 V 部　生体の恒常性と調節機構

第 21 章　受容体と細胞内シグナル伝達 ··· 201

21・1　内部環境の恒常性：ホメオスタシス ··· 201
21・2　ホメオスタシスは内分泌系，神経系，免疫系で維持される ······················ 201
21・3　生理活性物質の構造と機能 ·· 203
21・4　生理活性物質の受容体 ··· 208

第 22 章　内分泌系，電解質，酸塩基平衡 ·· 213

22・1　内　分　泌　系 ·· 213
22・2　視床下部・下垂体系 ··· 214
22・3　副腎皮質，副腎髄質からのホルモン分泌 ·· 215
22・4　膵臓から分泌されるインスリン，グルカゴン ··· 216
22・5　消化管ホルモン：消化・吸収，食欲，インスリン作用の調節 ··················· 217
22・6　脂肪細胞由来のホルモン ·· 218
22・7　性ステロイドホルモン ··· 219
22・8　甲状腺ホルモン ·· 220
22・9　レニン-アンギオテンシン，アルドステロンによる血圧調節 ····················· 220
22・10　カルシウムおよび骨代謝の調節 ··· 221
22・11　重炭酸緩衝系，腎臓，呼吸器系が維持する電解質・酸塩基平衡 ················ 222

第 23 章　免　疫　系 ·· 224

23・1　自然免疫：非特異的な感染防御システム ·· 224
23・2　獲得免疫：T 細胞，B 細胞が多様な病原体を認識し排除するシステム ······ 225
23・3　アレルギーの 4 分類（Gell-Coombs の分類） ·· 230
23・4　腸管免疫，食物アレルギー ··· 231
23・5　免疫不全症，自己免疫疾患 ··· 232

参 考 図 書 ··· 233

索　　　引 ··· 234

第Ⅰ部 生化学入門

1 生化学とは

1. 生化学の歴史は有機化合物の尿素が生体外で化学合成されたことに始まる.
2. 生化学反応の大部分は動植物や微生物に共通している.
3. 生化学反応はタンパク質である酵素によって触媒されており，基質と酵素の結合特異性は高い.
4. タンパク質は 20 種類のアミノ酸がペプチド結合しているが，アミノ酸の配列はDNA の塩基配列に基づいている.
5. 生体内の物質は一連の反応が連鎖した代謝によって，合成（同化反応）され，また分解（異化反応）されている.
6. 酵素活性に支障をきたすと代謝異常となって症状が現れる．DNA の変異に基づく先天性代謝異常と後天的な異常がある．酵素阻害剤は治療に有効な場合もある.
7. 栄養学は栄養素が体内で代謝されることに伴う現象を学ぶ学問であり，生化学的な知識を応用した実用的な領域を扱う.

1・1 生化学の草分け

生命現象が神秘的な力によって営まれているという考え（生気説）から脱却して，化学的な物質の変化こそが生命の本質であると考えられるようになって久しい.

振り返ってみると，F. Wöhler（1828）が有機化合物の尿素を生体外で化学的に合成したことは生化学という学問の出発点といえよう．また，E. Büchner（1897）は無細胞抽出液が糖を発酵しうることを示したが，後になって明らかになる一連の酵素反応を試験管内で行ったことは生化学の原理を如実に証明したものである.

これらの発見を基として，20 世紀は生化学が学問分野として花開いていった．生化学とは化学的な手段を用いて生命現象を明らかにする学問といえよう.

1・2 動植物に共通な生化学

生化学が扱う化学反応の大部分はヒトを含む高等動物だけではなく，植物や微生物にも共通にみられる．これまでに大腸菌の生化学，酵母の生化学として蓄積された知見が，実はヒトにも当てはまるのである．たとえば，グルコースがピルビン酸を経て乳酸に至る**解糖系**はすべての生物に普遍的に存在している．もちろ

ん，光合成のように植物や一部の細菌にしかみられない化学反応もある．

1・3 生化学の反応は酵素によって触媒される

*1 特定の化学反応の反応速度を高めるが，自身は反応の前後で変化しないものが触媒である．

*2 生体反応は酵素が触媒として働いているので，高温，高圧，強酸性，強塩基性などの激しい条件を必要としない．

*3 一つの酵素は決まった基質と結合し，決まった反応を触媒する．それぞれの反応ごとに対応した酵素が存在する．

生命現象を支える化学反応はほとんどすべて**酵素**とよばれる**タンパク質**が**触媒**している*1．この酵素のお陰で生化学反応をその生体の生存可能な条件下（たとえばヒトなら体温付近の穏やかな温度や，中性付近の pH など）で円滑に行えるのである*2．

酵素反応は，酵素の活性中心に基質が結合して複合体をつくり，反応が進む．反応産物は酵素から離れて放出され，遊離となった酵素はまた新たな基質と結合して，同じ経過を繰返す．

基質と酵素の結合は**特異性**が高く，この**基質特異性***3 が高いために特定の化学反応のみを触媒して，副反応は起こらない．

1・4 酵素は遺伝子の情報に基づいて合成される

*4 DNA はタンパク質の設計図である．DNA 上の 3 個の塩基配列の組合わせにより 1 種類のアミノ酸が決定される．このようにして順番が決められたアミノ酸が一列に結合したものがタンパク質である．

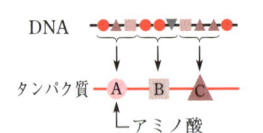

タンパク質は細胞内で合成される．タンパク質は 20 種類のアミノ酸がペプチド結合しているが，アミノ酸の配列は細胞核内にある染色体中の DNA（デオキシリボ核酸）の塩基配列に基づいている*4．おのおののアミノ酸は DNA の 3 塩基連鎖（トリプレット）によって規定されているが，この遺伝暗号を**コドン**という．20 種類のアミノ酸に対応して 64 種類の遺伝暗号があるが，これは植物，ウイルス，動物に共通したものである．

1・5 反応の連鎖が代謝である

一つの酵素反応は A という物質を B という物質に変えるが，生体内では一段階の反応だけで完結することはなく，B は別な酵素によって C になるというように，反応が連鎖している．これを**代謝**といい，代謝の全貌を見渡す地図のようなものが**代謝マップ**である．

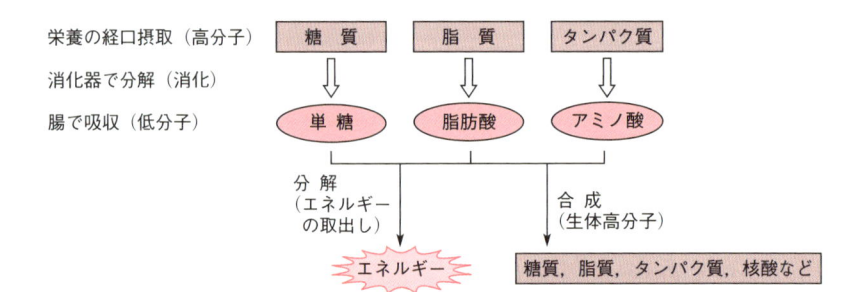

図 1・1 体内での一連の物質変化の過程が代謝である 口から取込まれた栄養は，消化管で分解を受け低分子となって腸で吸収される．体内では，これらの低分子がさらに分解を受ける際にエネルギーが取出され，またこれらの低分子から体内で必要な高分子が合成される．これらの分解や合成の連鎖が代謝である．

食物として取入れられるのは，三大栄養素の**糖質**（炭水化物），**脂質**，**タンパク質**であるが，腸管から吸収されて本当の意味で体内に入るのは，グルコース，脂肪酸，アミノ酸といった低分子の物質である（図1・1）．

これらを基質として多数の酵素がつぎつぎと働いて，生命活動の維持に必要なタンパク質や核酸，その他あらゆる化合物をつくり上げているのが生物の特徴である．体温の 37 ℃ という環境で効率良く合成し（同化反応），一方において分解（異化反応）を行い，見事な恒常性（ホメオスタシス）を保っている．

1・6 代謝の乱れによる病気

われわれの身体の中では，食物として取入れた栄養素から酵素反応でさまざまな物質を合成し，不要となったものを分解して炭酸ガス（二酸化炭素）や尿素などに変えて排泄しているが，この過程に支障が出ると**代謝異常**となって症状が現れる．

たとえば酵素活性がなければ，その反応の基質が蓄積する．活性がなくなる原因はいくつかあるが，酵素タンパク質のアミノ酸配列を決めている DNA の変異に基づく場合もあり，フェニルケトン尿症など先天性代謝異常の場合が当てはまる．酵素活性の阻害剤は後天的に酵素活性を失わせる．重金属の中毒はこの例である．

酵素阻害剤は用い方によっては病気の治療に有効な場合もある．たとえば，コレステロールの合成にかかわる酵素である HMG–CoA 還元酵素の阻害剤は，高コレステロール血症の治療に使われる．

1・7 栄養学と生化学

栄養学は食事から入った栄養素が体内で代謝されることに伴うもろもろのことを勉強する学問であるが，そのアプローチの仕方の一つとして化学的手法で迫るのが生化学である．基質について知るだけでなく，触媒としての酵素や，遺伝子の情報に基づいて代謝が制御されている仕組みを理解することは，病気にならないすべを知り，病的な状態から回復する手立てを考えるうえで欠かせない知識である．生化学的知識の応用として栄養学は最も多くの人に関係した実用的な学問分野といえよう．

重要な用語

遺伝子の情報
栄養学
酵素
コドン
生化学
代謝
代謝異常
代謝マップ

2 細胞の構成

1. 細胞は構造の違いから,原核細胞か真核細胞かのどちらかに分類され,原核細胞からなる生物を原核生物,真核細胞からなる生物を真核生物という.
2. 真核生物には動物および植物,キノコやカビなどの菌類,原生生物が含まれる.
3. 原核生物には,真正細菌と古細菌がある.
4. 2種類の細胞は多くの点で異なっており,真核細胞は膜で囲まれた核をもつのに対して,原核細胞は明確な核構造をもたない.
5. 真核細胞は核,ミトコンドリア,小胞体などの細胞小器官により細胞内が区画化されている.
6. 細菌の多くは宿主にとって無害であるが,病原性があるものや,宿主に有益な作用をもつものもある.ウイルスは感染した細胞内でのみ増殖する微小な構造体で,病原性をもつものもある.

2・1 細胞とは

　生命体はすべて細胞が集まり構築されており,細胞は生物を構成する最小単位である.細胞の中にはさまざまな化合物から成る濃い溶液が満たされていて,それらが厚さ約 7 nm の**細胞膜**(形質膜)によって包まれた構造をしている.植物細胞や細菌は細胞膜の外に細胞壁や細胞外被などの細胞を保護する構造体をもつ.

　ヒトのからだをつくる 250 種類以上の細胞には神経細胞や筋細胞,骨細胞,上皮細胞などがあり,それぞれが異なる大きさと構造,機能をもっている.さらには数種類の細胞が集まって上皮組織,結合組織,筋肉組織,神経組織の4種類の基本的な組織(図2・1)を形成しており,異なる組織が構造的,機能的に配置されて器官を形成し,1セットの器官が1個体を構築している.細胞の内部には機能の異なる複数の**細胞小器官**(オルガネラ)が存在しており,エネルギー産生,遺伝物質の保存・複製,生体物質の合成・分解など生命を維持するために必要な何万種類もの化学反応が,遺伝的なプログラムの管理下で秩序立てて行われている.

　生物には単細胞生物と多細胞生物があり,一つの生物をつくる細胞の数や大きさには多様性があり,細胞の構造的,機能的性質に基づいて**原核(細胞)生物**,**真核(細胞)生物**に分類されている.さらに,原核生物は真正細菌と古細菌に分類される(次ページのコラム参照).

　核をもたない原核細胞に対し,核をはじめとする細胞小器官をもつ細胞群が真核細胞で,植物,動物,菌類などの多細胞生物がすべて含まれる.また,アメー

バや酵母などの単細胞生物も真核細胞である．多細胞生物の細胞は 10〜100 µm の長さをもち，1 個体を構成する細胞数は生物種によって違いがある．たとえばヒトでは約 60 兆個の細胞が 1 個体を構成し，細胞の種類は 250 を超える．種類の異なる細胞は機能の違いを反映して大きさや形が異なっており，原核細胞の数百倍から数千倍の遺伝情報をもっている．核をもつ細胞には必ず他の各種細胞小器官も存在し，生命体を維持するために細胞が担う仕事を分担している．

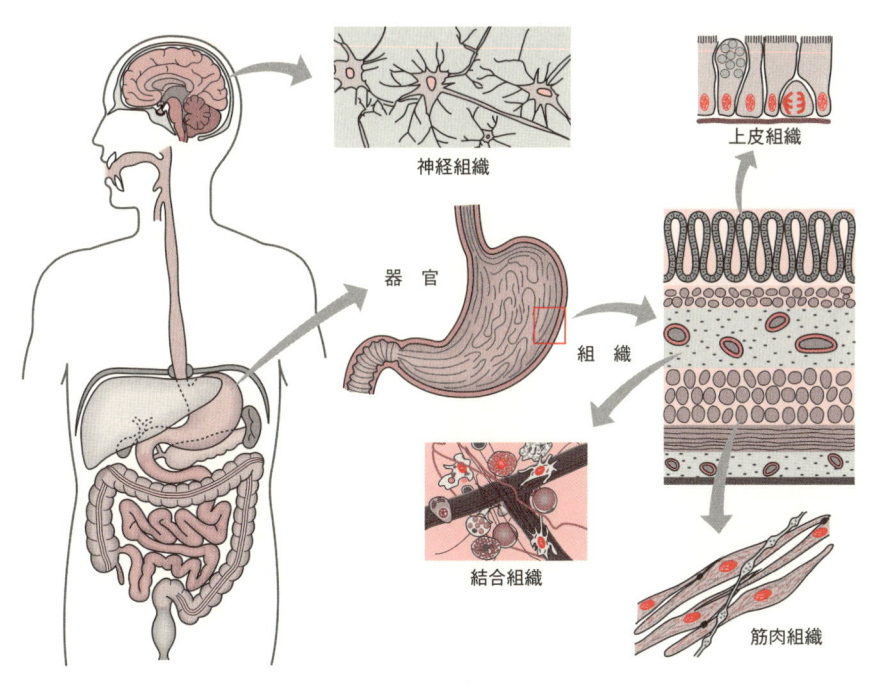

図 2・1　4 種類の基本的な組織

真核生物，真正細菌，古細菌

　地球上には数百万種〜数千万種の生物が生存しているといわれているが，それらはすべて原核細胞をもつ原核生物か，真核細胞をもつ真核生物に分類され，ほとんどは原核生物である．長年，進化系統樹は原核生物と真核生物が 2 本の主要な枝により構成されていると考えられてきたが，C.R. Woese によるリボソーム RNA 配列の解析に基づいた分類により，1980 年代以降，原核生物を真正細菌と古細菌（アーキア）に分けることが提唱された．古細菌は外見や代謝，エネルギー生産の仕組みは真正細菌に似ているが，DNA 複製や転写，翻訳の仕組みは真核生物に似ている．

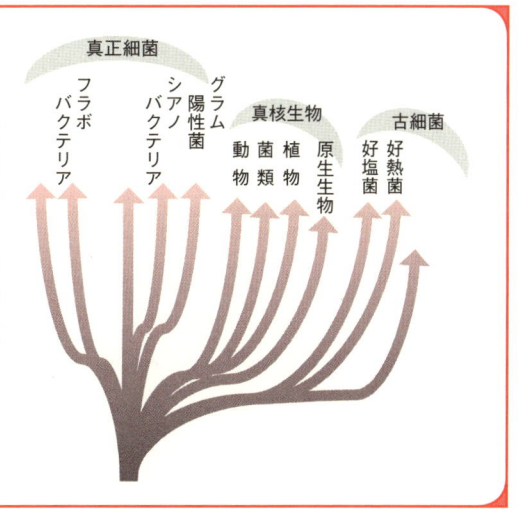

2・2 動物細胞と細胞小器官

図2・2に典型的な動物細胞の構成を，表2・1に細胞小器官のおもな機能を示した．最も顕著な細胞小器官は**核**であり，2枚の生体膜で構成された**核膜**によって囲まれた中に**DNA**がある．DNAには生命体の遺伝情報が暗号化されており，核には細胞のほとんどのDNAが存在している．原核生物でも遺伝情報を担うのはDNAであるが，核膜に囲まれることはない．DNAは細胞分裂時には密に凝縮して**染色体**となり，光学顕微鏡でも観察できるようになる．核膜の2枚の膜には**核膜孔**が貫通しており，核の外膜は小胞体と連続している（図2・3）．核膜孔は核に出入りするすべての分子に対するゲートの役目を果たしている．核の中には核小体（仁）があり，これはリボソームの集合に関与している．

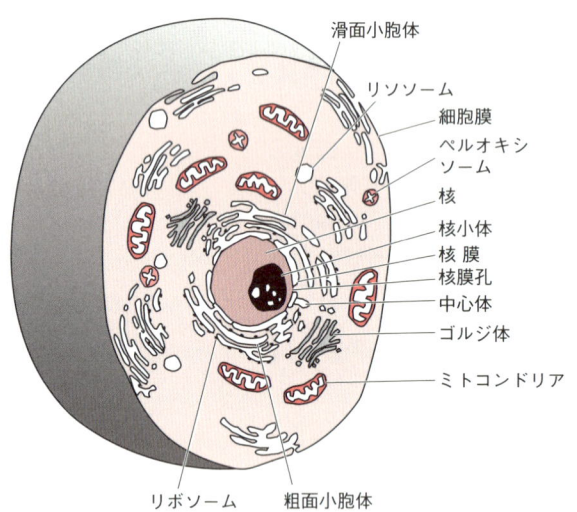

DNA: デオキシリボ核酸

図2・2 典型的な動物細胞の構造の模式図

表2・1 細胞小器官のおもな機能

細胞小器官	おもな機能
核	ゲノムが存在する．DNAの貯蔵，DNA・RNA合成
ミトコンドリア	酸化的リン酸化によるATPの合成
葉緑体	光合成によるATPの合成と炭酸固定
小胞体	脂質，タンパク質の合成と輸送
ゴルジ体	脂質，タンパク質の輸送と修飾，リソソームの生産
リソソーム	細胞外からの物質の消化，細胞内物質の分解，リサイクル
エンドソーム	飲食作用によって取込まれた物質などの選別
ペルオキシソーム	有毒物質の酸化
細胞質	タンパク質合成や多数の代謝系の場

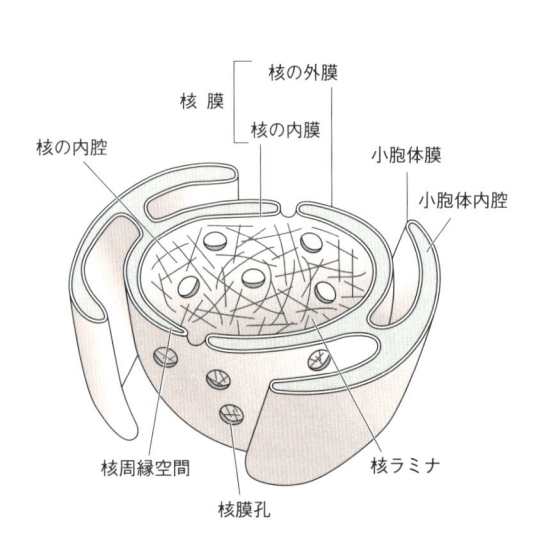

図2・3 核の模式図

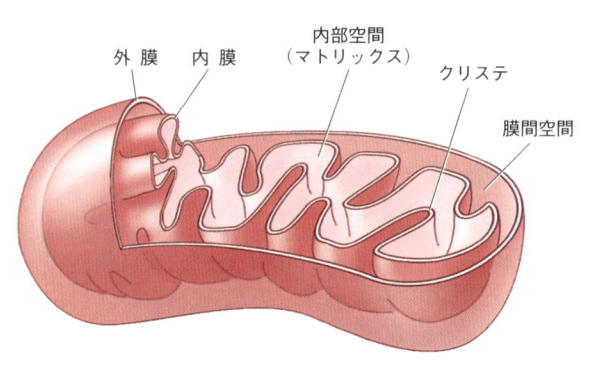

図2・4 ミトコンドリアの模式図 ［M. Cain, *et al*., "Discover Biology", 2nd Ed., Sinauer Associates（2002）の図6.9を改変］

ミトコンドリアは細胞のエネルギー工場である．ほとんどの真核細胞に存在し，細胞当たり1000以上含まれている．長さ1～数μmで細長い特徴的な形は，内膜，外膜の2枚の生体膜で構成されており，内側の膜は内部に突き出てクリステを形成する（図2・4）．ミトコンドリアには独自のDNAがあり（ミトコンドリアDNA），ミトコンドリア内に見いだされるタンパク質のいくつかをコードしている．また，二分裂して増殖する．これらのことからミトコンドリアの起源は真核細胞の祖先に進入した細菌由来であると考えられている（共生説）．

小胞体は真核細胞内に広がった不規則な構造体で，タンパク質合成の場である**リボソーム**（図2・5）が付着しているため電子顕微鏡で表面が粗く観察される**粗面小胞体**と，リボソームのない，脂質合成が行われる**滑面小胞体**がある．リボソームで合成されたタンパク質のポリペプチド鎖は，小胞体内腔で翻訳後修飾を受け，ゴルジ体へ輸送される．

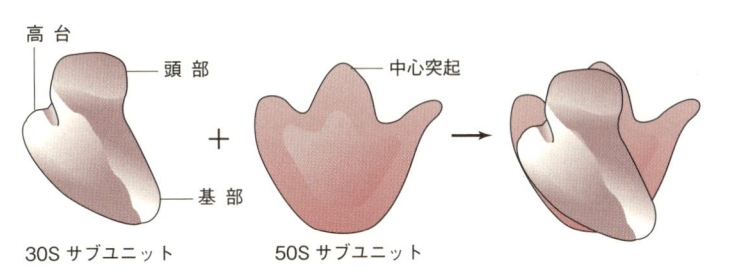

図2・5 リボソームの模式図（大腸菌）

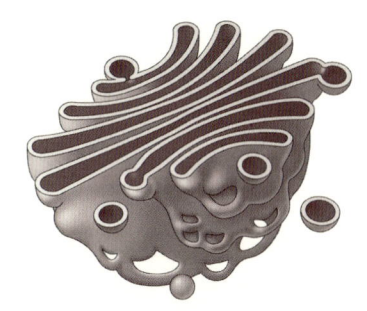

図2・6 ゴルジ体の模式図 ［M. Cain, et al., "Discover Biology", 2nd Ed., Sinauer Associates（2002）の図6.6を改変］

ゴルジ体（ゴルジ装置，ゴルジ複合体ともいう，図2・6）は膜でできた平たい袋が層状に重なったもので，小胞体で合成された物質はゴルジ体へと輸送され，層盤を通過する間に構造の調整や化学的な修飾を受け，その後細胞膜や細胞小器官，細胞外へと運ばれて行く．**リソソーム**は細胞内の分解工場である．不規則な形の膜小胞で，加水分解を行う消化酵素が詰まっており，食作用（ファゴサイトーシス）によって取込まれた物質がエンドソームを経てリソソームに運ばれて分解される．また，細胞が不要になった物質も分解し，再利用や排出を行う．**ペルオキシソーム**も膜小胞で，この小胞の中では過酸化水素が産生され，脂質の分解や有毒物質の無毒化を行う場となっており，酸化反応にかかわる酵素が含まれている．そのほかにも細胞はいろいろな膜小胞をつくっており，ある細胞小器官から別の細胞小器官へ物質輸送を行うためのものや，特定の細胞の機能に関連した細胞固有のものもある．

真核細胞の核以外の細胞内容物を**細胞質**といい，細胞質から細胞膜や細胞小器官を除いた残りがサイトソル（細胞質基質）である．さまざまな物質が含まれた濃度の高い水溶液はゲル様であり，ここでも細胞が生きていくためのさまざまな化学反応（タンパク質合成や多くの代謝経路）が行われている．またサイトソルには**細胞骨格系**をつくる**微小管**，**アクチンフィラメント**などの構造体がある．アクチン，チューブリン，ケラチンなどのタンパク質が網目構造をつくり，細胞の

形や構造の安定化，細胞の運動，細胞内の物質輸送などに関与している．細胞骨格は細胞膜で囲まれた構造体ではないので，細胞小器官には含まれない（図2・7）．表2・2に肝細胞の各細胞小器官の数と相対的な体積を示した．

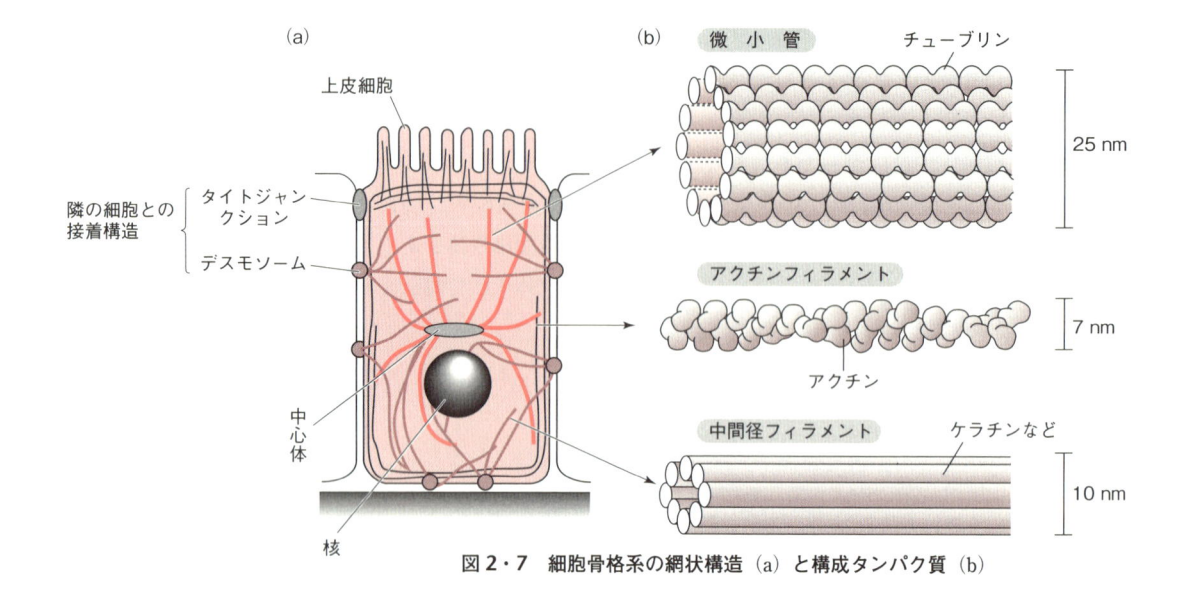

図2・7 細胞骨格系の網状構造（a）と構成タンパク質（b）

表2・2 各細胞小器官の数と相対的な体積（肝細胞）

細胞小器官	数	細胞全体積に占める比率（％）
核	1	6
ミトコンドリア	1700	22
小胞体	1	12
ゴルジ体	1	3
リソソーム	300	1
エンドソーム	200	1
ペルオキシソーム	400	1
サイトソル	1	54

2・3 細 菌

すべての細菌は原核生物で 1〜10 μm の大きさである．細胞の内部には仕切りはなく，外側は硬い細胞壁で包まれている．細菌の種類によっては細胞膜の一部が細胞内部に向かって伸びて折りたたまれ**メソソーム**という多層構造を形成している．細菌は細胞小器官をもたず，核はなく，遺伝物質（DNA）は膜で包まれていない**核様体**というかたちで細胞質に存在する．細胞質には**プラスミド**とよばれる染色体外環状二本鎖 DNA があり，染色体とは独立に複製する．そのほかに細胞質には**リボソーム**などの粒子が存在している．細胞膜の外側に**線毛**をもつ原核生物もおり，これはさまざまな表面に吸着するのに都合がよい．一方，**鞭毛**は多くの原核生物に見られる細長いフィラメントで，これで回転運動の駆動力をつ

くる．図2・8に典型的な細菌の構造的な特徴を示した．

細菌は一般には無害であるが，なかには疾病をひき起こす病原性細菌がある．病原性を強める細菌の特性として，宿主への侵入性，宿主細胞への接着性があげられるが，大腸菌などの細菌は線毛を用いて宿主細胞表面に付着することで，消化管などの粘膜で粘液に洗い流されにくくなり，病原性を発現しやすくなる．細菌は宿主細胞の粘膜表面を通過することで宿主に侵入し，最初に感染した部位から広がり，炎症をひき起こす．また，毒素を産生することで感染性の病態をひき起こす細菌もある．毒素には外毒素と内毒素があり，外毒素は細菌が分泌するタンパク質である．内毒素はリポ多糖で，細胞壁の表面を覆う構造物である．

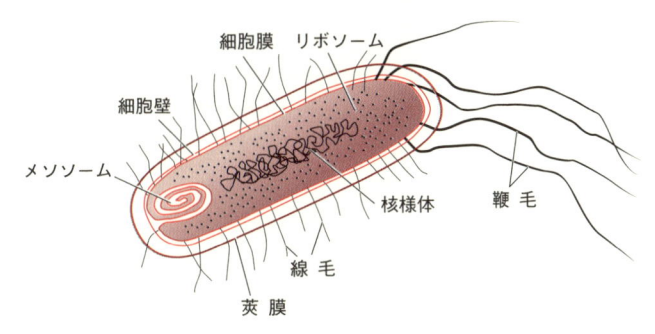

図2・8 典型的な細菌の構造の模式図

2・4 ウイルス

ウイルスは感染細胞内だけで増殖する感染性の微小構造体で，病原性をもつものがある．ウイルスは核酸（RNAあるいはDNAのどちらか一方）と核酸を包む構造物であるタンパク質性のキャプシドで構成されている．多くのウイルスはさらにエンベロープとよばれるタンパク質を含む脂質二重膜をもち，これらの構造物で構成される完全なウイルス粒子は**ビリオン**とよばれる．ウイルスの一般構造を図2・9に示した．ウイルスはエネルギー産生系をもたず，宿主のリボソーム

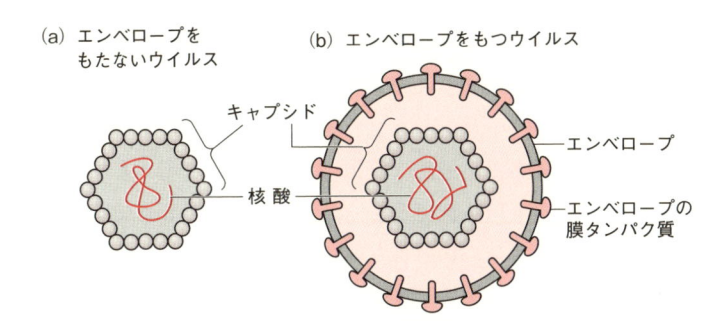

図2・9 ウイルスの構造の模式図

をタンパク質合成に利用して宿主細胞内で増殖する．キャプシドによりウイルス核酸は保護され，ウイルスが宿主細胞に付着し，侵入した後，キャプシドが壊れて内包されていたウイルス核酸が放出されて複製が始まる．ウイルスが疾患をひ

き起こす能力は，ウイルスそれぞれの構造や機能の特徴による．

2・5 植物細胞

典型的な植物細胞を図2・10に示した．植物細胞には細胞の形を整え，細胞を保護するための**細胞壁**があり，動物細胞にはない細胞小器官としてプラスチドや液胞をもっている．**プラスチド**は分裂細胞中の光合成活性をもたない小さなプロプラスチド（1 μm未満）から，分化・成熟した細胞にみられる光合成活性をもつ色素体（**葉緑体**など．図2・11）までいくつかの種類が存在する．プラスチド

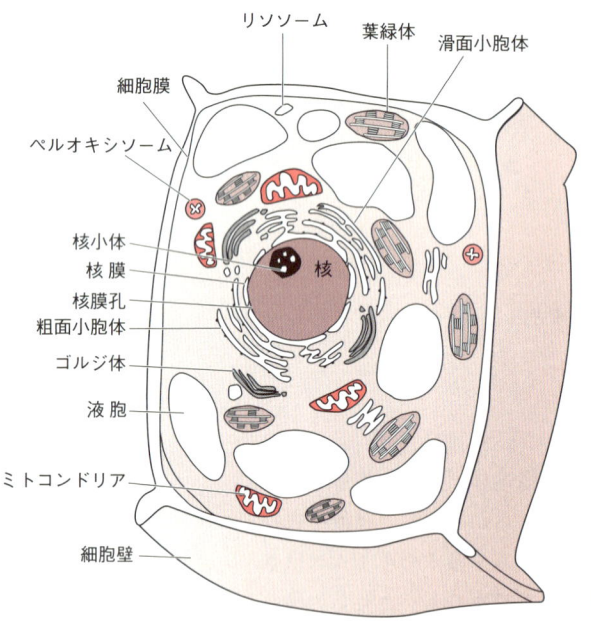

図2・10 典型的な真核植物細胞の構造の模式図

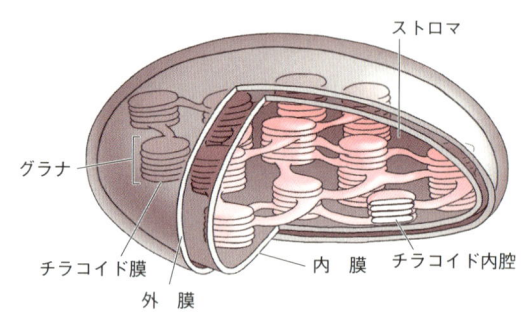

図2・11 葉緑体の模式図 〔M. Cain, et al., "Discover Biology", 2nd Ed., Sinauer Associates（2002）の図6.10を改変〕

光合成：第15章参照．
ATP：アデノシン三リン酸

の機能は**光合成**によりATPを産生し大気中の二酸化炭素から糖質（炭水化物）を合成することや，グルコースからのデンプンの合成およびその貯蔵である．ミトコンドリアや核と同じく色素体にはDNAがあり，ある程度自身のタンパク質を合成できる．色素体はミトコンドリアと同様に，細胞の中で分裂して増殖する半自律性の細胞小器官である．**液胞**は植物における分解を行う器官で，動物細胞のリソソームが受けもっている機能をもつ．液胞内ではさまざまな物質が酵素によって分解され，色素や毒性の代謝物も蓄積されている．植物細胞には積極的な外分泌が存在しないので，細胞にとって都合の悪い物質は細胞内の液胞に"内分泌"され無毒化される．濃い溶液で満たされた液胞の形成と細胞壁の発達は浸透圧をつくり，それを維持するために重要であり，また液胞は周りを包んでいる細胞壁に細胞膜を内部から押し付ける作用もしている．液胞の数は一つから複数と細胞によって異なり，成熟した細胞では液胞が細胞の容積の9割以上を占める場合もある．

重要な用語

ウイルス
原核細胞
細　菌
細胞小器官
真核細胞

3 水

1. 水は細胞の中に最も多く含まれる分子で，生体内に存在する多様な分子をよく溶かすよい溶媒であり，生体分子の分子間相互作用に大きな影響を与える．
2. 水は極性があり，そのため隣り合った水分子同士で水素結合が形成されるので粘着性がある．
3. 水の中で非極性（疎水性）分子は水を排除しようとする疎水的相互作用により会合する．疎水的相互作用は，タンパク質の折りたたみや細胞膜の形成にも寄与している．

3・1 水の特性と生命体での働き

　細胞に含まれるおもな分子は，水，糖質（炭水化物），アミノ酸，タンパク質，ヌクレオチド，核酸，脂質などで，最も多く含まれるのは**水**である．水は生命体を構成するあらゆる分子の分子間相互作用に大きな影響を与える．細胞内では水が溶媒として働いており，生体分子や無機イオンを溶液の状態にすることによりさまざまな化学反応を進行させることができるので，生命体が生きてゆくうえで不可欠なものである．さらに水の沸点，気化熱，比熱が他の液体に比べて著しく高いことは，生物の温度変化をある程度抑えることができ，また水が蒸発する際に気化熱を奪うので，生物の温度上昇を防ぐために働く．発汗による体温の調節はその例である．このような生体の中での水の機能に特に重要な水の性質は極性をもつことと水素結合を形成することである．

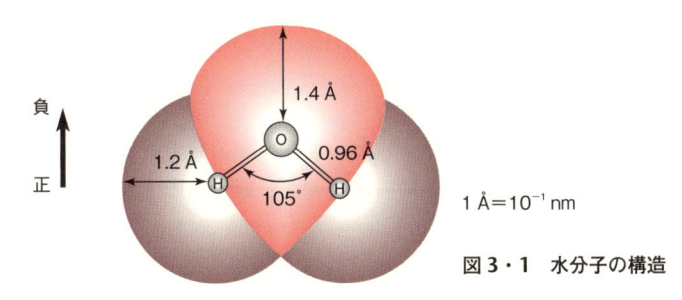

図 3・1　水分子の構造

$1 \text{ Å} = 10^{-1} \text{ nm}$

3・2 水の極性

　水は酸素1個と水素2個が結合した単純な分子であるが，直線状につながっているのではなく，三角形の構造をとる．そして水素原子のもつ電子が酸素原子核

に引き寄せられるため酸素原子の周りは負の，水素原子の周りは正の電荷が生じる．水分子は電気的に**極性**をもつ構造をとる．（図3・1）

3・3 水分子間の水素結合

水は1分子ずつ独立して存在するのではなく，隣り合った水分子同士が親和性をもつため粘着性がある．この理由は水が**極性分子**であるため，一つの水分子の正に荷電した部分が周りの水分子の負に荷電した部分と引き合い，**水素結合**を形成するためである．氷では隣り合った水分子同士で可能な水素結合（4個）がすべて形成され，規則正しい結晶構造をとっている（図3・2）．液体の水では水素結合による結合と分離が繰返し行われており，一つの水分子は平均して3.4個の水分子と結合している．

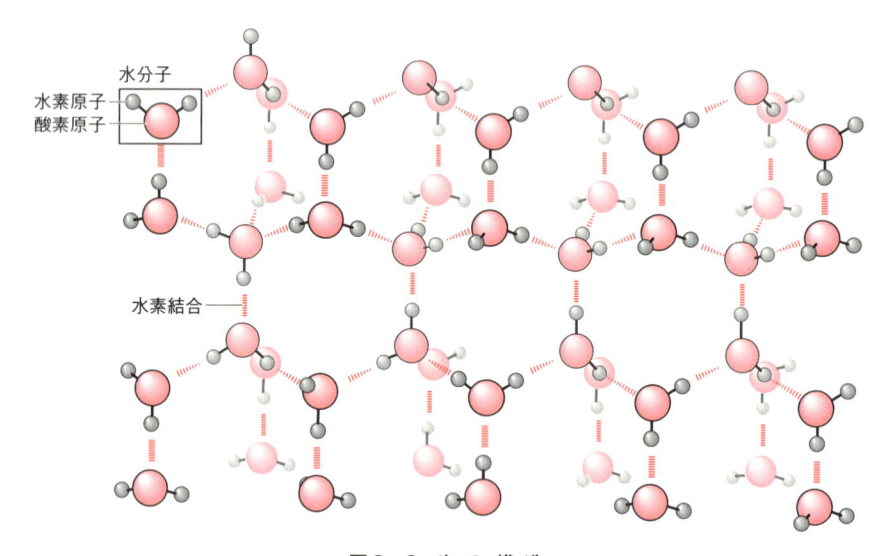

図3・2 氷の構造

3・4 溶媒としての水

水は極性をもつ分子と水素結合を形成するため，極性物質の溶媒としてたいへん優れている．溶質となる極性分子は分子間で水素結合や静電的相互作用を介して結合しているが，水は溶質分子間の結合の間に競合的に入り込み，その結合を弱める（図3・3）．

水には極性分子を溶かす能力があり，生体の中でエネルギー源や原料，酵素，情報伝達分子などの実に多様な低分子，高分子化合物を高い濃度で溶解することができる．水はそれぞれの分子が高濃度で共存し，自由に拡散して特異的に結合する相手を見つけ，働くことができる環境を提供している．地球上に生命が存在するのは水があればこそである．しかし，水のこの作用は生体内で必要とされる極性分子同士の特異的な相互作用も弱めてしまう不都合も生じさせる．生体分子

の特異的な相互作用を成立させるために，生物の仕組みの中には水の作用を受けない，局所的に水が排除される環境をつくり出す工夫も存在している．つまり生体分子は水と結合したり解離することで，特異的な生体内相互作用を成り立たせている．

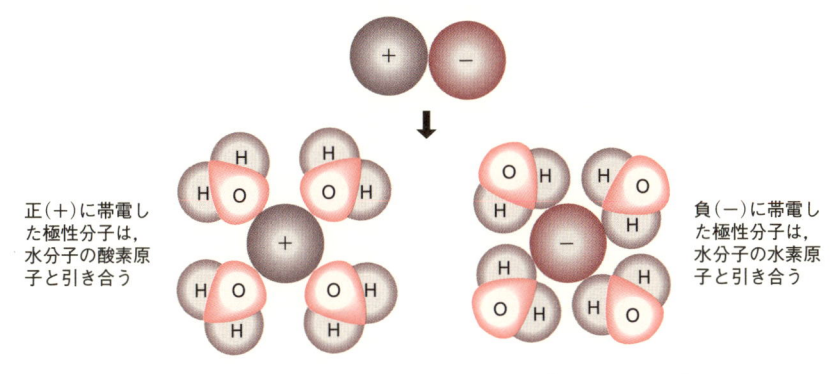

正（＋）に帯電した極性分子は，水分子の酸素原子と引き合う

負（－）に帯電した極性分子は，水分子の水素原子と引き合う

図 3・3　水と極性分子の相互作用の模式図　極性をもつ分子が水に溶けると，極性分子の周りを水分子が取囲み相互作用を弱める．

3・5　水中で疎水的相互作用が形成される意義

　水中で極性分子は水分子と会合するが，非極性分子同士は集まり，クラスターをつくる性質がある．この原因となるのが**疎水的相互作用**で，弱い，方向性のない相互作用である．静電的相互作用や水素結合，ファンデルワールス力といったほかの非共有結合的相互作用とは異なり，疎水的相互作用は特定の官能基や分子間の引力ではないが，タンパク質の折りたたみや生体分子同士の結合，さらには細胞膜形成の原動力となる相互作用であり，生物にとってたいへん重要な働きをしている．

　疎水的相互作用の成立にも水がかかわっており，その原理を以下に述べる．水中に非極性分子が入り込むと，水分子間の水素結合が一時的に破壊されて水分子が押しのけられる．押しのけられた後も水分子はなるべく多くの水素結合をつくろうとして非極性分子の周りで新たな水素結合つくるが，それは水分子だけのときより規則正しく並ぶことになる．同じ数の非極性分子が水中にある場合，分散して存在する場合に比べて会合していると非極性分子が水分子と直接接する面積は小さくなるので，規則正しく並ぶ水分子の数は減少する．つまり，疎水的引力の原動力となるのは規則的に並ぶ水分子の数を減らし，水分子の自由度を増大させようとする水の作用である．疎水的相互作用は，似たもの同士が会合するという現象であるが，非極性の溶質分子が水の中では一つに集合するのは互いに親和性があるからではなく，水分子同士が強く結合しようとするために非極性分子は水中から排除されて一ところにまとめられるのである．

●**重要な用語**

極性分子
水素結合
疎水的相互作用

第Ⅱ部
生体分子の構造と機能

4 アミノ酸とペプチド

1. 同一分子中にアミノ基（–NH$_2$）とカルボキシ基（–COOH）をもつ化合物がアミノ酸である．
2. アミノ酸の構造はカルボキシ基の付いているα位の炭素にアミノ基と側鎖が結合している．タンパク質を構成するアミノ酸は20種類である．
3. アミノ酸の表記法には三文字表記と一文字表記がある．
4. アミノ酸は水溶液中で両性イオンとなるが，pH 7付近で酸性を示す酸性アミノ酸（アスパラギン酸，グルタミン酸）と，塩基性を示す塩基性アミノ酸（リシン，アルギニン，ヒスチジン）があり，そのほかは中性を示す．電荷が等しくなるpHを等電点という．
5. アミノ酸とアミノ酸がカルボキシ基とアミノ基を介してペプチド結合したものをペプチドという．50個以上のアミノ酸から成るものをタンパク質とよび，そのアミノ酸残基の配列をタンパク質の一次構造という．
6. 生理活性をもつペプチドを生理活性ペプチドという．

4·1 アミノ酸とは

1806年フランスの化学者 L. N. Vauqelin と P. J. Robiquet はアスパラガスの芽の抽出物から，ある物質を結晶として取出すことに成功し，アスパラガスにちなんでアスパラギンと命名した．これが世界で最初のアミノ酸の発見である．その後1810年にシスチンが尿結石から，1820年にロイシンが羊毛から，グリシンがゼラチンから見いだされた．さらに1866年になるとコムギのタンパク質であるグルテンからもアミノ酸が単離されグルタミンと名づけられた．

アミノ酸とは同一分子中に**アミノ基**（–NH$_2$）と**カルボキシ基**（–COOH）の両方を同時にもつ化合物である．タンパク質を構成しないアミノ酸で生理活性をもつもの，また種々の代謝中間体として重要なものもある．またさまざまな食品に含まれ，個別に，あるいは複合的にうま味，甘味，苦味などの味わいに関与している．たとえばカニに含まれるアルギニンは本来苦味があるが，同時に含まれているグルタミンのうま味，核酸とともにカニ特有の味を醸成している．一般に分子量の小さなアミノ酸（グリシン，アラニンなど）は甘く，側鎖の大きなアミノ酸（ロイシン，トリプトファン）は苦味を与える．

4・2 アミノ酸の構造

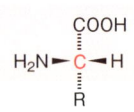

α-L-アミノ酸の構造 カルボキシ基の付いている炭素を**α-炭素**という．α-炭素にアミノ基をもつアミノ酸を**α-アミノ酸**とよぶ．赤い網をかけた部分はα-アミノ酸に共通で，それ以外の部分を**側鎖（R基）**とよぶ．

L-シスチン

左図はアミノ酸の構造を示したもので，赤色の部分はすべてのアミノ酸に共通である．カルボキシ基に結合している炭素をα位の炭素といい，α位にアミノ基が結合しているアミノ酸を**α-アミノ酸**とよぶ．R基は**側鎖**で，やはりα位の炭素に結合している．自然界にはR基がさまざまに異なる数百種のアミノ酸が存在するといわれている．

アミノ酸の重要な役割の一つは，私たちの体の中で働いている非常に多くの**タンパク質**を構成することで，タンパク質はこれら数百種のアミノ酸のうちたった20種類のアミノ酸から成る（表4・1）．プロリンとそれにOH基のついたヒドロキシプロリンはタンパク質中に見いだされるのでアミノ酸といっているが，実際はイミノ酸である．また2分子のシステインが，互いの-SH基で結合したものを**シスチン**という．通常タンパク質に含まれる20種のアミノ酸とはヒドロキシプロリン，シスチンを除外したものをいう．またシステインとメチオニンは分子内に硫黄を含むために**含硫アミノ酸**ともいう．

表4・1 タンパク質構成アミノ酸の種類と構造

分類	アミノ酸	三文字表記	一文字表記	構造式（赤字は側鎖）	分類	アミノ酸	三文字表記	一文字表記	構造式（赤字は側鎖）
脂肪族アミノ酸	グリシン	Gly	G	H₂N-CH-COOH | H	塩基性アミノ酸	リシン	Lys	K	H₂N-CH-COOH | CH₂CH₂CH₂CH₂NH₂
	アラニン	Ala	A	H₂N-CH-COOH | CH₃		アルギニン	Arg	R	H₂N-CH-COOH | CH₂CH₂CH₂NHCNH₂ ‖ NH
分枝アミノ酸	バリン	Val	V	H₂N-CH-COOH | CH(CH₃)₂	含硫アミノ酸	システイン	Cys	C	H₂N-CH-COOH | CH₂-SH
	ロイシン	Leu	L	H₂N-CH-COOH | CH₂CH(CH₃)₂		メチオニン	Met	M	H₂N-CH-COOH | CH₂CH₂-S-CH₃
	イソロイシン	Ile	I	H₂N-CH-COOH | H₃C-CHCH₂CH₃	芳香族アミノ酸	フェニルアラニン	Phe	F	H₂N-CH-COOH | CH₂-C₆H₅
ヒドロキシアミノ酸	セリン	Ser	S	H₂N-CH-COOH | CH₂OH		チロシン	Tyr	Y	H₂N-CH-COOH | CH₂-C₆H₄-OH
	トレオニン	Thr	T	H₂N-CH-COOH | H₃C-CHOH	複素環式アミノ酸	トリプトファン	Trp	W	H₂N-CH-COOH | CH₂-(インドール)
酸性アミノ酸	アスパラギン酸	Asp	D	H₂N-CH-COOH | CH₂COOH		ヒスチジン	His	H	H₂N-CH-COOH | CH₂-(イミダゾール)
	グルタミン酸	Glu	E	H₂N-CH-COOH | CH₂CH₂COOH	イミノ酸	プロリン	Pro	P	(ピロリジン環)-COOH
アミド	アスパラギン	Asn	N	H₂N-CH-COOH | CH₂CONH₂					
	グルタミン	Gln	Q	H₂N-CH-COOH | CH₂CH₂CONH₂					

ペプチドの表記法については§4・6参照．

4・3 アミノ酸の性質

4・3・1 イ オ ン

　アミノ酸は，カルボキシ基とアミノ基という少なくとも2種のイオン化が可能な基を分子内にもっている．pH7付近ではそれぞれのアミノ酸が酸性，塩基性あるいは中性を示す．アスパラギン酸とグルタミン酸は酸性を示し**酸性アミノ酸**という．リシン，アルギニン，ヒスチジンは塩基性を示し**塩基性アミノ酸**という．その他のものは中性である．アミノ酸分子は，中性付近ではカルボキシ基は水素イオンを遊離して$-COO^-$となり，アミノ基はその水素イオンを受取り$-NH_3^+$になる．このように一つの分子中に陰イオン（$-COO^-$），陽イオン（$-NH_3^+$）をもつものを**両性イオン**という．アミノ酸は強酸性溶液中では陽イオン型となり，強塩基性溶液中では陰イオン型となる（図4・1a）．このように溶液の条件により陽イオンにも陰イオンにもなりうる化合物を**両性電解質**といい，生体中において緩衝作用をもつ．実際にアミノ酸は血中（pH7.4）ではカルボキシ基はほとんどカルボキシイオン（$-COO^-$）として存在し，アミノ基は$-NH_3^+$となっている．

4・3・2 等 電 点

　アミノ酸はそれぞれに特有のpHの水溶液中では（＋）と（－）の電荷が等しくなる（図4・1b）．このpHでは電気的に中性であり，電場に置いても移動す

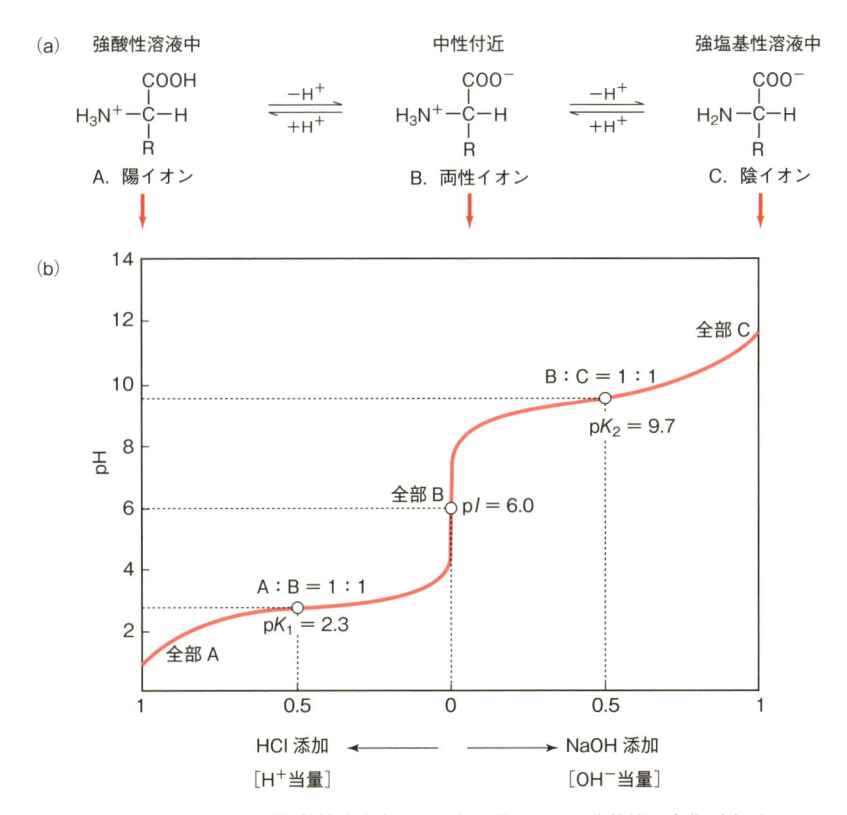

図4・1 酸および塩基性溶液中でのアミノ酸のイオン化状態の変化（a）と，酸および塩基を加えたときのL-アラニンのpH変化（b）

ることはない．このようなpHを**等電点**（pI）という．そのpHでの状態（図の中央）では（＋）と（－）のイオンを1分子の中にもつことになる．さらにpHを変化させてゆくと完全に陽イオンになる点（図では左側）と，完全に陰イオンになる点（図では右側）があり，その中間にそれぞれ陽イオンと両性イオン，陰イオンと両性イオンが半分ずつ存在するようなpHがある．このpHをそれぞれpK_1，pK_2という．このpHの付近では酸やアルカリを加えても溶液のpHは変化しにくい．このような作用をアミノ酸の**緩衝作用**という．等電点は共存する塩類などによっても変化することがある．

4・3・3 溶 解 性

アミノ酸はイオン性が強いために水，アルコールによく溶けるが，ヘキサン，ベンゼン，エーテル，クロロホルムなどの非極性溶媒には溶けにくい．また一般に他の有機化合物よりも融点が高い（約200℃以上）．これは荷電した状態であるために分子内塩を形成し，その破壊にエネルギーが必要だからである．またアミノ酸の溶けやすさから**疎水性アミノ酸**，**親水性アミノ酸**に分類することがある（表4・2）．バリン，イソロイシン，ロイシン，メチオニン，フェニルアラニンは強い疎水性アミノ酸であり，トレオニン，アラニン，プロリン，システインは弱い疎水性アミノ酸である．セリン，グリシン，グルタミン，アスパラギンは弱い極性をもっており，グルタミン酸，アスパラギン酸，リシン，アルギニンは強い極性をもったアミノ酸である．チロシン，ヒスチジン，トリプトファンは中間的なアミノ酸である．これらの性質はいずれもアミノ酸中の側鎖の性質に由来する．下線を付したアミノ酸を**非極性アミノ酸**，残りを**極性アミノ酸**ともいう．疎水性アミノ酸はタンパク質中では通常内側に存在し，親水性アミノ酸は表面に出やすい．

表4・2 アミノ酸の疎水性と極性による分類

		非 極 性	極 性
疎水性	強	バリン，イソロイシン ロイシン，メチオニン フェニルアラニン	
	弱	アラニン，プロリン	トレオニン，システイン
中間的		トリプトファン	チロシン，ヒスチジン
親水性	弱		セリン，グリシン グルタミン アスパラギン
	強		グルタミン酸，アスパラギン酸 リシン，アルギニン

4・3・4 アミノ酸の反応

アミノ酸とニンヒドリンを混合して加熱すると，α-アミノ酸は酸化されCO_2，NH_3，それに炭素数が一つ少ないアルデヒドとなる（図4・2）．還元されたニン

ヒドリンは NH_3 と反応して 570 nm に吸収のある青〜赤紫色の化合物をつくる（**ニンヒドリン反応**）．この反応はおよそ 1 μg 程度のアミノ酸でも検出できるのでアミノ酸の定量に繁用されている．自動化されたアミノ酸の定量の際にもニンヒドリンが用いられている．プロリン，4-ヒドロキシプロリンは黄色に呈色する．さらに少ない量のアミノ酸の定量にはフルオレサミンなどが用いられる．

図 4・2 ニンヒドリン反応（アミノ酸のアミノ基の反応）

またトリプトファン，チロシン，ヒスチジン，フェニルアラニンはフェニル基をもつため紫外部に吸収をもつ．とりわけトリプトファンは 280 nm 付近に強い吸収をもつ（図 4・3）．タンパク質を定量する際に 280 nm を用いることがあるが，その大部分はトリプトファンの吸収による．

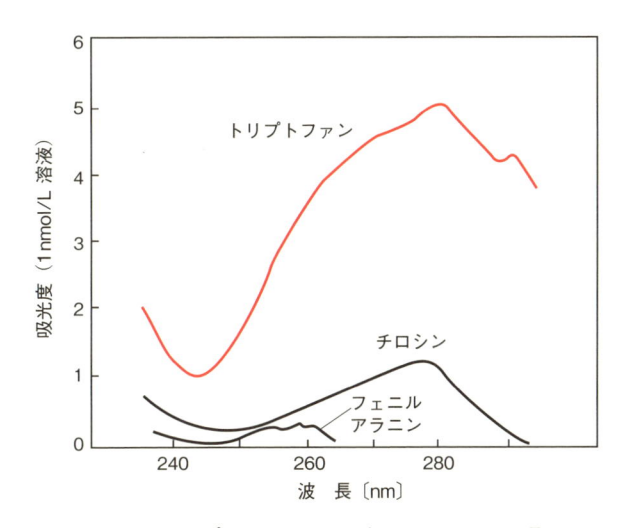

図 4・3 トリプトファン，チロシン，フェニルアラニンの紫外吸収スペクトル

4・3・5 光学異性体

炭素原子は 4 個の共有結合をつくりうる．したがって炭素原子に 4 個の異なった原子あるいは原子団の結合が可能である．グリシンを除く α-アミノ酸は少なくとも一つの不斉炭素をもつため鏡面構造をもつ二つの光学的な立体異性体が存在する（L 形，D 形）．生体内のアミノ酸は L-グリセルアルデヒドに相当する部分をもつことから L-アミノ酸であり，α-L-アミノ酸である．トレオニン，イソロイシン，ヒドロキシプロリンなどは二つの不斉炭素をもつので 4 種の立体異性体が存在する．

アミノ酸の D 形と L 形

4・3・6 タンパク質を構成しないアミノ酸

タンパク質を構成しない多くのアミノ酸はそれぞれがさまざまな反応の中間代謝物として重要な役割を果たしたり，それ自身が何らかの生理活性をもつ場合がある．ここではいくつかの重要な反応系にかかわるアミノ酸，あるいは生理活性を示すアミノ酸をみていく（表 4・3）．また生体内でアミノ酸が酵素的に脱炭酸したものをアミン類とよび，生理的に重要な役割をもつものもある（表 4・4）．

4・3・7 必須アミノ酸

メチオニン，フェニルアラニン，トリプトファン，バリン，ロイシン，イソロイシン，リシン，トレオニンの 8 種類のアミノ酸はヒト体内で合成できない．ヒスチジンは，合成系は存在するが必要量を満たせない．そのためこれらの 9 種類のアミノ酸は食物から摂取する必要があり，**必須（不可欠）アミノ酸**＊とよばれる．

＊ アルギニンは幼児期のみ必須アミノ酸とされる場合がある．

表 4・3 タンパク質中には認められないがさまざまな代謝経路で重要なアミノ酸

アミノ酸	代謝経路上の位置，機能	構造
ホモシステイン	メチオニン，システインの生合成の中間体．	$CH_2-CH_2-CH-COOH$ $\quad\ \ SH \qquad\quad NH_2$
ホモセリン	微生物，植物におけるトレオニン，メチオニン合成の中間体．	$CH_2-CH_2-CH-COOH$ $\quad\ \ OH \qquad\quad NH_2$
オルニチン	2,5-ジアミノ吉草酸．生体塩基性アミノ酸でグラミシジンなどの非タンパク質性ペプチドに存在する．尿素回路においてアルギニンの代謝中間体．	$CH_2-CH_2-CH_2-CH-COOH$ $\ NH_2 \qquad\qquad\quad\ NH_2$
シトルリン	尿素回路においてアルギニンの代謝中間体．側鎖にウレイド基（$-NHCONH_2$）を有する．	$CH_2-CH_2-CH_2-CH-COOH$ $\ NH \qquad\qquad\qquad\ NH_2$ $\ \ \|$ $\ C=O\ \}$ ウレイド基 $\ NH_2$
ドーパ	メラニンの前駆体．アルカリ性の溶液中では酸素により酸化されてメラニンになる．動物の皮膚細胞ではチロシナーゼによりチロシンから生成する．	$HO-$◯$-CH_2-CH-COOH$ $HO \qquad\qquad\qquad\ NH_2$
ヨードチロシン	チロシンのヨウ化物．3-(モノ) と 3,5-(ジ) ヨードチロシンがあるが，通常は後者のことをいう．甲状腺ホルモン形成を阻害する．3,3′,5-トリヨードチロニン（T_3）とチロキシン（3,3′,5,5′-テトラヨードチロニン＝サイロキシン）（T_4）は甲状腺ホルモン．	$HO-$◯$-CH_2-CH-COOH$ (Iあり) 3,5-ジヨードチロシン $HO-$◯$-O-$◯$-CH_2-CH-COOH$ チロキシン (3,3′,5,5′-テトラヨードチロニン)
β-アラニン	3-アミノプロピオン酸．補酵素 A, カルノシンの成分．リンゴ果汁に遊離の形で存在する．	CH_2-CH_2-COOH $\ NH_2$
タウリン	胆汁中でコール酸と結合してタウロコール酸として存在．イカの神経繊維中に多量にある．	$CH_2-CH_2-SO_3H$ $\ NH_2$
γ-アミノ酪酸（GABA）	哺乳動物の小脳，脊髄後角，黒質，海馬に多く存在する抑制性神経伝達物質．グルタミン酸の脱炭酸反応により生成する．	$CH_2-CH_2-CH_2-COOH$ $\ NH_2$

表4・4 おもな生理活性アミン

アミン	生成前駆体および機能	構造
チラミン	チロシンより生成．神経伝達作用の調節を行っていると考えられている．	HO-C₆H₄-CH₂CH₂-NH₂
ドーパミン	ドーパミン作動性ニューロンでドーパから生成．神経伝達物質．ノルアドレナリン，アドレナリンの前駆体．パーキンソン病では生成が低下する．	(HO)₂C₆H₃-CH₂CH₂-NH₂
アドレナリン（エピネフリン）	副腎髄質のアドレナリン細胞およびアドレナリン作動性ニューロンでドーパミンより生成される．副腎髄質ホルモン，神経伝達物質．顕著な血糖上昇作用と心拍出力増加作用，末梢血管抵抗減少作用をもつ．ドーパミン，アドレナリン，ノルアドレナリンはカテコール環をもつことから**カテコールアミン**ともよばれる．	(HO)₂C₆H₃-CH(OH)-CH₂-NHCH₃
ノルアドレナリン（ノルエピネフリン）	副腎髄質ホルモン．交感神経，脳などで働く神経伝達物質．血糖上昇作用は弱く，心拍出力減少作用があり，末梢血管抵抗を増加する．	(HO)₂C₆H₃-CH(OH)-CH₂-NH₂
セロトニン	脳，松果体などでトリプトファンから合成される．中枢神経系のセロトニンニューロンの神経伝達物質．腸では腸管運動促進ホルモンと考えられている．	HO-インドール-CH₂CH₂NH₂
メラトニン	松果体でトリプトファンからセロトニンを経て合成される．生殖腺の機能，発育に抑制的な作用を示す．動物の生殖機能を長日短日条件に同調させていると考えられている．	CH₃O-インドール-CH₂CH₂NHCOCH₃
ヒスタミン	ヒスチジンから合成される．マスト細胞，好塩基球では抗原-IgE抗体複合体の刺激で遊離し，ヒスタミン H_1 受容体を介した免疫反応を起こす．また胃壁ヒスタミン H_2 受容体を介した胃酸の分泌にも関与する．	イミダゾール-CH₂CH₂NH₂
プトレッシン	オルニチンから脱炭酸で生成する．スペルミジン，スペルミンの前駆体となる．	$H_2N-(CH_2)_4-NH_2$
スペルミジン	動物組織中に多量（1 mmol/L 程度）に含まれている．DNA，RNA の構造の安定化，DNA，RNA ポリメラーゼその他の酵素の活性化など生体中でさまざまな働きをする．	$H_2N-(CH_2)_3-NH-(CH_2)_4-NH_2$
スペルミン	スペルミジンから生成する．スペルミジンよりやや少ないが動物組織中に多量に含まれている．スペルミジンと同様の働きをするが，タンパク質合成系の活性化にも働いている．	$H_2N-(CH_2)_3-NH-(CH_2)_4-NH-(CH_2)_3-NH_2$

4・4 ペプチド

4・4・1 ペプチド結合

アミノ酸とアミノ酸がカルボキシ基とアミノ基を介して結合したものをペプチドといい，カルボキシ基とアミノ基の結合を**ペプチド結合**（-CO-NH-）という（図4・4）．このペプチドの中に含まれるアミノ酸をアミノ酸残基という．ペプチドは**オリゴペプチド**，**ポリペプチド**と区別されてよばれることがある．

アミノ酸数によるペプチドの呼称	
ジペプチド	2個
トリペプチド	3個
テトラペプチド	4個
ペンタペプチド	5個
ヘキサペプチド	6個
ヘプタペプチド	7個
オクタペプチド	8個

個以下のアミノ酸で構成されるペプチドをオリゴペプチド，それ以上をポリペプチド，50個以上のアミノ酸から成るペプチドを**タンパク質**とよぶことがある．オリゴペプチドはアミノ酸の数によってジペプチド（2個），トリペプチド（3個）などとよぶ場合がある（左表）．タンパク質中のアミノ酸残基の配列をタンパク質の**一次構造**という．

$$H_2N-\underset{H}{\underset{|}{C}}-COOH + H_2N-\underset{H}{\underset{|}{C}}-COOH \xrightarrow{H_2O} H_2N-\underset{H}{\underset{|}{C}}-\underset{}{\underset{}{C}}-\underset{H}{\underset{|}{N}}-\underset{H}{\underset{|}{C}}-COOH$$

↑ ペプチド結合

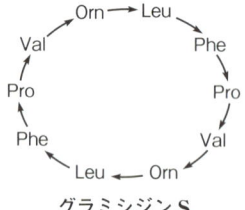

図4・4 ペプチド結合

グラミシジンS (Orn→Leu→Phe→Pro→Val→Orn→Leu→Phe→Pro→Val→)

Ornはオルニチン．矢印は一つのアミノ酸のカルボキシ基から隣のアミノ酸のアミノ基へのペプチド結合を表す．

4・4・2 生理活性ペプチド

ペプチドはさまざまな生理活性をもつことが知られており，抗菌，抗ウイルス，抗腫瘍作用などを示すものから，記憶，免疫，血糖量の制御，酵素の阻害まで幅広い作用をもつ．動物から分離され代謝調節に関与するペプチドはタンパク質に由来することが多く，したがってL-アミノ酸から成るが，微生物に由来するペプチドは非タンパク質性のアミノ酸を含み，その構造は複雑である．ペプチドをリボソーム非依存的（タンパク質合成を経由しないで）に合成するペプチドシンテターゼとよばれる酵素が細菌に存在し，ペプチドグリカンおよびペプチド性抗生物質**グラミシジンS**の合成に関与している．

4・5 さまざまなペプチドとその性質

よく知られているペプチドとして**グルタチオン**がある．これはグルタミン酸，システイン，グリシンが結合したトリペプチドである（図4・5a）．1個の分子で存在する際はシステインの-SH基はそのままであるが，グルタチオンは2個の分子から水素がとれる（酸化される）ことにより図4・5(b)のような酸化型グルタチオンとなる．これに対してグルタチオンを還元型グルタチオンとよぶこともある．グルタチオンはグルタミン酸とシステインの結合部位のグルタミン酸側

(a) 還元型グルタチオン (GSH)
（γ-グルタミルシステイニルグリシン）

$$HOOC-\underset{H}{\underset{|}{C}}-CH_2-CH_2-\underset{}{\underset{}{C}}-\underset{H}{\underset{|}{N}}-\underset{CH_2}{\underset{|}{C}}-\underset{H}{\underset{|}{N}}-\underset{H}{\underset{|}{C}}-COOH$$
　　 NH₂ 　　　　　　O H H 　　 H
 グルタミン酸　 　　　　　SH　 グリシン
　　　　　　　　　 システイン

(b) 酸化型グルタチオン (GSSG)

γ-Glu-Cys-Gly
　　　　|
　　　　S
　　　　|
　　　　S
　　　　|
γ-Glu-Cys-Gly

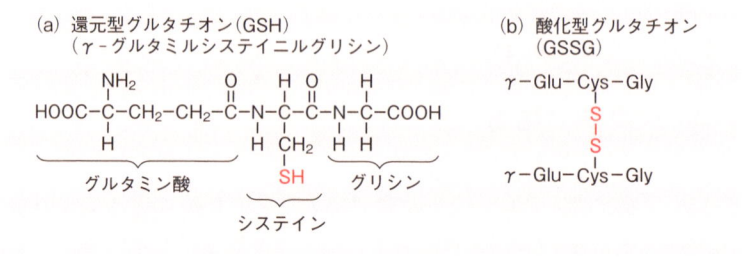

図4・5 還元型(a)と酸化型(b)グルタチオン

のカルボキシ基がα位ではなくγ位であるのでγ-Glu-Cys-Glyとも表示する．
ペプチドにはアミノ酸から通常の酵素反応で合成されるものと，タンパク質合成で合成されたタンパク質から分解されて生成するものがある．表4・5は重要なペプチドについてまとめたものである．

表4・5 生理活性ペプチドの代表例

種類	アミノ酸数	作用	種類	アミノ酸数	作用
インクレチン	42 (GIP) 30 (GLP-1)	食事摂取に伴い消化管から分泌され，膵臓β細胞に作用しているインスリン分泌を促進するホルモンの総称．グルコース依存性インスリン分泌刺激ペプチド（GIP）とグルカゴン様ペプチド-1（GLP-1）の二つが知られている．GLP-1にはブドウ糖濃度依存性インスリン分泌促進，膵臓β細胞増殖促進，胃排泄能抑制作用などがあるとされる．	ソマトスタチン	14	視床下部をはじめ中枢神経系，消化器系，膵臓に分布．下垂体からの成長ホルモン分泌，甲状腺刺激ホルモン，プロラクチンの分泌を抑制する．消化管ホルモン（ガストリンやセクレチンなど），インスリン，グルカゴンの分泌も抑制する．
エンケファリン	5	オピオイドペプチドの一種で，オピオイド（モルヒネ）受容体と結合し，モルヒネ様作用を発現する．脳，下垂体などに分布．神経末端から分泌され，抑制性神経伝達物質として働くと考えられている．	エンドセリン	21	血管内皮細胞由来の血管収縮ペプチド．血管では，平滑筋に直接作用して収縮し，また内皮細胞に作用してプロスタグランジンI_2，一酸化窒素などの弛緩因子を産生して間接的に弛緩させる．
アンギオテンシンII	8	アンギオテンシンI，II，IIIのうち，主要な生理活性ペプチドはIIである．血圧上昇活性，バソプレッシン分泌作用，アルドステロンの生合成，分泌の促進作用を示す．	グルカゴン	29	膵臓に分布．低血糖時に分泌され，肝臓のアデニル酸シクラーゼ系を活性化し，結果として，グリコーゲン分解を促進することにより，血糖値を上昇させる．
バソプレッシン	9	下垂体後葉ホルモンの一つ．腎臓の遠位尿細管での水の再吸収を促進し，排尿を抑制する．血管を収縮させ，血圧を上昇させる．脳内では，神経伝達物質としても作用する．	β-エンドルフィン	31	オピオイドペプチドの一種で，脳，下垂体に分布．モルヒネ受容体と結合して作用を発現し，その鎮痛作用はβが最も強い．ストレスなどの侵害要因により血中に分泌される．抑制性神経伝達物質と考えられている．
ブラジキニン	9	細動脈に作用して，血圧降下，平滑筋収縮，血管透過性亢進による炎症をひき起こす．腎臓に対し，利尿，Na^+排泄を増加させる．プロスタグランジン産生刺激による発痛作用も示す．	カルシトニン	32	甲状腺から分泌され，骨，腎臓を標的臓器とする．カルシウム調節ホルモンとして機能し，血液カルシウム上昇で分泌され，血液カルシウムを降下させる．
黄体形成ホルモン放出ホルモン（LHRH）	10	ゴナドトロピン放出ホルモン（GnRH）ともいう．視床下部に分布．標的器官は下垂体前葉であり，黄体形成ホルモン産生細胞および卵胞刺激ホルモン産生細胞に働いて，黄体形成ホルモン（LH），卵胞刺激ホルモン（FSH）を放出させる．	成長ホルモン放出ホルモン	44 (37, 40)	視床下部で産生．下垂体前葉での成長ホルモン合成，分泌を促進する．
グレリン	28	おもに胃から分泌され，強力な成長ホルモン分泌促進作用などを有するペプチドホルモン．さらに摂食促進作用をもつ．	インスリン	A鎖21 B鎖30	インシュリンともいう．膵臓で合成され，血中に放出される．標的組織としては，筋，脂肪組織，肝臓などがある．筋ではグリコーゲン合成，タンパク質合成の促進；脂肪組織では糖の利用促進，脂肪の合成促進，分解抑制，タンパク質の合成促進；肝臓では糖新生の抑制，グリコーゲンの合成促進，分解抑制，タンパク質の合成促進などの作用を示し，血糖値を低下させる．

4・6 ペプチドの表記法

ペプチドは表4・5に示したように固有の名称をもつ場合がある．しかしながらアミノ酸残基の配列をもとに表記することもあり，グルタチオンを γ-glutamylcysteinylglycine と表すのはその例である．さらにアミノ酸の**三文字表記法**で γ-Glu-Cys-Gly と表記することもある．長いペプチドの場合，特に cDNA（RNA）配列と並べてコードされたアミノ酸配列を表す場合などは**一文字表記法**が用いられる．三文字表記法ではアミノ酸とアミノ酸の間に記される横線（ハイフン）は省略されることがある（表4・1参照）．

重要な用語

アミノ酸の等電点	含硫アミノ酸	親水性アミノ酸	分枝（鎖）アミノ酸
アミノ基	光学異性体	疎水性アミノ酸	ペプチド
α-アミノ酸	酸性アミノ酸	ニンヒドリン反応	芳香族アミノ酸
塩基性アミノ酸	脂肪族アミノ酸	必須アミノ酸	両性イオン
カルボキシ基			

5 タンパク質の構造と機能

1. タンパク質は，一次構造，二次構造，三次構造，四次構造によって全体の構造が決まる．
2. タンパク質の高次構造には，ペプチド結合以外にジスルフィド（S–S）結合，水素結合，疎水結合，静電気的結合が関与する．
3. タンパク質は構造や機能など，さまざまな基準により分類される．
4. 個々のタンパク質は，電気的性質や溶解性など固有の特徴をもち，条件によってアミノ酸が修飾を受けたり，変成・沈殿するなどの性質をもつ．
5. 定性，定量，分子量の測定，アミノ酸配列の決定などの目的に応じたタンパク質分析法がある．

　ペプチド結合によってアミノ酸が複数個連結したものを**ペプチド**とよび，特にアミノ酸の数が多いものが**タンパク質**とよばれる．おおむねアミノ酸数が50個以上の場合にタンパク質，それ以下の場合はペプチドとよぶが，この区別は厳密ではなく，たとえばアミノ酸51個からなるインスリンは，ペプチドホルモンといわれたりタンパク質といわれたりする．数百個のアミノ酸からなるタンパク質が多いが，数万個のアミノ酸からなるタンパク質も存在する．タンパク質中のアミノ酸の配列を決定するのは個々のタンパク質をコードする遺伝子である．ヒトの遺伝子は2万数千個あるが，一つの遺伝子からできるタンパク質は最終的に1種類ではない場合が多く，ヒトの体の中に存在する全タンパク質は10万種類とも20万種類ともいわれる．

5・1　タンパク質の構造

　タンパク質の機能は，そのタンパク質がどんな形をしているか，すなわちタンパク質の構造に依存する．タンパク質の構造は，**一次構造**，**二次構造**，**三次構造**，**四次構造**，という四つのレベルに分けて考える．二次構造，三次構造，四次構造の三つは高次構造ともよばれる．

5・1・1　一　次　構　造

　タンパク質を構成するアミノ酸の配列を**一次構造**とよぶ．両端のアミノ酸にはそれぞれアミノ基（–NH$_2$）とカルボキシ基（–COOH）が未結合の状態で存在する（図5・1）．アミノ基のある端をタンパク質のN末端，カルボキシ基のある端

C末端とよぶ．タンパク質の一次構造を表記するときは，N末端側からC末端側に向けて記述するが，一文字表記で，HSQGTFTSDYSKYLDSRRAQDFVQWLMNTのように示す場合が多い（ちなみにこの例は血糖上昇作用のあるホルモンのグルカゴン）．

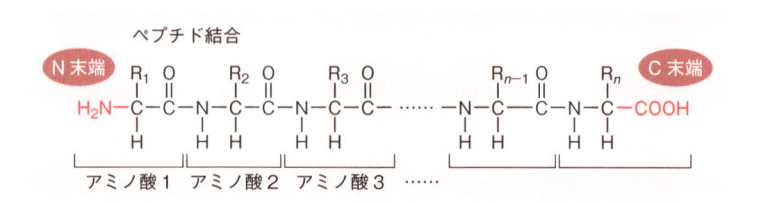

図5・1 タンパク質の一次構造 Rはアミノ酸の側鎖を示す．

タンパク質の一次構造を決定する方法として，以前はタンパク質を単離して，含まれるアミノ酸の数や順序を決定してきた．しかし，一次構造は，そのタンパク質をコードする遺伝子の塩基配列によって規定されているので遺伝子（ゲノム）の塩基配列が明らかになれば，タンパク質のアミノ酸配列情報を知ることができる．その結果，多くの生物種において，ほとんどのタンパク質に関する一次構造の情報が得られている．

5・1・2 高次構造

アミノ酸がつながったひも状のタンパク質は，巻かれたり折り曲げられたりして立体的な構造物となる．二次，三次，四次構造について理解するために，ペプチド結合以外の結合について知っておく必要がある．

1) **S-S結合（ジスルフィド結合）** アミノ酸のうちシステインは側鎖に-SH基をもつ．タンパク質内の二つのシステインの間で-S-S-の結合が形成され，架橋ができることがタンパク質の高次構造を形成するうえで重要である．たとえば，血糖低下ホルモンであるインスリンは，A鎖とB鎖とよばれる二つのペプチド鎖が2箇所のS-S結合で会合していて，さらにA鎖の内部にもう1箇所のS-S結合がある．S-S結合は，ペプチド結合と同様に共有結合であり，比較的安定であるが，還元剤の存在下で還元され切断される．

2) **水素結合** タンパク質中の離れたペプチド結合中のN-HとC=Oが水素結合により引き合う．またアミノ酸の側鎖の間での水素結合も高次構造に寄与する．

3) **疎水結合（疎水的相互作用）** タンパク質分子内は，一般に水に囲まれた極性のある環境といえる．疎水性のアミノ酸の側鎖は，その環境を離れるようなかたちで，複数の側鎖同士が近づくが，これもタンパク質の構造に関与している．多くのタンパク質では，疎水性のアミノ酸が分子の内側に多く，親水性のアミノ酸は分子の表面に露出している割合が高い．

4) **静電気的結合** 生理的な条件下において，リシン，アルギニン，ヒスチジンは正に荷電しており（塩基性アミノ酸），アスパラギン酸，グルタミン酸は

負に荷電している（酸性アミノ酸）．酸性の側鎖と塩基性の側鎖が引き合うことによってもタンパク質の高次構造が形成される．

a. 二次構造

ポリペプチド鎖により形成される部分的な立体構造を二次構造という．代表的な二次構造は，**αヘリックス**と**β構造（βシート構造）**の2種である（図5・2）．αヘリックスでは，アミノ酸のN-Hと四つ離れたアミノ酸のC=Oとが水素結合を形成して，ポリペプチド鎖が右巻きのらせん構造をとっている．アミノ酸3.6個でらせんが一巻きする．βシートは，比較的まっすぐなポリペプチド鎖が複数並んでいるときに形成される波板のような構造である．多くのタンパク質は，αヘリックスやβシートをいくつか含んでいる．

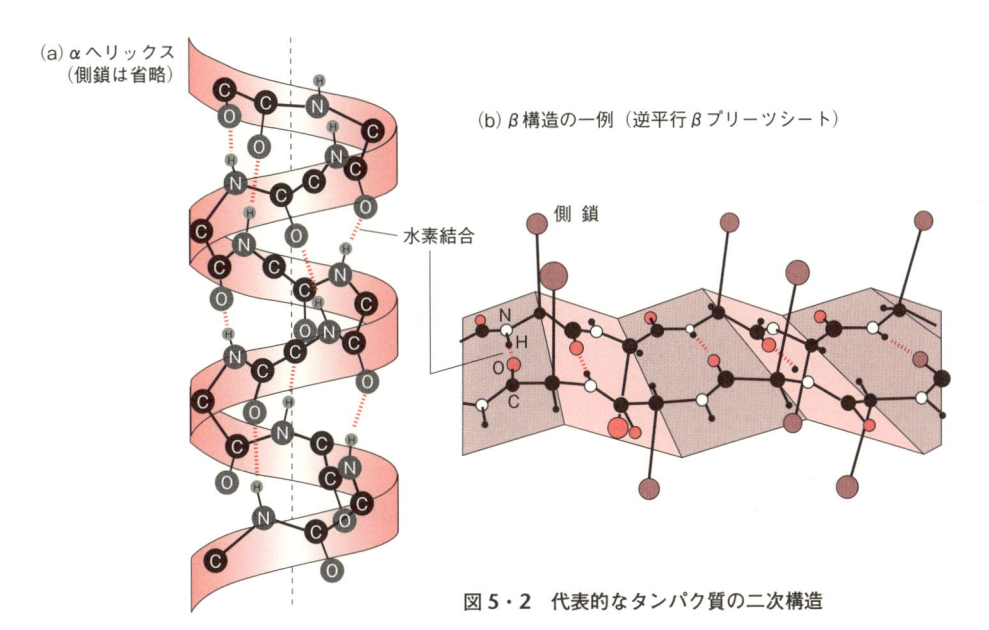

図5・2 代表的なタンパク質の二次構造

b. 三次構造

一つのポリペプチド鎖全体の立体構造を三次構造という．複数の二次構造をつなぐペプチド鎖の部分が折りたたまれて，機能をもったタンパク質の構造が形成される．アミノ酸側鎖同士の相互作用によって決まり，S-S結合，疎水結合などが関与する．なお，大きなタンパク質は多くの場合，機能をもついくつかのコンパクトな構造単位を含んでいることがある．個々の構造単位を**ドメイン**とよぶ．たとえば一つのペプチドからなる酵素が，酵素活性を有するドメインと他のタンパク質によって調節を受けるドメインをもつ場合などがある．また，細胞膜を貫通する部分をもつタンパク質などは，疎水性のドメインをもち，その部分で疎水性である脂質膜と相互作用する．

c. 四次構造

三次構造が形成された複数のポリペプチドが集まって特定の立体構造をとることがある．この場合の個々のポリペプチドを**サブユニット**とよぶ．同じサブユ

ニットのみからなる場合や，複数種類のサブユニットからなる場合がある．ヘモグロビンの四次構造の例を図5・3に示す．四次構造は，水素結合，静電気的結合，疎水結合などによって形成される．非常に多くのサブユニットから成る巨大な複合体が形成される場合もある．異なる活性をもつ酵素が複合体を形成することで，一連の生化学的な反応を効率良く行えるようになる場合もある．

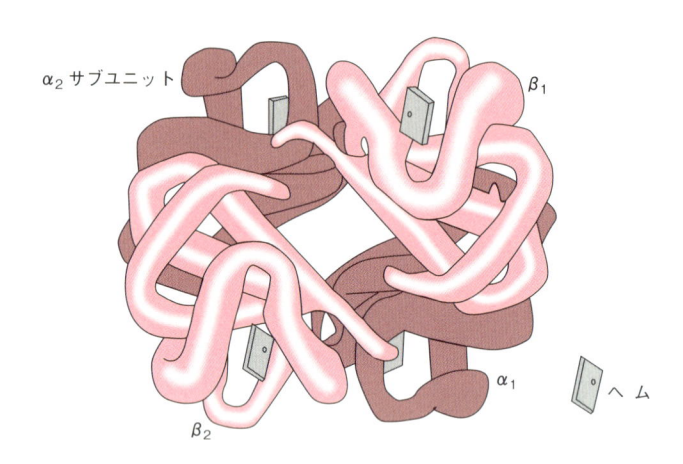

図5・3 ヘモグロビンの四次構造

5・2 タンパク質の分類

　生体内でタンパク質は，結合，触媒，伝達，輸送，収縮，構造などにかかわるさまざまな機能を発揮する．何万種類も存在するタンパク質を明確に分類するのは困難であり，また一つのタンパク質が複数の機能をもつこと（多機能タンパク質）も多い．しかし便宜上いくつかの基準で分類して考えることにより，タンパク質の性質を理解しやすくなる．組成による分類（アミノ酸以外の物質を含むかどうか），物理的・化学的性質（酸性，塩基性など），構造での分類（球状，繊維状など），機能による分類（構造維持，酵素など）などがある．

　栄養学における重要な考え方として，同じタンパク質でも食品の成分としてのタンパク質と，生命現象の担い手としてのタンパク質という二つの側面があることに留意しておきたい．栄養面においてはタンパク質のアミノ酸組成や消化のしやすさ，さらに食べたときにタンパク質自体やその分解ペプチドがヒトの体に対して及ぼす機能性などが問題となる．

a. 単純タンパク質と複合タンパク質

　単純タンパク質とは，アミノ酸のみからなるタンパク質のことである．タンパク質の合成に使われるアミノ酸は20種類であるので，一般的にはこれら20種類のアミノ酸のみから成るものを単純タンパク質とよぶ．しかしタンパク質中のアミノ酸に，もともとのアミノ酸にはない分子が結合するなど，アミノ酸が変化を受けている場合が多いので，厳密には20種類ではない．代表的な単純タンパク質を表5・1に示す．

表 5・1 単純タンパク質のうち栄養学において重要なものの例

種 類	特 徴	備 考
アルブミン	動植物の細胞や体液に存在する。水や希酸、希アルカリに対して溶解度が高い。分子量は数万。	動物のアルブミンとして、血清アルブミン（肝臓で合成され、体液量のバランスや浸透圧の調整、物質の輸送などを担う）、ラクトアルブミン（乳中）がある。
グロブリン	水に不溶だが、希酸、希アルカリや薄い塩類に溶ける。血漿中のグロブリンは大きさで α, β, γ の集団に区別される。	血漿中の α グロブリンには α_2 マクログロブリン、セルロプラスミンなどが、β グロブリンにはトランスフェリン、β リポタンパク質などが含まれる。γ グロブリンの多くは抗体（免疫グロブリン）である。牛乳中には β ラクトグロブリンが含まれる。
ヒストン	塩基性のタンパク質。	真核生物の核において DNA と結合してヌクレオソームという構造を構成する。
プロタミン	塩基性アミノ酸の割合が非常に高い。	精子においては、DNA はヒストンではなく、プロタミンと結合してヌクレオソーム構造をとる。
硬タンパク質	水、希酸、希アルカリ、塩類溶液に不溶のタンパク質の総称。	表 5・3 の構造タンパク質参照。
グルテリン	水、中性塩類溶液に溶けず、薄い酸やアルカリに溶ける。植物のタンパク質。	コムギのグルテニン、コメのオリゼニンなど、穀類に多い。
プロラミン	水や中性塩類溶液に不溶で、アルコールに溶ける。植物のタンパク質。	トウモロコシのゼイン、コムギのグリアジンなどがある。

表 5・2 複合タンパク質の例（アミノ酸以外の成分による分類）

種 類	特 徴	例
糖タンパク質	タンパク質内のアスパラギンやセリン、トレオニンにオリゴ糖や単糖が結合したもの	ムチン、オボアルブミン（卵白アルブミン）、血漿糖タンパク質（セルロプラスミン、ハプトグロブリン、エリスロポエチンなど）
ヘムタンパク質	ポルフィリンという環状構造に鉄が結合したヘムを有するタンパク質	カタラーゼ、シトクロム c、ヘモグロビン、ミオグロビン
フラビンタンパク質	リボフラビンをもつタンパク質	アミノ酸オキシダーゼ、キサンチンオキシダーゼ
金属タンパク質	銅、亜鉛、鉄などの重金属が直接結合しているタンパク質	トランスフェリン（鉄）、ニトロゲナーゼ（モリブデン）、アスコルビン酸オキシダーゼ（銅）、アルコールデヒドロゲナーゼ（亜鉛）、亜鉛を含む転写調節因子
リポタンパク質	タンパク質と脂質の複合体	血漿リポタンパク質、乳リポタンパク質、卵黄リポタンパク質
核タンパク質	DNA あるいは RNA が成分中に含まれるもの	DNA とヒストン・プロタミンの複合体、RNA と数種のタンパク質で構成されるリボソーム

表中の複数の成分を含むタンパク質も多い。たとえばフラビンタンパク質で金属やヘムを含むものなど。

　タンパク質中に，糖，脂質，金属などを結合しているタンパク質を**複合タンパク質**とよぶ．どのような化合物または原子が結合しているかにより，複合タンパク質を分類したものを表 5・2 に示す．

b. タンパク質の荷電や極性による分類

　塩基性アミノ酸（リシン，アルギニン，ヒスチジン）が多いタンパク質は生理条件下で全体的に正に荷電しており（塩基性タンパク質），逆に酸性アミノ酸（アスパラギン酸，グルタミン酸）が多いタンパク質は負に荷電している（酸性タン

* アルツハイマー病の原因タンパク質として知られるアミロイドβタンパク質は，疎水性が高く凝集しやすいことが，病態の発現に関与していると考えられている．

パク質）．たとえば，ヒストンは塩基性タンパク質であることにより，負に荷電しているDNAと結合することができる．また，疎水性のアミノ酸が多いタンパク質は，脂質などの非極性の分子と結合するものが多い*．

c. 球状タンパク質と繊維状タンパク質

タンパク質の全体としての形状からの分類で，文字通り繊維のような形をしているか，球（あるいは楕円）のような形をしているかの違いである．**繊維状タンパク質**には，コラーゲン，ケラチン，ミオシン，エラスチンなどの構造タンパク質がある（表5・3参照）．繊維状タンパク質以外のタンパク質をおおむね**球状タンパク質**とよんでよいが，一部のタンパク質は，繊維状のドメインと球状のドメインの両方をもっている場合もある．酵素タンパク質は，ほとんどが球状タンパ

表5・3 機能による主要なタンパク質の分類

種類	役割	例
酵素タンパク質	化学反応を触媒する．	第6章参照．
細胞骨格タンパク質	細胞の形態，細胞運動，物質輸送などにかかわる．	アクチンフィラメントや微小管のタンパク質．
収縮タンパク質	骨格筋や心筋などの運動．	アクチン，ミオシン．
構造タンパク質	皮膚や骨，毛髪などの組織の細胞外に多く存在し，生体組織を形成．	硬タンパク質ともいう．コラーゲン，エラスチン，ケラチン．
膜タンパク質	細胞膜などの生体膜に存在するタンパク質．膜の表面に結合しているものや膜を貫通しているものなどがある．膜のさまざまな機能を担っている．	以下の輸送タンパク質や受容体タンパク質の多くが膜タンパク質である．
輸送タンパク質	血中や細胞内での物質の運搬・移動にかかわる輸送タンパク質（結合タンパク質）と，物質の細胞内外の輸送にかかわる細胞膜にあるトランスポーターなどがある．細胞内の膜にもトランスポーターがある．	ヘモグロビン（酸素輸送），血清アルブミン（脂肪酸，ホルモンなどの輸送），トランスフェリン（鉄輸送），レチノール結合タンパク質．細胞膜に存在するトランスポーター（グルコーストランスポーター，アミノ酸トランスポーターなど）．
信号タンパク質（情報タンパク質）	生体の調節．他の細胞に情報を伝達する．	インスリン，プロラクチン，成長ホルモンなどのホルモンのほか，炎症などにかかわるサイトカインとよばれるタンパク質など．
受容体タンパク質	信号分子の情報を細胞内に伝える．	インスリン受容体，アドレナリン受容体，核内ホルモン受容体など．各種のペプチドホルモン，脂溶性ホルモンなどに対してそれぞれ受容体タンパク質がある．
結合タンパク質	他の分子と結合することで生体調節にかかわる．受容体タンパク質の情報伝達にもかかわる．	上記の輸送タンパク質も結合タンパク質といえるが，たとえば他の二つのタンパク質の間に入って情報伝達にかかわるものなどが知られる．酵素活性を調節するタンパク質など．
核酸結合タンパク質	DNAに結合して遺伝子の転写調節を行うDNA結合タンパク質や，RNAと結合してmRNAの成熟や分解などを制御するRNA結合タンパク質などがある．	転写調節因子は，亜鉛を含むドメインやロイシンが多いドメイン（それぞれZnフィンガー，ロイシンジッパーという）によってDNAと結合する．また，ヒストンやプロタミンもDNA結合タンパク質といえる．RNAの成熟にかかわるタンパク質など．
防御タンパク質	病気からの生体の防御に働くが，働き方によってはアレルギーの原因ともなる．	抗体（免疫グロブリン），補体タンパク質．
貯蔵タンパク質	アミノ酸の貯蔵やその他の物質の貯蔵．	卵白のオボアルブミン，牛乳のカゼイン．ミオグロビン（酸素貯蔵），フェリチン（鉄貯蔵）．

ク質である．アルブミン，血清アルブミン，グロブリン（表5・1参照），グロビンなども球状タンパク質である．

d. タンパク質の機能による分類

タンパク質のおもな機能による分類を表5・3に示す．

5・3 タンパク質の性質

タンパク質を構成するアミノ酸に，糖，脂質，金属，補欠分子族などが結合し，さらにS-S結合などのタンパク質を安定に保つ結合により，その働きに必要な高次構造を保っている．タンパク質同士も結合して巨大な複合体を形成することも多い．これらの複雑な組合わせによって，タンパク質はそれぞれ固有の性質を示す．

a. 電気的性質　タンパク質は全体として，多くの正電荷と負電荷をもつ両性イオンである．溶けている溶液のpHによってタンパク質の電荷が変化し，それによりタンパク質の構造も変化する．

b. 溶解性　表5・1にあるように，タンパク質は構成するアミノ酸の組成によりさまざまな溶解性を有する．さまざまな溶液におけるタンパク質の溶解性の違いは，食品の加工や調理において活用されている．

c. タンパク質中のアミノ酸の修飾　表5・2にあるタンパク質へのさまざまな分子の結合以外にも，タンパク質中のいくつかの特定のアミノ酸に何らかの分子が結合したり外れたりすることで，タンパク質の性質が変わる場合が多い．たとえば，水酸基をもつアミノ酸であるチロシン，セリン，トレオニンにはリン酸基が結合する（**リン酸化**）．こうした結合により，タンパク質の電荷が変わったり，その部分の高次構造が変わる例は多い．これは酵素活性の調節においても特に重要な現象である．そのほかにもアミノ酸により，メチル基，アセチル基，脂肪酸なども結合する．また，**ユビキチン**はアミノ酸76個からなるタンパク質であるが，さまざまなタンパク質中のリシンにユビキチンが1個ないし複数個結合することにより，そのタンパク質の分解が促進されたり，活性が変化したりする（ユビキチン化*）．

d. 変性　目玉焼きをつくる際に卵白が白く固まるのは，熱によりタンパク質が変性するためである．変性を起こす要因には，熱，酸，アルカリ，金属，有機溶媒，変性剤などの化学的なものと，凍結，高圧，紫外線，超音波など物理的なものがある．変性したタンパク質は高次構造が壊れて，性質が変わってしまう．生物活性が消失したり，粘度が変化したりするほか，凝集が起こりやすくなる．

e. 沈殿　タンパク質は，さまざまな処理や環境の変化により沈殿を起こす．

1) **塩析**　タンパク質に硫酸アンモニウムなどの塩類を加えると，タンパク質は凝集して沈殿する．塩類濃度が薄い場合は逆に溶けやすくなる場合もあ

コラーゲン：体内で最も量が多いタンパク質であり，3本のペプチド鎖がねじれたらせん構造をとっている．プロリン，ヒドロキシプロリン（ペプチド鎖の合成後にプロリンが酸化されて生じる）およびグリシンの三つのアミノ酸が非常に多いという特徴をもつ．ヒドロキシプロリンの生成にはビタミンCが必要である．コラーゲンは合成された後に分子間に架橋ができて強度が増す．

＊　ユビキチン化の詳細は§18・5参照．

る．

  2）**酸**　タンパク質の溶液に，硫酸，硝酸，塩酸，酢酸などを加えるとタンパク質は沈殿する．
  3）**有機溶媒**　タンパク質は非極性の有機溶媒（アセトン，アルコール類，クロロホルム）には溶けにくく，沈殿を生じる．
  4）**変性剤**　尿素，塩酸グアニジンなどは，タンパク質の高次構造を保っている水素結合に影響を及ぼし，変性，沈殿を起こす．
  5）**加　熱**　熱により分子内の構造が変わることで，会合して凝固，沈殿するタンパク質も多い．

5・4　タンパク質の分析法

　タンパク質の分析では，定性，定量，分子量の測定，アミノ酸配列の決定，修飾状態の分析などのために，さまざまな方法が用いられる．

  a．定　性　キサントプロテイン反応（濃硝酸により黄変），硫黄反応（酢酸鉛により硫化鉛が沈殿）などがある．

  b．定　量　ケルダール法（試料の窒素量を測定する），ビウレット法（強アルカリ性条件下で希硫酸銅を加え赤紫色に呈色），ローリー法（アルカリ性条件下で銅溶液，ついでフェノール試薬を加え，波長 750 nm における吸光度を測定する），などがある．

  c．分子量の測定　分子ふるい法（ゲル濾過法），電気泳動法などがある．

  d．特定のタンパク質の定量　抗体を用いた ELISA 法やウェスタンブロット法がおもに用いられる．あるいはタンパク質を精製してから定量する．

ELISA 法：enzyme-linked immunosorbent assay

  e．アミノ酸配列の決定　タンパク質を酸などで加水分解してアミノ酸組成を分析する方法，タンパク質の両端からアミノ酸配列を解析する方法などがある．最近ではタンパク質の同定や定量において，質量分析機による方法（**質量分析**）が多く用いられる．質量分析では，各種分子をイオン化した後，電磁気力を加えてそのイオンが真空中を移動する速度を測定する．イオンの質量を非常に精度良く（たとえば小数点以下 4 桁など）測定することができ，目的とする分子がペプチドやタンパク質の場合には，どんなアミノ酸が含まれているかを知ることができる．データベースと参照することで，タンパク質を同定することが可能である．

重要な用語

α ヘリックス	静電気的結合	沈　殿	β シート構造
サブユニット	疎水結合	ドメイン	ペプチド結合
ジスルフィド結合	単純タンパク質	複合タンパク質	変　性
水素結合	タンパク質の高次構造		

6 酵　　　素

1. 酵素は化学反応に必要な活性化エネルギーを低くする触媒として働く．
2. 酵素は高い基質特異性をもち，特有の最適温度と最適 pH がある．
3. 多くの酵素は，その活性に補酵素などの補因子を必要とする．
4. ミカエリス・メンテンの式を使うと，さまざまな酵素反応の特徴を説明できる．
5. 酵素は，前駆体の切断やアロステリックな調節，化学的修飾などでも活性が調節される．
6. 酵素の阻害物質の作用形式には，競合阻害，非競合阻害などがある．

6・1 化学反応と酵素

　化合物 A が化合物 A′ に変化する反応を考える．図 6・1 は，低い位置にあるほどこの化合物が安定な状態にあり，高いほど不安定であることを示す．生体内で存在する化合物は，エネルギー的には比較的安定であるといえる．これが化学反応によって別の形態に変わる場合，一度エネルギー的に不安定な状態（図 6・1 で高い場所）を経由する必要がある．このエネルギー的に高い状態にするためには，外部からエネルギーを供給する必要がある．このエネルギーを**活性化エネルギー**という．このとき触媒が存在すると，この越えるべきエネルギーの山が低くなる．酵素は生体内で特定の反応を進める触媒として働く．たとえば，触媒なしでデンプンをグルコースに分解しようとすると，高濃度の塩酸の中で 100 ℃

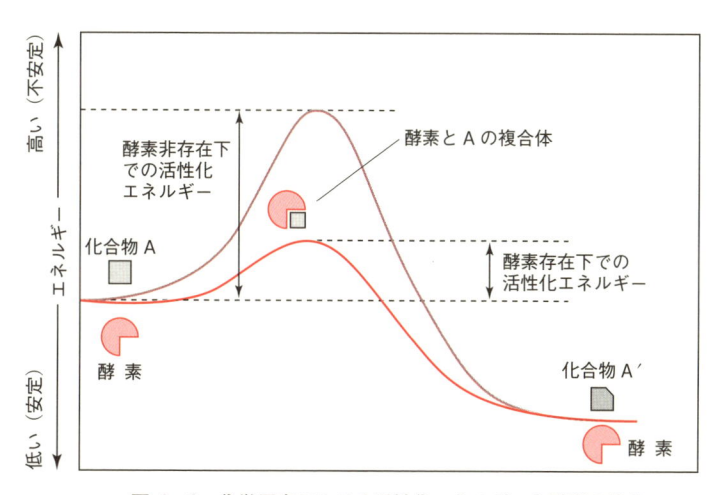

図 6・1　化学反応における活性化エネルギーと酵素の働き

の高温でしばらく加熱するなどが必要である．しかし，唾液や膵液などの消化液があると，酵素の働きにより体温でもデンプンの分解反応が進む．

酵素の作用を受ける物質を**基質**とよぶ．酵素の名称は，基質名に -ase という接尾語をつけてあるものが多い．酵素を E，基質を S，生成物を P と表すと，酵素の作用はつぎのように示される．

$$E + S \rightleftharpoons ES \rightleftharpoons E + P \quad (ES は酵素と基質の複合体)$$

酵素は反応により消費されないので，何度も使われる．

6·2 酵素の種類

酵素をその働きにより分類すると，表 6·1 のように大きく六つに分けられる．また，酵素は細胞内で合成されるが，細胞の中で作用するものと細胞の外に分泌されて働くものがある．細胞外酵素には，唾液，胃液，膵液などの中にある消化酵素などがある．細胞内酵素は，細胞内の特定の部位に局在して働くものが多い．たとえばクエン酸回路や電子伝達系の酵素は，ミトコンドリアに局在している．細胞がさまざまな原因で障害を受けたときに，細胞内酵素が細胞外にもれ出てくることがある（逸脱酵素とよぶ）．ある臓器に特徴的な酵素が血液中に検出された場合には，その臓器が障害を受けていることが考えられる．肝臓障害の指標として用いられる AST（GOT）など，臨床検査において活用されているさまざまな逸脱酵素がある．

AST: アスパラギン酸アミノトランスフェラーゼ
GOT: グルタミン酸-オキサロ酢酸トランスアミナーゼ

同じ個体に存在して同じ反応を触媒する（基質も生成物も同じ）が，タンパク質としては異なる酵素を**アイソザイム**という．たとえば乳酸脱水素酵素は，四つのサブユニットから成る四量体で，そのサブユニットは骨格筋に多い M 型と心筋に多い H 型があり，これらの組合わせにより 5 種類のアイソザイムが存在するが，これらのアイソザイムの分布は組織により異なっている．

表 6·1 おもな酵素とその作用

酵素の分類	酵素の例	触媒する反応
酸化還元酵素（オキシドレダクターゼ）	デヒドロゲナーゼ，オキシダーゼ，レダクターゼ	酸化還元反応．
転移酵素（トランスフェラーゼ）	ヘキソキナーゼ，トランスアミナーゼ	メチル基やグリコシル基などの基を供与体から受容体に転移させる．
加水分解酵素（ヒドロラーゼ）	アミラーゼなどの消化酵素，アルギナーゼ	種々の結合の加水分解．
脱離酵素（リアーゼ）	デカルボキシラーゼ，ピルビン酸デヒドロゲナーゼ	C-C，C-O，C-N などの結合を加水分解や酸化以外の反応で切断し二重結合を残す．
異性化酵素（イソメラーゼ）	グルコース-6-リン酸イソメラーゼ，マレイン酸イソメラーゼ	一つの分子内の異性化反応を触媒する．
合成酵素（リガーゼ）	アシル CoA シンテターゼ，DNA リガーゼ	ATP や他のエネルギー源を利用して二つの分子を結合させる．

6・3 酵素および酵素反応の性質

6・3・1 基質特異性

酵素タンパク質は，その中に基質と結合して反応を触媒する部位があり，これを**活性中心**とよぶ．活性中心の中で基質が結合する場所は**基質結合部位**といい，基質と基質結合部位とは鍵と鍵穴のような関係にあり，特定の酵素は特定の基質とのみ結合して反応を触媒する（図6・2）．この性質を**基質特異性**という．

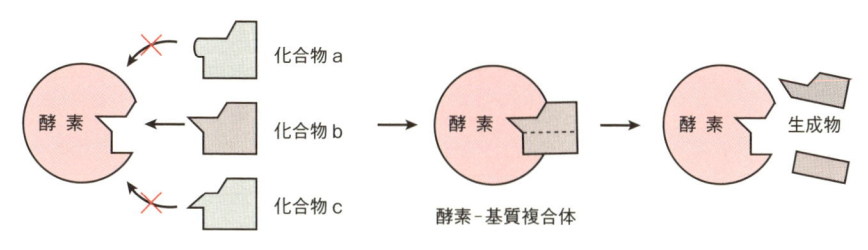

図6・2 酵素の基質特異性

6・3・2 最適温度と最適pH

化学反応は通常，温度が高いほど速くなり，酵素が触媒する場合もその例外ではない．しかし，一定以上の温度になると酵素タンパク質自身の変性が起こり，活性が低下する．酵素活性の最大値を与える温度を，**最適温度**という（図6・3a）．哺乳動物の体内で働く酵素の大部分は，体温近くが最適温度となっている．

酵素反応はpHの影響も強く受ける．酵素活性の最大値を与えるpHをその酵素の**最適pH**という（図6・3b）．多くの酵素は中性，すなわちpH7付近に最適pHをもつが，例外もある．胃で働くタンパク質分解酵素のペプシンは，胃内のpH2付近が最適pHであり，膵臓で合成されて小腸で働くタンパク質分解酵素のトリプシンは小腸のpH8が最適pHである．

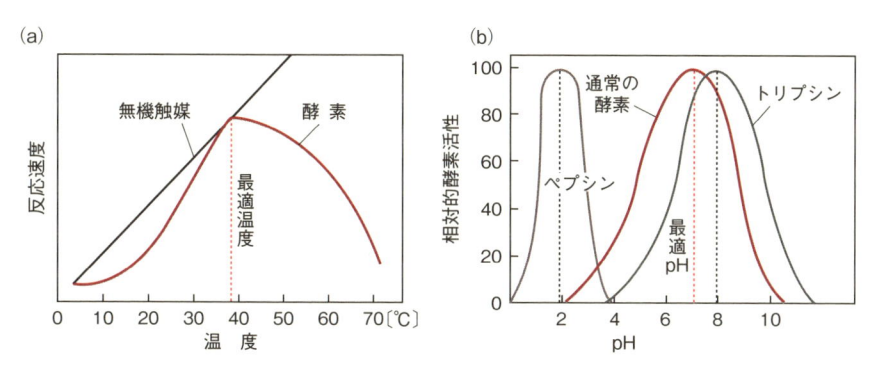

図6・3 酵素反応速度と温度（a）およびpH（b）との関係

6・3・3 可逆反応と不可逆反応

図6・1の反応は，左から右の向き（A → A′）にも進むが，**活性化エネルギー**が与えられれば逆向き（A′ → A）にも進行する．酵素反応の場合も，多くは正

逆どちらの方向の反応も存在する（可逆反応）が，正反応と逆反応の割合が極端に偏っている場合，実際には一方向への反応のように考えた方がよい場合も多い（不可逆反応）．たとえば脂肪酸合成酵素は，脂肪酸を合成する方向の反応を触媒するが，分解方向の反応は生じさせない．

6・4　補因子と補酵素

酵素には酵素タンパク質のみで活性を発揮するものも多くあるが，タンパク質以外の化合物を必要とするものもある．酵素活性に必要なそれらの分子を，**補因子**という．補因子を有して活性を発揮できる状態の酵素を**ホロ酵素**，ホロ酵素のタンパク質部分を**アポ酵素**とよぶ．補因子には，**補酵素**，**補欠分子族**，そのほか**金属イオン**などがある（表6・2）．

補酵素は，水溶性ビタミンやビタミン様物質，またはそれらが変化したものが多く，アポ酵素に可逆的に結合して働く．酸化還元反応にかかわったり，化合物の運搬体として働いたり，置換反応に関与したりする（表6・2）．補酵素となる水溶性ビタミンの欠乏の症状の多くは，こうした酵素の活性低下に起因する．低分子量の有機化合物，あるいは金属イオンが酵素に共有結合などで酵素タンパク質に安定に組込まれて働く．ヘモグロビンのヘムや，多くのリン酸化酵素の働きに必要なマグネシウムイオン，ヘムに結合している鉄，炭酸水素酵素などに結合する亜鉛などがある．表6・2のうちチアミン二リン酸などは，補酵素とよばれるが，タンパク質と共有結合をするので，化合物から見た補酵素と補欠分子族の区別は明確ではない部分がある．また，カルシウムイオンは，アロステリックな調節*により，さまざまな酵素の活性を調節する．

*　§6・6b参照.

NAD$^+$: ニコチンアミドアデニンジヌクレオチド
NADP$^+$: ニコチンアミドアデニンジヌクレオチドリン酸
FAD: フラビンアデニンジヌクレオチド
FMN: フラビンモノヌクレオチド

表6・2　おもな補酵素（補因子）

補酵素	ビタミンなど	関与する反応や酵素
NAD$^+$, NADP$^+$	ニコチン酸，ニコチンアミド	酸化還元反応（乳酸デヒドロゲナーゼなど）
FAD, FMN	ビタミンB$_2$（リボフラビン）	酸化還元反応（コハク酸デヒドロゲナーゼなど）
コエンザイムA（CoA）	パントテン酸	アシル基の運搬（アシルCoAシンテターゼ）
チアミン二リン酸（TPP）	ビタミンB$_1$（チアミン）	アルデヒド基やケト基の転移（ピルビン酸デヒドロゲナーゼなど）
ピリドキサールリン酸（PLP）	ビタミンB$_6$（ピリドキシン）	アミノ基転移反応（アラニンアミノトランスフェラーゼなど），脱炭酸反応
ビオチン	ビオチン	炭酸化反応（ピルビン酸カルボキシラーゼなど）
テトラヒドロ葉酸	葉酸	炭素1個の基の移動（一炭素代謝）（メチオニンシンターゼなど）
アデノシルコバラミン，メチルコバラミン	ビタミンB$_{12}$	炭素1個の基の移動（一炭素代謝）（メチオニンシンターゼなど）

6・5 酵素反応論

酵素(E)の濃度（[E]と表す）が一定の場合に，基質(S)の濃度（[S]と表す）を横軸に，反応速度（基質が使われて単位時間内に生成物ができる速度, v）を縦軸にプロットすると，図6・4のようになる．すなわち，基質の濃度がゼロのときは反応もゼロであるが，基質の濃度が小さい間は酵素の量が基質に比べて十分にあるので，基質濃度と反応速度は比例に近い関係がある．基質の量がさらに多い状態では，酵素の量は限られているため，一定の反応速度で頭打ちになる．この一定値，すなわち基質濃度が最大である場合の最大反応速度を $V_{\max}$ と表す．

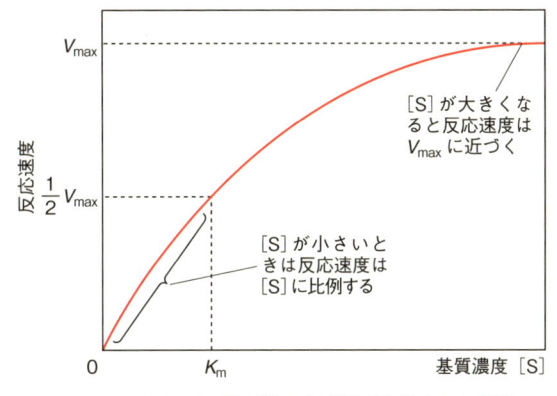

図6・4 基質濃度と酵素反応速度との関係

6・5・1 ミカエリス・メンテンの式

L. Michaelis と M.L. Menten は，図6・4の横軸[S]と縦軸 v の間に以下の関係があることを提唱した．

$$v = \frac{V_{\max}[\mathrm{S}]}{[\mathrm{S}] + K_\mathrm{m}} \quad (K_\mathrm{m}: \text{ミカエリス定数})$$

つぎにこのミカエリス・メンテンの式の意味を考える．まず K_m と比較して基質濃度が十分に小さいとき，分母はほぼ K_m に等しいので，この式は

$$v = \frac{V_{\max}}{K_\mathrm{m}} \times [\mathrm{S}]$$

とみなすことができ，反応速度が[S]に比例する．一方，[S]が K_m に比べて非常に大きくなっていくと，ミカエリス・メンテンの式の分母である[S]＋K_m と[S]の差はほとんど無視できて，この式を以下と考えることができる．

$$v = \frac{V_{\max}[\mathrm{S}]}{[\mathrm{S}]}$$

これを約分すると $v = V_{\max}$ となる．すなわち基質濃度が大きくなるほど v は一定値（最大反応速度）に近づく．さらに，[S]と K_m とが等しい場合，[S]に K_m を代入すると，

$$v = \frac{V_{\max}}{2}$$

となる.すなわち,K_m とは反応速度が最大反応速度の $\frac{1}{2}$ になるときの基質濃度である(図6・4).ミカエリス定数 K_m はその酵素に固有の値で,K_m が小さいということは,基質濃度が低くても反応速度が高い,すなわち少ない基質を効率良く捕まえて反応を起こさせることになる(図6・5).言い換えると,K_m は酵素との結合のしやすさ(親和性)の目安であり,K_m の値が小さいほど親和性が大きいといえる.

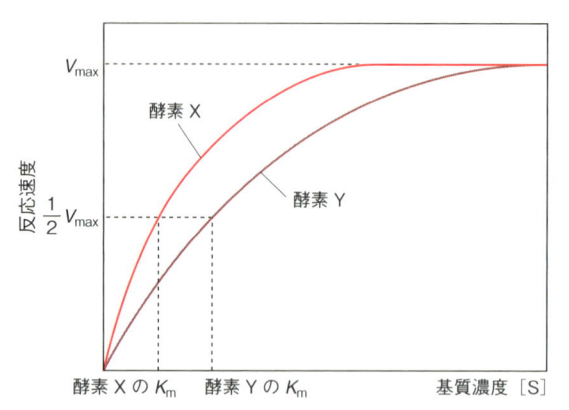

図6・5 K_m の違いと酵素反応曲線 酵素Xと酵素Yは反応を触媒するアイソザイムで,両者の V_{max} は等しいものとする.酵素Xの方が K_m が小さく基質との親和性が高い.

6・5・2 グルコース代謝と酵素の親和性

グルコキナーゼとヘキソキナーゼは,いずれもグルコースにリン酸を結合させる同じ反応を触媒する.グルコースを解糖系で利用したり,グリコーゲン合成に用いる場合の第一段階の反応である.グルコキナーゼは肝臓と膵臓の β 細胞に存在するのに対し,ヘキソキナーゼは筋肉や脳,その他の幅広い組織に存在する.ヘキソキナーゼのグルコースに対する親和性は高く(K_m が低い),グルコキナーゼの親和性は低い(K_m はヘキソキナーゼの100〜1000倍程度).空腹時のような血糖の低い状態では,肝臓以外の組織においてヘキソキナーゼが有効に働いて,グルコースが効率的に利用されるが,肝臓のグルコキナーゼの働きは低い.一方,摂食後などグルコースが豊富にある状態では,グルコキナーゼの反応が高まり,余分なグルコースをグリコーゲンとして貯蔵する.

6・5・3 ラインウィーバー・バークの式

ミカエリス・メンテンの式を変形すると,以下のようにも表せる.

$$\frac{1}{v} = \frac{K_m}{V_{max}} \times \frac{1}{[S]} + \frac{1}{V_{max}}$$

この式をラインウィーバー・バークの式というが,$\frac{1}{[S]}$ と $\frac{1}{v}$ との間に一次関数の

関係があることがわかる．両者の関係をグラフにしたのが，図6・6のラインウィーバー・バークプロットである．このグラフの$\frac{1}{[S]}$がゼロのときの$\frac{1}{v}$の値が$\frac{1}{V_{max}}$であり，$\frac{1}{v}$がゼロのときの$\frac{1}{[S]}$が$-\frac{1}{K_m}$であり，また直線の傾きが$\frac{K_m}{V_{max}}$となっている．さまざまな基質濃度で反応速度vを測定した実験の結果からその酵素のK_mやV_{max}を求める際などにこのプロットが有効である．

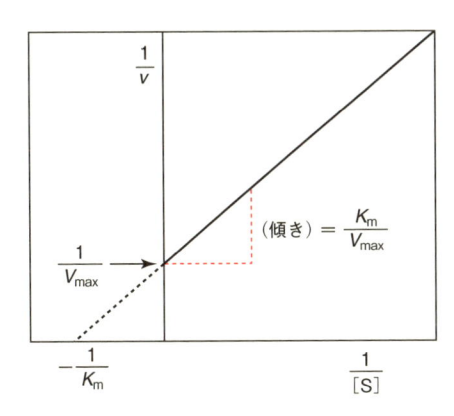

図6・6 ラインウィーバー・バークプロット

6・6 酵素活性の調節

a. チモーゲン（プロ酵素） 酵素のなかには，まず大きめの不活性な酵素前駆体として合成され，その後一部のペプチドが切り出されて初めて活性型になるものがある．この前駆体のことを**チモーゲン**という．代表的な酵素に，タンパク質分解酵素のトリプシンがある．この場合は，膵臓でチモーゲンであるトリプシノーゲンとして合成し分泌され，腸管内でエンテロキナーゼというタンパク質切断酵素やトリプシン自身の働きで切断されて，トリプシンとなる．これは膵臓内では分解活性を生じさせないためと考えられる．細胞死（アポトーシス）を生じさせるカスパーゼも切断により活性化される．

b. アロステリック効果 ある物質が酵素の基質結合部位以外の場所に結合してその酵素の活性に影響を与える場合，その効果を**アロステリック効果**という．アロステリックな制御を受ける酵素をアロステリック酵素，そのような影響を与える物質を**エフェクター**という（図6・7）．アロステリック酵素は，いくつかのタンパク質の複合体である場合が多い．エフェクターの結合により，酵素の立体構造が可逆的に変化する．活性が正に調節される場合と負に調節される場合がある．アロステリック活性化因子が結合する場合，基質の結合が促進され，アロステリック阻害因子の場合は基質の結合が低下する．解糖系の律速酵素であるホスホフルクトキナーゼは，ATPの結合により活性が抑制され，AMPにより活性が上昇する．エフェクター分子は，その酵素が関与する代謝系の代謝産物であ

* §5·3c 参照.

c. 化学修飾による調節*　酵素タンパク質中の特定のアミノ酸の可逆的なリン酸化などにより，酵素の活性が変化する場合が非常に多く知られている．グリコーゲン量の調節において，グリコーゲン分解に関与するホスホリラーゼはリン酸化されて活性型になる．一方，グリコーゲン合成酵素はリン酸化により不活性型となる．

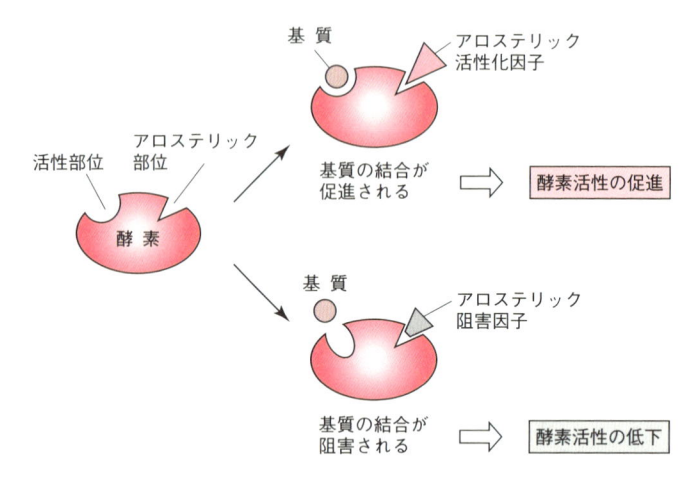

図6・7 アロステリックな調節

d. フィードバック調節　代謝経路の途中の酵素が，その経路の下流の代謝物によって阻害を受ける場合があり，これを**フィードバック阻害**という（図6・8）．上記のホスホフルクトキナーゼのATPによる阻害もその例である．逆に下流の因子によって正に調節される場合も含めて，**フィードバック調節**という．また，上流の代謝物が経路の下流の酵素を調節する場合を**フィードフォワード調節**という．

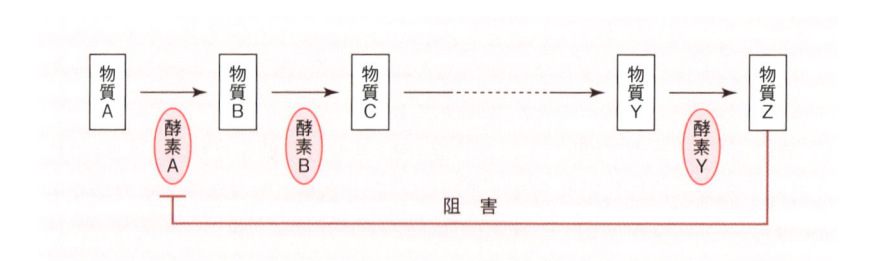

図6・8 フィードバック阻害　最終生成物の"物質Z"が"酵素A"の働きを阻害することで，それ以上つくりすぎないよう制御がかかる．

e. 酵素遺伝子の発現調節　酵素の量は，その酵素をコードする遺伝子の発現によっても調節される．食後の脂肪酸合成酵素の発現増加，コレステロール量によるコレステロール合成酵素の遺伝子発現増加など，多くの例が知られている．

6・7 阻害物質

　何らかの物質が酵素の特定の部位に結合してその活性を低下させることを酵素反応の阻害といい，その物質を阻害物質という．薬剤の場合は特に阻害剤とよぶ．酵素の阻害の形式には，**競合阻害**，**非競合阻害**（それぞれ拮抗阻害，非拮抗阻害ともいう）などがある（図6・9，図6・10）．競合阻害は，阻害物質が構造的に基質と似ているため，基質分子と結合部位を取り合うことによる．この場合，実際に結合できる基質の量が減るため，濃度が実際より低いような状況になるので，K_m が大きくなる．基質の濃度が十分に高くなれば阻害物質の存在が問題にならないほど優位になるので，V_{max} は変わらない．非競合阻害では，阻害物質が基質結合部位とは異なる場所に結合し，タンパク質の立体構造を変えて活性を低下させる．この場合，活性部位をふさぐというわけではないので，酵素と基質との結合自体を妨げない．したがって K_m は変わらず，あたかも酵素全体の量が下がるような状態をつくるので，V_{max} が低下する．

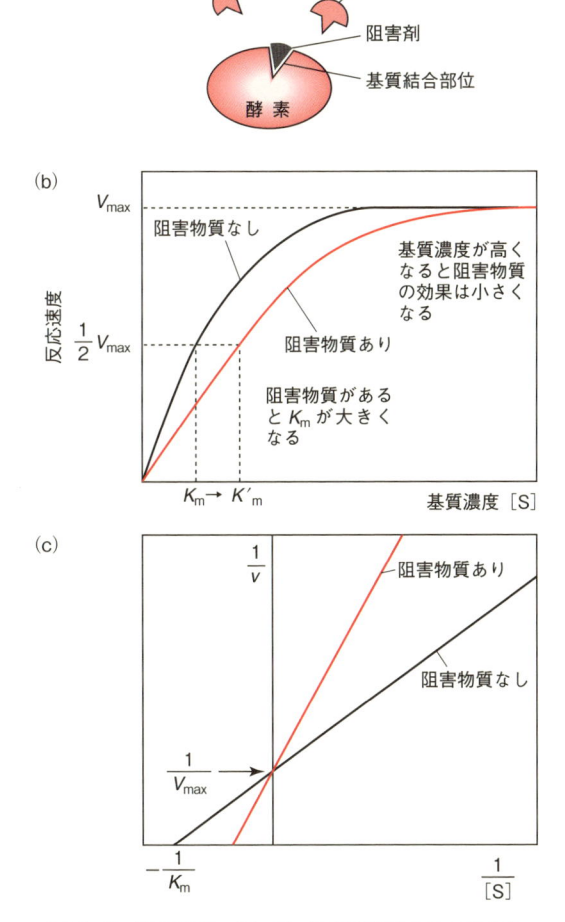

図6・9 競合阻害　(b) K'_m は阻害物質ありの場合を示す．(c) ラインウィーバー・バークプロットで示す．

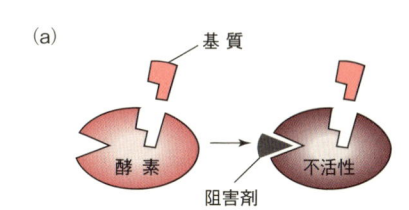

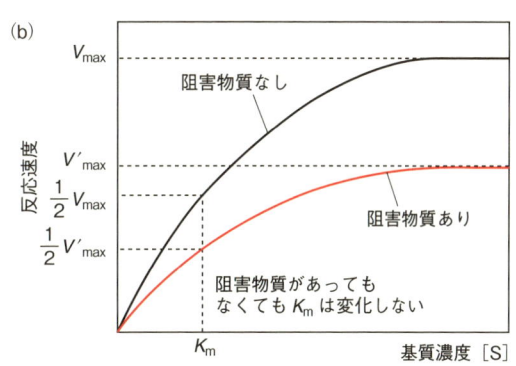

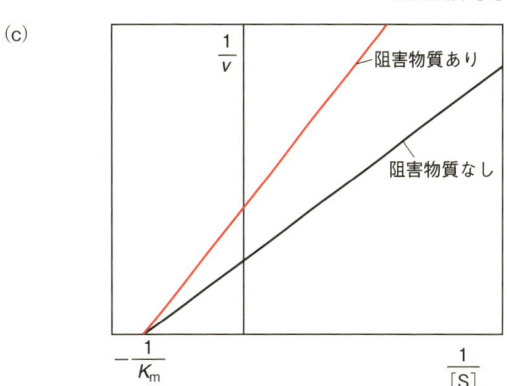

図6・10 非競合阻害　(b) V'_{max} は阻害物質ありの場合を示す．(c) ラインウィーバー・バークプロットで示す．

なお，阻害物質が遊離の酵素には結合せず，酵素−基質複合体とのみ結合する阻害様式もあり，これは**不競合阻害**（反拮抗阻害）という．この場合は，K_mとV_maxの両方が低下する．ラインウィーバー・バーク直線の傾きは変わらない．

重要な用語

アポ酵素	基質	触媒	補酵素
アロステリック効果	基質特異性	親和性	ホロ酵素
逸脱酵素	最大反応速度	チモーゲン	ミカエリス・メンテンの式
活性化エネルギー	最適温度	非競合阻害	ラインウィーバー・バークの式
活性中心	最適pH	補因子	

7 糖　質

1. 単糖はアルドースとケトースに分けられ，おもに環状構造をつくり，アノマー炭素の立体配置によりα，βの2種類の異性体が生じる．
2. 単糖の誘導体にはデオキシ糖，アミノ糖，ウロン酸，シアル酸などがある．
3. 単糖がグリコシド結合でつながって二糖類や多糖類ができる．天然には，セルロース，キチンなどの構造多糖類と，デンプン，グリコーゲンなどの貯蔵多糖類が多量に存在する．
4. グリコサミノグリカンはウロン酸とアミノ糖が交互に繰返した枝分かれのない多糖で，硫酸化されているものが多い．グリコサミノグリカンはヒアルロン酸，コアタンパク質とともに，巨大分子会合体のプロテオグリカンを形成し，組織中や細胞表面に存在し，細胞の増殖や動き方などを調節する．
5. タンパク質の多くには N-グリコシド結合または O-グリコシド結合により糖鎖が結合して糖タンパク質になっている．それらの糖鎖は，タンパク質の立体構造，分子寿命，目的の場所への送達，細胞表面での認識に重要な役割を果たす．

7・1　糖質とは

　糖質は動物，植物および微生物中に広く分布し，地球上で最も多量に存在する生体分子である．植物が太陽光から取入れた光エネルギーを光合成によって化学エネルギーに変えて固定することによりグルコースが合成される．地球上の生命はこうしてつくられた糖質を主要なエネルギー源とし，また他の細胞成分の合成のための炭素源として用いている．それゆえに人類の生活にとって糖質は主要な食料である．

　糖質は**単糖**，数個の単糖がグリコシド結合によって結びついた**オリゴ糖**および多数の単糖からなる高分子の**多糖**に大別される．生物は単糖から酸化によってエネルギーを得るほかに，セルロース，ヘミセルロース，キチンなど不溶性の多糖として細菌や植物の細胞壁をつくり，生物体を支え形づくる構造上ならびに防御上の支持体として利用している．また，オリゴ糖が，細胞表面でタンパク質や脂質と結合した**糖タンパク質**や**糖脂質**，**グリコサミノグリカン**は，細胞相互の識別，細胞分化ならびに細胞接着・移動などの重要な細胞機能にかかわっている．また遺伝情報を担う核酸においても糖は主要な構成成分の一つである．糖鎖はおもに，糖ヌクレオチドを材料として小胞体およびゴルジ体で合成される．

炭水化物の名称の由来：最も一般的な糖質であるグルコース（ブドウ糖）$C_6H_{12}O_6$，スクロース（ショ糖）$C_{12}H_{22}O_{11}$，デンプン $(C_6H_{10}O_5)_n$ は，$C_m(H_2O)_n$ の組成をもつ．すなわち炭素の水和物として表されるので，糖質は**炭水化物**（carbohydrate）ともよばれる．しかしデオキシリボース $C_5H_{10}O_4$ や N，P または S を含むアミノ糖，リン酸化または硫酸化糖など，この一般式に当てはまらない糖質も多い．

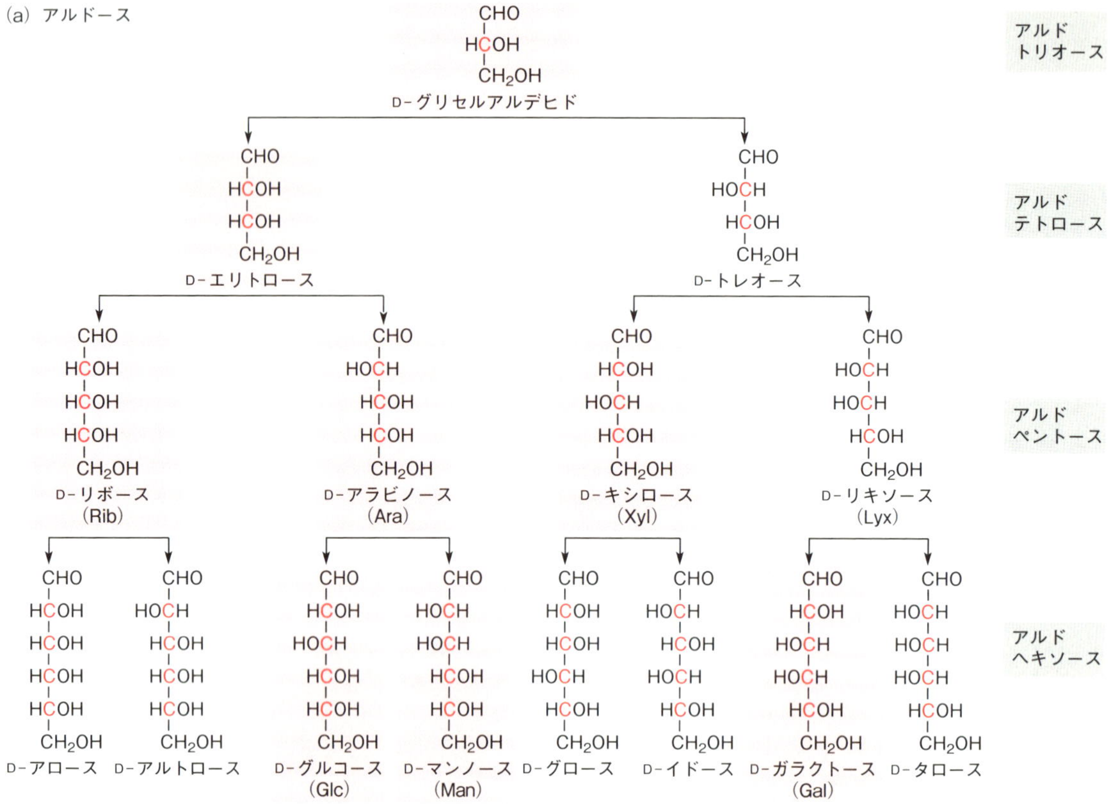
(a) アルドース
D-グリセルアルデヒド
アルド
トリオース
D-エリトロース
D-トレオース
アルド
テトロース
D-リボース
(Rib)
D-アラビノース
(Ara)
D-キシロース
(Xyl)
D-リキソース
(Lyx)
アルド
ペントース
D-アロース
D-アルトロース
D-グルコース
(Glc)
D-マンノース
(Man)
D-グロース
D-イドース
D-ガラクトース
(Gal)
D-タロース
アルド
ヘキソース

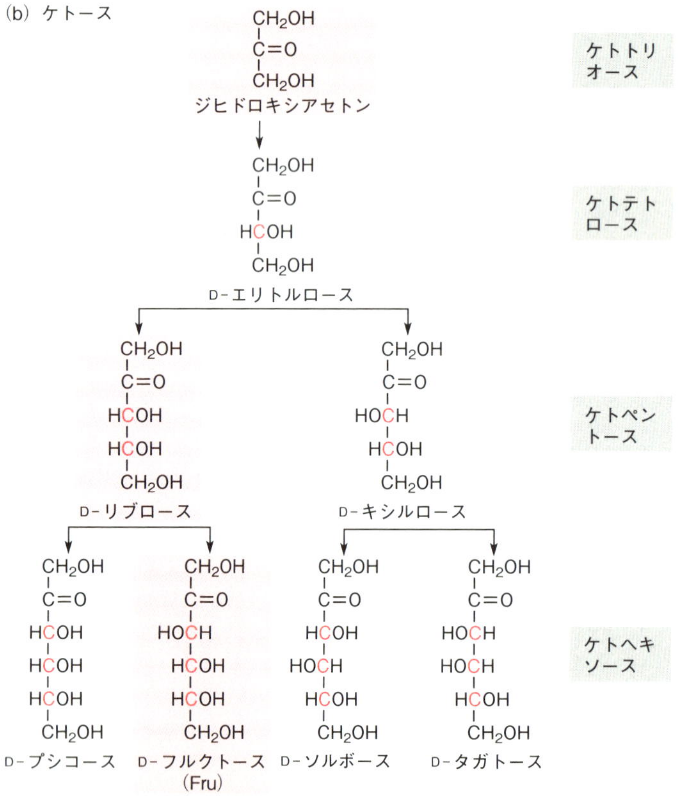
(b) ケトース
ジヒドロキシアセトン
ケトトリ
オース
D-エリトルロース
ケトテト
ロース
D-リブロース
D-キシルロース
ケトペン
トース
D-プシコース
D-フルクトース
(Fru)
D-ソルボース
D-タガトース
ケトヘキ
ソース

図7・1 (a) **D系列のアルドース** (C_3〜C_6)，(b) **D系列のケトース** (C_3〜C_6)　天然に豊富に存在する糖を色枠で示し，よく用いられる糖の略号を括弧内に示す．キラル炭素を赤で示した．カルボニル基から最も遠いキラル炭素に結合しているヒドロキシ基の立体配置がD-グリセルアルデヒドと同じものをD形とよぶ．D形の8種のアルドヘキソースでは，この投影式でC5のヒドロキシ基はすべて右側にある．他の炭素のヒドロキシ基の立体配置が一つだけ違うものは互いに**エピマー**とよび，**D-マンノース**，または**D-ガラクトース**はそれぞれC2，またはC4におけるD-グルコースのエピマーである．ケトースは対応するアルドースの語尾の前にulを付けて命名する．たとえばリボース ribose とリブロース ribulose．ただしフルクトースは“果物”の意味をもつラテン語 fructus に由来する．

7・2 単糖類

7・2・1 単糖の分類

単糖は単一のポリヒドロキシアルデヒドまたはポリヒドロキシケトンであって，これ以上加水分解されないものをいう．一般に $C_nH_{2n}O_n$ で表される直鎖構造をもち，$n=3\sim10$ のものが知られている．単糖は炭素原子数により分類され，天然には炭素数 6 の**ヘキソース**（六炭糖）と 5 の**ペントース**（五炭糖）が最も多く存在する．アルデヒド基をもつものを**アルドース**，ケトン基をもつものを**ケトース**といい，自然界に最も多く存在するアルドースは**グルコース**（ブドウ糖），ケトースは**フルクトース**（果糖）である（図 7・1）．

グルコースの炭素 6 個のうち C1 と C6 以外の 4 個はすべて不斉な（キラルな）炭素原子であるから，$C_6H_{12}O_6$ という構造には光学的に活性な異性体が $2^4=16$ 種類存在するが，グルコースはその一つであり，そのほかにマンノースとガラクトースが天然に存在する．

糖の光学異性を表すには，図 7・2 のように**フィッシャーの投影式**がわかりやすい．天然にはグルコースをはじめ，D 形の糖が多く存在するが，アラビノース，フコースなどいくつかの糖が L 形である．

グルコースとフルクトースの鎖状構造：どちらもヘキソースだが，アルドースとケトースの違いがある．フルクトースにみられるように，ケトン基はふつう C2 にある．

フィッシャー投影式：E. Fisher によって考案された光学異性の表示方法．一つの炭素原子に結合する四つの基を一平面上に投影した式で，縦の結合は紙の向う側，横の結合は紙のこちら側にあるという約束になっている．裏返すと鏡像体になる．

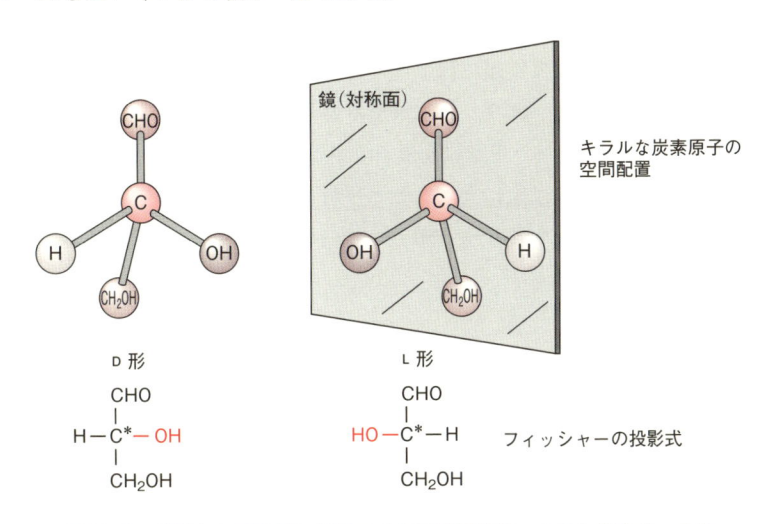

図 7・2 グリセルアルデヒドの二つの光学異性体 キラル炭素は，それに結合する 4 種の原子や原子団がすべて異なっているような炭素原子で，像と鏡像が重なり合わないような構造になる．n 個のキラル中心をもつ分子は，2^n 個の立体異性体をもつ．最も簡単なアルドースであるグリセルアルデヒドではキラル中心（＊で表す）が 1 個あるので，2 種類の鏡像関係にある光学異性体が存在する．一方を D 形，他方を L 形という．

7・2・2 単糖の環状構造

炭素数 5 以上の糖では，単糖の分子内にあるヒドロキシ基がカルボニル基と反応して環状ヘミアセタールをつくる．糖は固体でも溶液中でも，鎖状よりも環状型でおもに存在する．六員環の糖を**ピラノース**，五員環の糖を**フラノース**とよぶ．単糖の環状構造を示すのに，**ハース投影式**が用いられる．

環を巻いたときにヘミアセタールになる炭素原子（アノマー炭素という）が不斉化するので，α, β の 2 種の立体異性体が生じる．α 形と β 形は，アノマー炭素についたヒドロキシ基の立体配置だけが異なる異性体で**アノマー**とよび，水溶液中で**変旋光**とよばれる過程により相互変換する（図 7・3）．溶液中では α 形と β 形，ならびにピラノースとフラノースの間に平衡があり，十分な時間をおいた糖溶液では安定性の高い方の構造（糖の種類により異なる）が優位な平衡混合物となる．

> α-D-グルコピラノース / ピラン
> α-D-フルクトフラノース / フラン
>
> **D-グルコピラノースと D-フルクトフラノースのハース投影式** ケトヘキソースでは C5 のヒドロキシ基が C2 のカルボニル基と反応し，ヘミケタール結合をもつフラノース環を形成する．ピラノース，フラノースの命名はピラン，フランの構造に似ていることに由来する．

α-D-グルコピラノース　　　　　　　　　　　　　　β-D-グルコピラノース
$([\alpha]_D^{20} = +112.2°)$　　　　　　　　　　　　$([\alpha]_D^{20} = +18.7°)$

図 7・3　D-グルコースアノマーの二つのかたちの相互変換　水中でのアノマー型の変換に伴い旋光度（比旋光度 $[\alpha]_D^{20}$ で表す）が変化する．グルコース水溶液では開環型はきわめて微量で，平衡では α 形が約 1/3，β 形が約 2/3 の割合になり，$[\alpha]_D^{20} = +52.7°$ になる．D-グルコースを水溶液から結晶化すると α 形，希酢酸やピリジンから結晶させると β 形の結晶が得られる．

> **比旋光度**: 光学活性物質による偏光面の回転能（旋光能）を表す値．旋光計によって測定され，$[\alpha]_D^{20}$ のそれぞれの添字は測定温度 20°C，光源の波長（ナトリウムの D 線）を表す．

六員環のピラノース環は実際には平面ではなく，**舟形**かいす形の立体配座（コンホメーション）をとる（図 7・4）．両形のどちらが安定かは環の置換基の立体的な込み具合により決まり，舟形はかなりかさ高い置換基がある場合に限られる．炭素の環に付く置換基は，環に垂直な軸と平行なアキシアルの位置と，軸に垂直なエクアトリアルの位置をとりうるが，一般にかさ高い置換基がエクアトリアルにくる方が有利である．

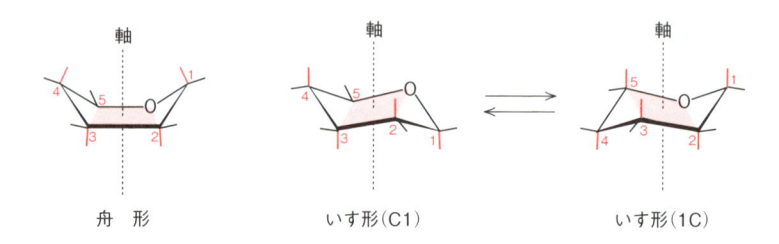

舟　形　　　　いす形(C1)　　　　いす形(1C)

図 7・4　ピラノース環の舟形といす形の立体配座　アキシアルの基を赤で，エクアトリアルの基を黒で示した．いす形配座の中で C1 型と 1C 型は相互に変換しうる．β-D-グルコピラノースでは C1 型のとき，すべての -OH と -CH$_2$OH が全部エクアトリアルになる唯一の単糖で，1C 型では反転してすべてアキシアルになる．D 形のピラノースはほとんどが C1 配座をとる．

> **フェーリング反応**: 下図のように開環して鎖状分子になったアルドース（グルコース）は Cu^{2+} を還元して酸化銅（Cu_2O）の赤色沈殿を生じ，自分はアルドン酸（グルコン酸）となる．血糖値の測定や，糖尿病診断のためにこの方法は長い間使用されてきたが，現在では血糖値測定にはより感度の高い酵素法（グルコースオキシダーゼなど）が利用される．
>
> D-グルコース（鎖状）　D-グルコン酸

7・2・3　糖の反応

単糖は弱い酸化剤を還元する性質がある．これは開環型になるとアルデヒドやケトンとしての性質を示すからで，還元性を示すアノマー炭素をもつ糖を**還元糖**という．銅イオン（Cu^{2+}）や銀イオン（Ag^+）を還元する性質は，糖の定性分析（フェーリング反応や銀鏡反応）にも利用されている．アノマー炭素はこのと

き酸化されて**アルドン酸**となる．

　糖のアノマー炭素のヒドロキシ基は酸触媒で加熱により容易にアルコールと縮合しα-またはβ-グリコシドとなる（図7・5）．単糖同士が**グリコシド結合**（この場合**O-グリコシド結合**とよぶ）でつながって，**二糖**，オリゴ糖，さらに多糖になる．O-グリコシド結合はアルカリ性の溶液中で安定で，変旋光も示さず，還元糖として作用しなくなる．

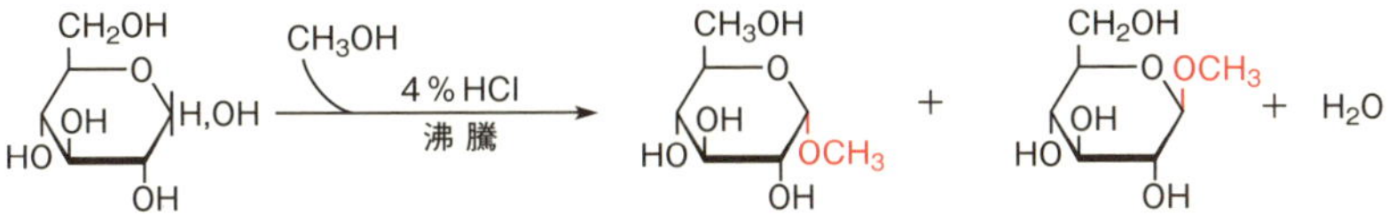

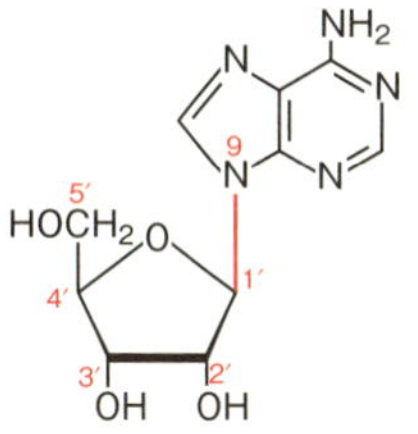

9-β-D-リボフラノシルアデニン

アデノシンヌクレオシドにおけるN-グリコシド結合．β-D-リボースとアデニン塩基のN-グリコシド結合を赤で示した．

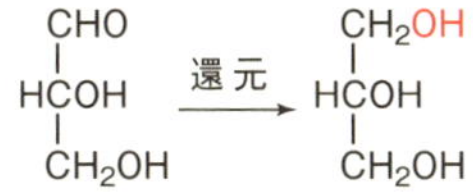

図7・5 酸性条件下で，グルコースとメタノールが縮合し，メチルD-グルコシドのアノマー対が生成する．生じる結合（赤で示した）をグリコシド結合という．

　グリコシド結合にはO-グリコシド結合のほかに，アノマー炭素が窒素原子と結合する**N-グリコシド結合**があり，すべてのヌクレオシド，ヌクレオチドや糖タンパク質にみられる（§7・5・2参照）．

　アルドース，ケトースはともに$NaBH_4$などによる穏やかな還元で鎖状の糖アルコールになる．脂質成分のグリセロール，無糖甘味剤として用いられるキシリトールなどがある．

D-グリセルアルデヒド　グリセロール

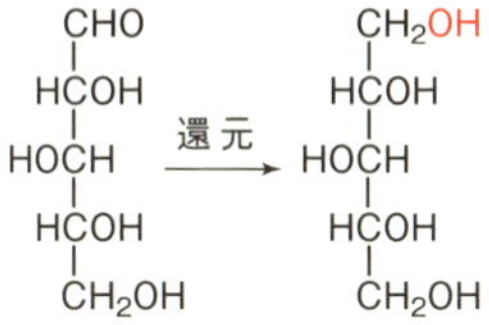

D-キシロース　キシリトール

D-アルドースの還元によりグリセロールとキシリトールが生成する．

7・2・4 重要な糖の誘導体

　糖には多くの誘導体が存在する．最も多く生体にみられる糖誘導体を図7・6に示した．ヒドロキシ基が水素原子に変わった**デオキシ糖**のうち，**L-ラムノース**，**L-フコース**は多糖や複合糖質に含まれ，L-ラムノースは植物に存在する．**D-2-デオキシリボース**はDNAの主要な構成成分である．**グルコサミン**，**ガラクトサミン**などの**アミノ糖**は，C2のヒドロキシ基がアミノ基に変わり，さらにアミノ基はアセチル化されているか，グリコサミノグリカンにみられるように硫酸化されている．

　カルボキシ基をもつ糖には，アルドースのC6位の炭素原子が酸化された**ウロン酸**があり，グリコサミノグリカンの構成成分である．細菌細胞壁多糖中に存在する**N-アセチルムラミン酸**は**N-アセチルグルコサミン**のC3の酸素原子に乳酸が結合してできる．**N-アセチルノイラミン酸**はN-アセチルマンノサミンとピルビン酸が結合したもので，高等動物の糖タンパク質や糖脂質の重要成分である．ノイラミン酸とその誘導体を**シアル酸**とよぶ．**L-アスコルビン酸**（ビタミンC）はγ-ラクトン（分子内エステル）で，エノールのプロトンが解離して酸となる．霊長類など一部の動物は合成できないので，L-アスコルビン酸の慢性不足によりコラーゲン合成が阻害され壊血病になる．

(a) デオキシ糖

α-L-フコース
(α-L-Fuc)

α-L-ラムノース
(α-L-Rha)

β-D-2-デオキシ
リボース

(b) アミノ糖

β-D-グルコサミン
(β-D-GlcN)

N-アセチル-β-D-グルコサミン
(β-D-GlcNAc)

(c) 酸 性 糖

β-D-グルクロン酸
ウロン酸の一種

N-アセチルムラミン酸
(MurNAc)

N-アセチルノイラミン酸
(シアル酸，NeuAc)

L-アスコルビン酸
(ビタミンC)

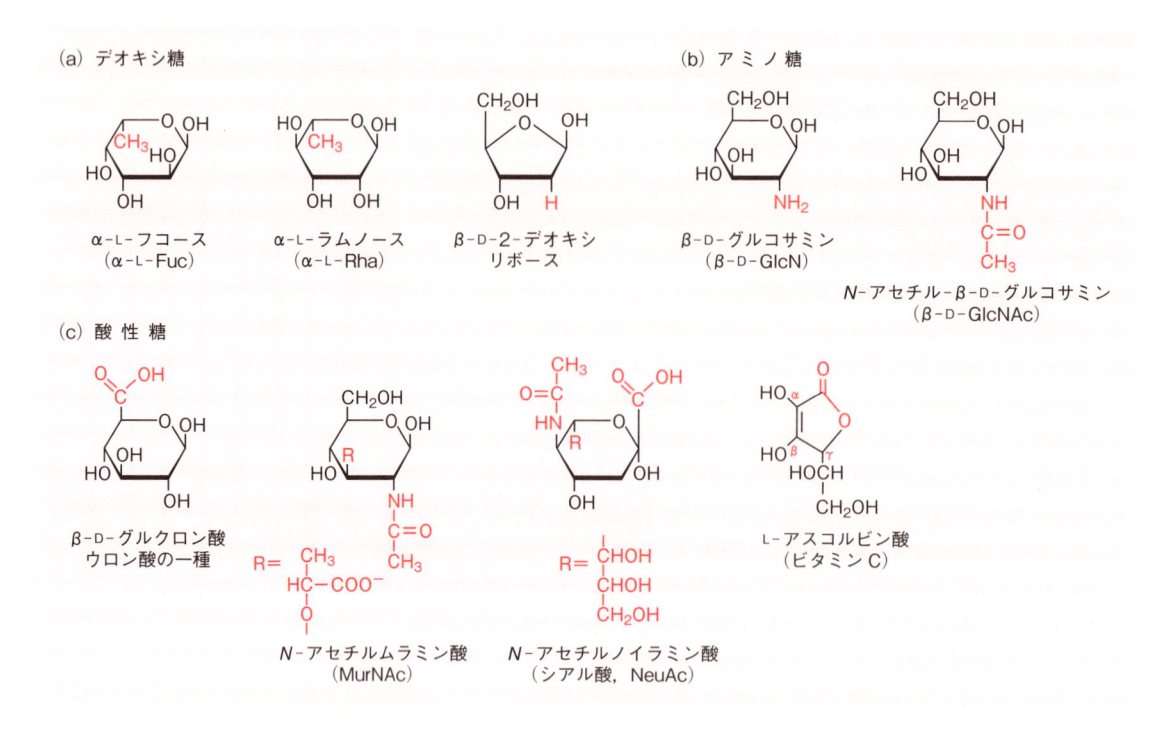

図7・6 重要な糖の誘導体 生物体によくみられる重要な糖の誘導体のいくつかの例を示した．よく用いられる別名または略号を括弧内に示した．

7・3 二 糖 類

ラクトース不耐症（牛乳不耐症）：ふつう子どもではラクトースを消化できるが，東洋人を含む成人の多くはラクターゼが欠損しているので牛乳をうまく消化できない．小腸内にたまったラクトースが原因となって体液が小腸内に流入し，腹部の膨満感や苦痛を伴う消化管異常を起こす．ラクターゼで処理された牛乳は，不耐症の人でも飲める．

ラクトース（乳糖）はガラクトースとグルコースから成り，ミルク中に含まれる（図7・7）．グルコース残基のアノマー炭素は結合せずに残っているので，還元性を示す還元糖であり，グルコース側を糖鎖内の**還元末端**という．**スクロース（ショ糖）**は食品として使う砂糖で，最も大量に存在する二糖である．グルコースとフルクトースのアノマー炭素同士が O-グリコシド結合で結合しているために，還元性を示さない．光合成によって生じる中間生成物で植物に広く分布し，植物体内での糖質のおもな輸送形である．スクロースを加水分解すると旋光性が右旋性（$[\alpha]_D^{20} = +66°$）から左旋性（$[\alpha]_D^{20} = -20°$）に逆転変化するので，生じたグルコースとフルクトースを**転化糖**，加水分解を触媒する酵素を**転化酵素**（インベルターゼ＝スクラーゼ）という．転化糖はスクロースと味が異なり，腸で吸収されやすい．

マルトースとイソマルトースはデンプンの酵素による加水分解産物で，どちらも2残基のD-グルコースを含むが，マルトースはα1→4で，イソマルトースはα1→6でグリコシド結合し，ともに還元糖である．昆虫や酵母におもに含まれる**トレハロース**は2残基のD-グルコースがα1→α1結合した二糖で，非還元糖である．これら二糖を消化するラクターゼ，スクラーゼやマルターゼは，小腸内腔の微絨毛表面に存在する．

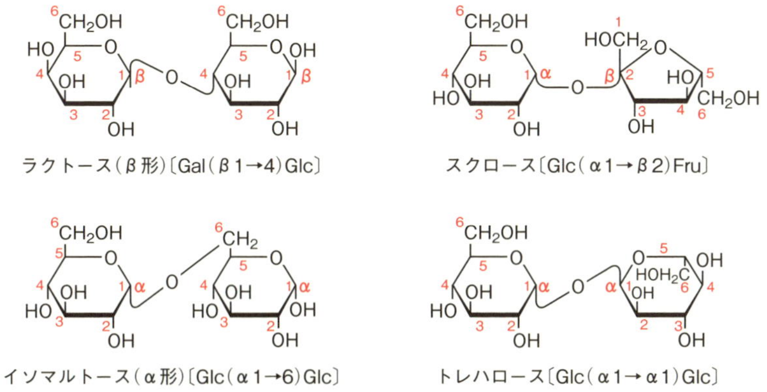

図7·7 代表的な二糖類 〔 〕内に略号を使った略記方法を示す．二糖類以上のオリゴ糖鎖の表記は，非還元末端が左側になるように書く．括弧内の→をはさむ数字は，グリコシド結合する二つの炭素の各環における番号を示している．

7·4 多糖類

7·4·1 多糖類の分類

天然に見いだされる糖の大半は，**グリカン**ともよばれる高分子量の多糖として存在する．多糖には1種類の単糖から成る**ホモ多糖**，異なる2種類以上の単糖を含む**ヘテロ多糖**がある．これら多糖類の中での糖の結合位置や，ヘテロ多糖類における糖の並び方は限られていて，二糖の繰返しが多い．多糖は直線状（直鎖）のものと，枝分かれ（分枝または分岐）をもつものがある．

ホモ多糖には，**デンプン**や**グリコーゲン**などエネルギー源としての単糖を貯蔵するためのもの（**貯蔵多糖**）と，植物のしっかりした細胞壁を構成する**セルロース**や，無脊椎動物の堅い外骨格を構成する**キチン**など（**構造多糖**）がある．ヘテロ多糖の代表的なものは，動物組織の細胞外マトリックスに存在する**グリコサミノグリカン**や細菌の**ペプチドグリカン**である．

7·4·2 貯蔵多糖——デンプンとグリコーゲン

天然で最も重要な貯蔵多糖は**デンプン**と**グリコーゲン**で，いずれもグルコースから成るホモ多糖であり，構造も類似している．デンプンは植物細胞の細胞質に不溶性顆粒として存在し，一方グリコーゲンは動物のあらゆる細胞にあり，特に肝臓に豊富で（重量で最大7%），肝臓や骨格筋では細胞質内に顆粒として存在する．

デンプンは，**アミロース**と**アミロペクチン**という2種類のグルコース重合体（グルカン）の混合物である．アミロースは数百〜数千のD-グルコース単位が$\alpha 1 \rightarrow 4$結合した，枝分かれのない直鎖状のポリマーで，鎖は折れ曲がりながらコイル状に巻いた左巻きのらせん構造をとる（図7·8）．アミロペクチンはD-グルコース単位を1分子に百万個くらいまで含む高分子量多糖で，枝分かれを多く含む特徴がある．アミロペクチンにおいて直鎖の部分はグルコースが$\alpha 1 \rightarrow 4$結合しているが，24〜30個のグルコース残基ごとに$\alpha 1 \rightarrow 6$結合で枝分かれす

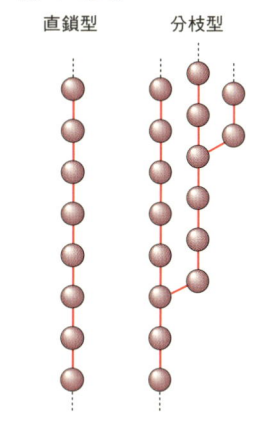

(a) ホモ多糖
直鎖型　分枝型

(b) ヘテロ多糖
単糖2種の　単糖数種の
直鎖型　　　分枝型

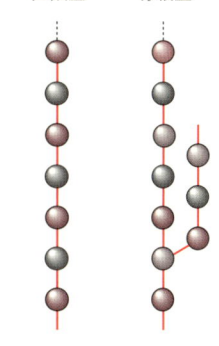

ホモ多糖 (a) とヘテロ多糖 (b)　ホモ多糖は1種類の単糖を含み，ヘテロ多糖は2種類以上の単糖単位を含む．それぞれ直鎖型と枝分かれのある分枝型がある．

る．デンプンは消化液中のα-アミラーゼとα-1,6-グルコシダーゼによってマルトースとグルコースの混合物に分解される．

グリコーゲンはアミロペクチンに類似した構造であるが，より枝分かれが多い．全体の大きさはアミロペクチンと同様に数百万の分子量をもつ．グリコーゲン顆粒はグリコーゲンの合成と分解に関与する酵素と強く結合したかたちで存在している*．

デンプンやグリコーゲンの分子には還元末端は一つしかないが，枝と同じ数の非還元末端をもち，これらの多糖高分子がエネルギー源として使われるときに，数多くの非還元末端から酵素が同時に作用して迅速に単糖に分解できる構造になっている．ほとんど水に不溶なこのような高分子多糖では細胞質の浸透圧への影響はほとんどなく，糖質をこれらのかたちで貯蔵することによって，細胞は可溶性の単糖のままでは不可能な多量のグルコースをエネルギー源として蓄えられる．

* グリコーゲンの合成と分解の詳細は§11・6・1参照．

7・4・3 構造多糖——セルロースとキチン

セルロースとキチンはいずれも直鎖状のホモ多糖で，水に不溶な丈夫な繊維を形成し，生物の外形や機械的強度を支える主要な構成成分で構造多糖とよばれる．

植物細胞壁の主成分である**セルロース**は，特に茎や幹など植物の木部に豊富に存在し，細胞内外の浸透圧差や植物体の重量に耐えるための強度を細胞に与えている．セルロースは1万〜1万5千個のD-グルコース単位がβ1→4結合でつながったグルカンで，アミロースの異性体であるが，グルコース間の結合がαではなくβであるため直鎖の構造と性質はまったく異なる．すなわちセルロースのようなβ-D-グルカンは，いす形配座の堅固なピラノース環が隣の残基に対して180°回転して直線状に伸びた最も安定なコンホメーションをとっている．さらに図7・9のように同一鎖内の糖残基間や隣接する糖鎖間で高度に水素結合してシートが重なった層状構造をとって，不溶性で引っ張りに対する強度が著しく高いセルロース繊維を形成している．セルロースは植物以外にも海産の被嚢類ホ

図7・8 アミロースの構造とデンプンの電子顕微鏡写真 (a) アミロースはグルコースがα1→4結合で直線状につながるホモ多糖．水中でらせん構造をとり，ヨウ素分子がその内空に入り込むと青色を呈する．デンプンの主成分はアミロペクチンで，ふつう25%程度のアミロースを含む．(b), (c)に見られるように植物の種類により貯蔵デンプンの大きさ，形はさまざまである．［東順一博士のご厚意による］

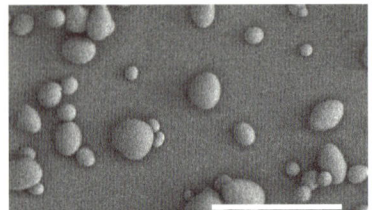

(a) アミロース
Glc(α1→4)Glc

(b) ジャガイモデンプン（バーは100 μm）

(c) コメデンプン（バーは10 μm）

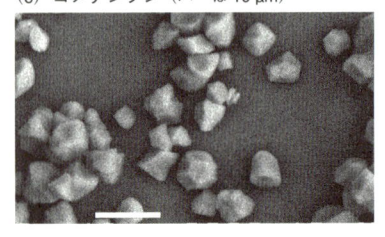

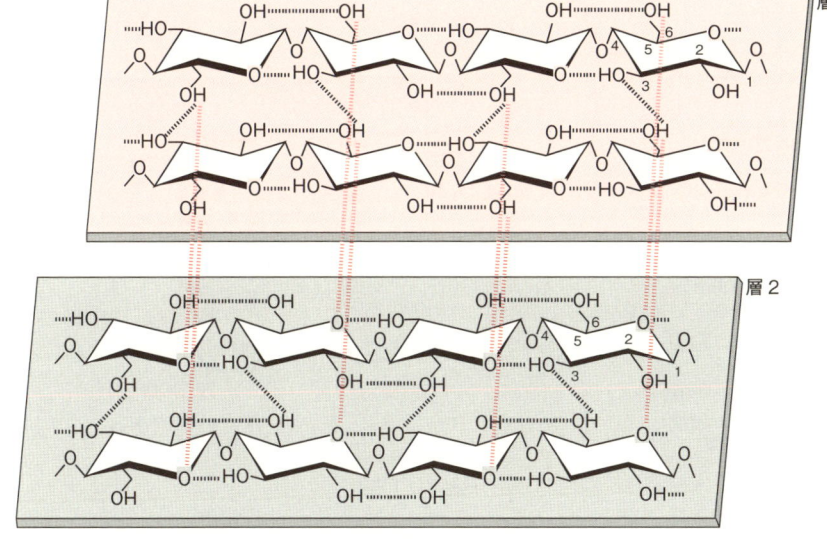

図7・9 セルロースの構造 同一鎖内の隣り合う糖残基間や糖鎖間で高度に水素結合して，平行に並んだ糖鎖が形成するシートがグルコース単位の半分ずれて重なった安定な層状構造をとる．不溶性で，酸で加水分解されにくく引っ張り強度が著しく高いセルロース繊維を形成している．同じ層の鎖間水素結合を黒で，異なる層の鎖間水素結合を赤で示している．

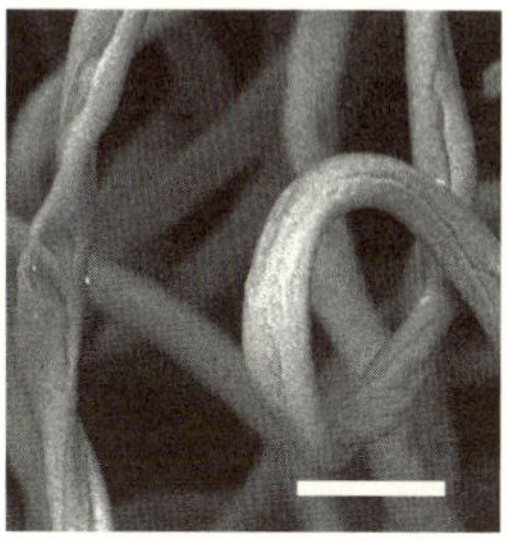

ワタのセルロースの電子顕微鏡写真（バーは50 μm）[東順一博士のご厚意による]

ヤの外被にも存在し，生物圏の全炭素化合物の半分以上を占める最大のバイオマスであり，綿，紙や紙製品，建築材などの多くの製品がセルロースより得られる．

キチンは自然界でセルロースについで量の豊富な多糖で，昆虫，エビ，カニなど節足動物の固い外骨格の主成分である．キチンは N-アセチル-D-グルコサミンが $\beta1\to4$ 結合した直鎖状多糖であり，その構造はグルコース残基のC2のヒドロキシ基がアセチルアミノ基に置換している以外はセルロースと同じである．α-アミラーゼによって分解されるデンプンやグリコーゲンとは異なり，脊椎動物はセルロースやキチンを消化する酵素をもたないので，セルラーゼを分泌する共生細菌が消化管内に寄生する反芻(はんすう)動物以外はエネルギーとして利用することができない．

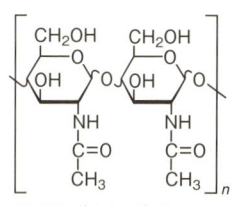

植物にはペクチン（アラビノース，ガラクトース，ガラクツロン酸を含む），ヘミセルロース（D-キシロース，D-マンノース，D-ガラクトースを含む）などのヘテロ多糖性の構造多糖類や，D-ガラクツロン酸メチルエステルのホモ多糖であるペクチン酸もある．いずれもおもに細胞壁に存在する．

GlcNAc($\beta1\to4$)GlcNAc

キチンの構造 キチンは N-アセチル-D-グルコサミンが $\beta1\to4$ 結合で，枝分かれのない直線状につながるホモ多糖．C2のヒドロキシ基がアセチルアミノ基に置換されていること以外は，セルロースと似ている．

7・4・4 グリコサミノグリカンとプロテオグリカン

グリコサミノグリカン（ムコ多糖類）は，アミノ糖とウロン酸の交互の繰返しから成る直鎖状多糖で，構成する二糖単位の組合わせにさまざまな種類が知られている（図7・10）．一般に分子中の隣り合う糖の負電荷のために溶液中で伸びた構造をとり，粘度が高い．動物組織の細胞と細胞の間を満たす**細胞外マトリックス**の構成成分で，特に軟骨，腱，皮膚，血管壁などの結合組織に豊富に含まれている．**ヘパリン**は血液凝固阻止作用をもつ多糖で医療にも使用されている．

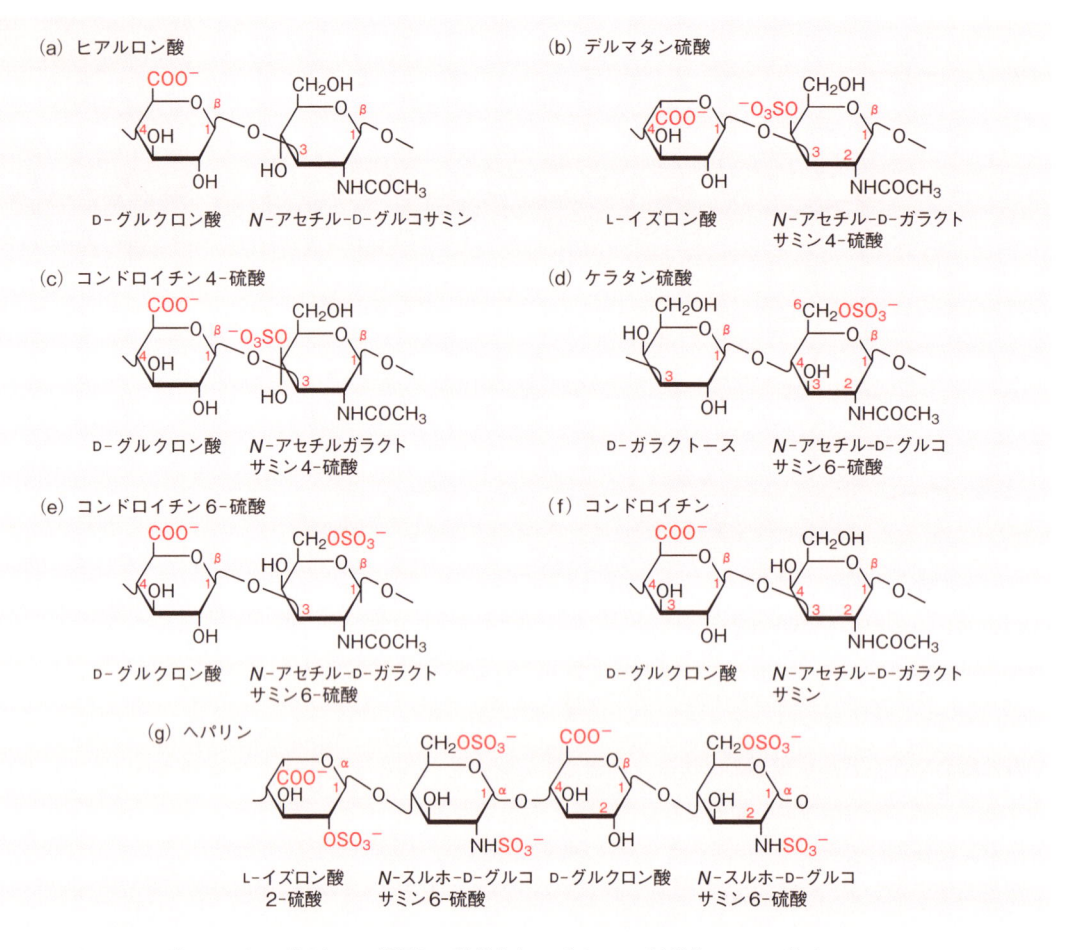

図 7・10 グリコサミノグリカンの繰返し二糖単位とヘパリンの四糖単位 アミノ糖は N-アセチルグルコサミンか，N-アセチルガラクトサミンであり，ウロン酸はほとんど D-グルクロン酸で，デルマタン硫酸とヘパリン/ヘパラン硫酸では L-イズロン酸も含む．グリコサミノグリカンの多くは，多糖鎖中の糖のヒドロキシ基かアミノ基が硫酸でエステル化されていて，水溶液中ではカルボキシ基とともに多くの負電荷をもつポリアニオンである．酸性基を赤で表す．ヘパラン硫酸の基本構造はヘパリンとほぼ同様であるが，ヘパリンに比べて硫酸含量が少なく N-アセチル基が多い．

　　最も大きなグリコサミノグリカン鎖は**ヒアルロン酸**で，分子量数百万にもなり，N-アセチルグルコサミンと D-グルクロン酸の繰返し構造で硫酸基をもたない．水溶液は透明で組織に伸長性，弾力性を与え潤滑作用や衝撃吸収の役割を果たす．滑液（関節の潤滑液）や眼の硝子液の重要な成分であるほか，軟骨組織や腱のマトリックスの主成分である．病原性細菌の莢膜にも存在する．

　　細胞外マトリックス中では長く伸びたヒアルロン酸分子におよそ一定の間隔でコアタンパク質が結合して，**プロテオグリカン**とよぶ巨大な分子会合体をつくる．図 7・11 のように，このコアタンパク質にはヒアルロン酸よりは短い**コンドロイチン硫酸，ケラタン硫酸，ヘパラン硫酸，デルマタン硫酸**などの種々のグリコサミノグリカン鎖，ならびにオリゴ糖鎖が多数共有結合してプロテオグリカンモノマーとよばれる複合体になっている．

　　プロテオグリカンはコラーゲンなどの繊維状タンパク質とともに網目状のゲル

をつくり，組織の細胞を保持しつつ細胞の動きや増殖を調節する役目も果たしている．特に発生や修復過程の組織形成において，プロテオグリカンは細胞外マトリックス中のフィブロネクチンをはじめとする種々の細胞接着性糖タンパク質を介して,細胞膜を貫通する糖タンパク質であるインテグリンファミリータンパク質と結合し，これらの細胞内への情報を伝達している．また細胞膜にあるシンデカンなど膜貫通型プロテオグリカンは繊維芽細胞増殖因子の細胞への結合を助ける．

7・5 糖タンパク質

7・5・1 糖タンパク質糖鎖の構造多様性

糖鎖がタンパク質に共有結合した物が**糖タンパク質**であり，細胞膜に埋め込まれた膜内在性タンパク質や，分泌タンパク質の大部分が糖タンパク質である．糖タンパク質の糖鎖は，N-またはO-の二つの様式でタンパク質に結合する．タンパク質に付く糖鎖の構造は，遺伝子には書かれておらず，また各糖を結合させたり切り離したりするのにそれぞれ異なる酵素が働くため，タンパク質部分より多様性が高い．さらに糖は複数あるヒドロキシ基のどれでも互いに結合でき複雑な枝分かれも可能で，多様な構造を介してさまざまな生命現象にかかわる情報分子としての機能を果たしている．

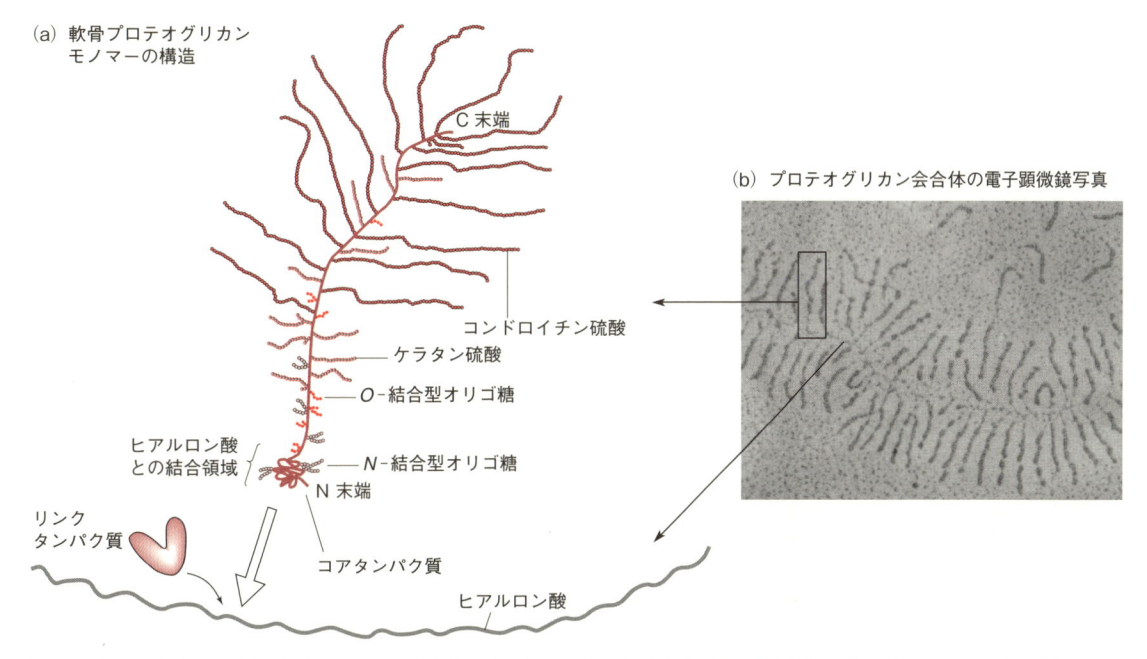

図7・11 軟骨プロテオグリカンモノマーの構造とプロテオグリカン会合体の電子顕微鏡写真 (a) コアタンパク質中のセリン残基には，グリコサミノグリカンがGal-Gal-Xyl-O-Serの結合様式（コンドロイチン硫酸）およびO-グリコシド結合（ケラタン硫酸）で多数結合しているほか，O-結合型オリゴ糖鎖も付いている．またコアタンパク質内部領域にはN-結合型オリゴ糖鎖も存在する．このようなプロテオグリカンモノマーが複数，コアタンパク質のN末端球状部を介して分子量数百万のヒアルロン酸分子に非共有結合し，リンクタンパク質によって安定化されている．巨大なヒアルロン酸-プロテオグリカン複合体とコラーゲン繊維が主体となり軟骨マトリックスが構築されている．(b) 仔ウシ骨端軟骨のプロテオグリカン会合体．ヒアルロン酸を軸にプロテオグリカンモノマーが多数（写真では約50個）結合して，数十億Daに及ぶ巨大な複合体をつくっている．四角で囲んだ部分がプロテオグリカンモノマーに相当する．[V. Hascall教授（ミシガン大学）のご厚意による]

7・5・2 糖タンパク質糖鎖の構造

N-グリコシド結合糖鎖は N-アセチルグルコサミン（GlcNAc）を介して，タンパク質中の Asn-X-Thr または Asn-X-Ser の配列中の Asn の側鎖のアミド窒素に β 形で結合する（図 7・12 a）．N-結合糖鎖は三つの Man と二つの GlcNAc でできる動植物に共通な**コア構造**をもち，そこにいろいろな糖が付き側鎖を形成する．側鎖部分の構造によって**高マンノース型**，**複合型**，**混成型**の 3 型に大別される*（図 7・12 b〜d）．

O-グリコシド結合糖鎖のコアとしては Ser または Thr のヒドロキシ基に α 形で結合する 6 種類の構造が知られている（図 7・13）．粘膜の分泌する**ムチン**には O-結合糖鎖が局在していて，唾液腺ムチンや胃粘膜ムチンではアミノ酸 6 残基〜3 残基当たり 1 本の O-結合糖鎖が付いて糖含量の高い高度に水和された大型分子（10^4 kDa）となり，粘液や粘性ゲルを形成して異物や胃酸からの表面の保護，潤滑作用を果たす．同時にムチンの糖鎖は，レクチン（糖鎖を認識して結合するタンパク質）をもつ病原菌やウイルスをトラップする働きをもつほか，体液中のプロテアーゼによる分解から粘膜を保護する機能も考えられる．

7・5・3 糖タンパク質糖鎖の合成

a. N-結合糖タンパク質の合成 N-結合糖鎖は，粗面小胞体（以下，小胞体とする）膜に結合した**ドリコールリン酸（Dol-P）**に**糖ヌクレオチド**を供与体として**糖転移酵素**が糖を一つ一つ付け加えて，14 糖の前駆体糖鎖（Glc$_3$Man$_9$GlcNAc$_2$-P-P-Dol）があらかじめ合成される．小胞体の細胞質側で合成中のタンパク質

* たとえばヒト血漿糖タンパク質では複合型糖鎖，ニワトリ卵アルブミンでは混成型や高マンノース型，ダイズレクチンでは高マンノース型糖鎖が存在する．植物の複合型糖鎖ではコアの β-マンノースにキシロースが β1→2 結合した構造が多く存在する．

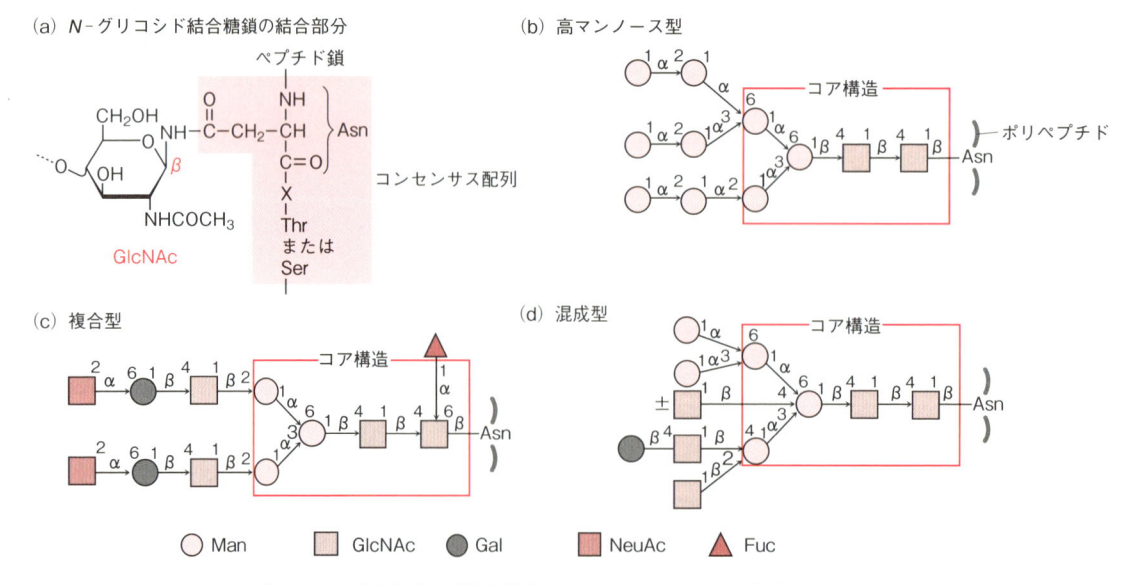

図 7・12 N-グリコシド結合糖鎖の種類と構造 (a) N-グリコシド結合糖鎖の結合部分．GlcNAc を介して，タンパク質中の Asn-X-Thr または Asn-X-Ser の配列の Asn の側鎖のアミド窒素に β 形で結合する．X は Cys, Trp または Pro 以外のアミノ酸なら何でもよく，この配列はオリゴ糖転移酵素の認識に必要なコンセンサス配列とよばれる．(b〜d) コア構造を枠で囲んで示した．アンテナ部分の構造によって高マンノース（オリゴマンノース）型 (b)，複合（コンプレックス）型 (c)，混成（ハイブリッド）型 (d) の 3 型に大別される．

のうちN末端から膜を貫通してきたポリペプチド鎖に，前駆体からオリゴ糖鎖がひとまとめに転移される．糖鎖付加を受けるのは Asn-X-Thr/Ser 配列をもつペプチドの一部で，ペプチドの高次構造などや栄養など外的因子の影響も受ける．シグナル配列をもたない核タンパク質や細胞質タンパク質などは小胞体膜を内腔側へ貫通しないため，コンセンサス配列があっても N-グリコシル化を受けない．転移後の糖鎖は，小胞体からゴルジ体にかけて複数の特異的な**糖質加水分解酵素（グリコシダーゼ）**や糖転移酵素により非還元末端から段階的に糖残基が除去されたり，リン酸化や新しい糖の付加を受ける．ゴルジ体ではタンパク質の**選別**が行われ，輸送小胞によってリソソーム，形質膜または分泌経路へと輸送される．

b. O-結合糖タンパク質の合成　O-結合糖鎖は小胞体からゴルジ体にかけた移行部位の内腔で，ペプチド鎖に直接，糖ヌクレオチドから GalNAc や Gal などの糖残基が特異的な糖転移酵素により転移され，さらに非還元末端に糖を一つずつ付加して合成される．O-結合糖鎖については N-結合糖鎖付加のようなコンセンサス配列は見つかっていない．シアリルトランスフェラーゼが働き，シアル酸が転移されると糖鎖の伸長が止まる．

シグナル配列：タンパク質が膜を通過するためにN末端にもつ，疎水性に富む約15〜30個のアミノ酸領域．

7・5・4　糖タンパク質糖鎖の特異的機能

多くの糖タンパク質で，ポリペプチド鎖が正しく折りたたまれたりジスルフィド結合が形成されるためには，N-結合糖鎖が必須である．また糖鎖は分子に溶解性やプロテアーゼ抵抗性を与えるなど物理化学的性質にも寄与する．糖鎖の構造とそれを認識するタンパク質との結合により発揮される特異的機能の例がいくつか知られている．

血漿糖タンパク質では，シアル酸（N-アセチルノイラミン酸など）が血球細胞や組織のシアリダーゼにより外され β-ガラクトースが露出すると，肝臓に存

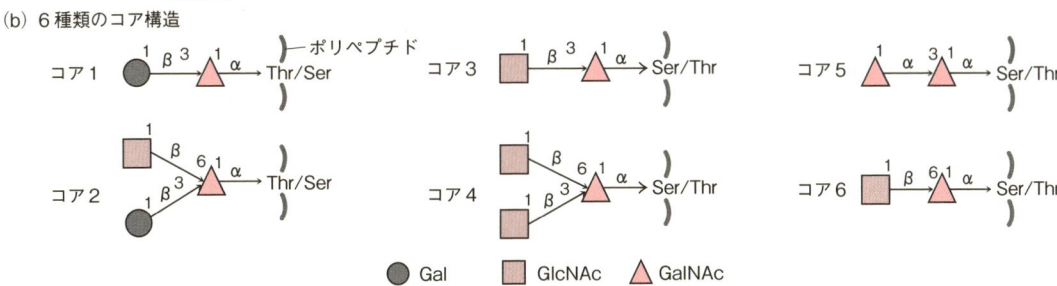

図7・13　O-グリコシド結合糖鎖の種類と構造　(a) O-グリコシド結合糖鎖の結合部分．GalNAcを介して，タンパク質中のThrまたはSerの側鎖のヒドロキシ基にα形で結合する．(b) 基本となる6種類のコア構造．

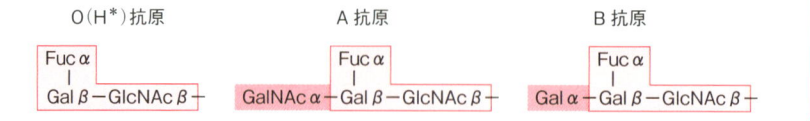

* 赤血球については ABO 式ということが多いが，全身性抗原としては ABH 式という方が一般的である．O 型の糖鎖構造は H 抗原とよばれる．H 抗原（＝O 抗原）は，A 抗原，B 抗原のオリゴ糖鎖の前駆体であり，正常な A 型，B 型赤血球上にも存在している．H 抗原を合成する Fuc 転移酵素の遺伝子が発現しない場合，H，A，B 抗原のいずれももたないボンベイ型となる．ボンベイ型では抗 A，抗 B に加えて，抗 H 抗体も血清中にもつため，ボンベイ型間のみでしか輸血できない．

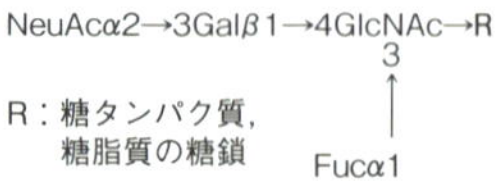

ABO 式血液型

ABO 式血液型抗原は，ヒトの細胞の表面にある糖脂質と糖タンパク質のオリゴ糖部分に存在する．

A 抗原と B 抗原は，O 抗原（薄い赤）のガラクトース部分にさらに単糖が一つ（濃い赤），糖転移酵素の作用により付けられて生成する．A 型と B 型のヒトでは，その糖転移酵素をつくる 300 個以上のアミノ酸のうち，わずか 4 個のアミノ酸が異なる結果，それぞれ違う糖（GalNAc と Gal）を転移する性質をもつ．O 型のヒトの酵素は突然変異で遺伝子に終止コドンが入ったためタンパク質合成が途中で停止し，活性な酵素を生じない．ヒトは自分のもつ A，B，O 抗原以外の血液型と反応する抗体を血液中にもつため，型の異なる血液を輸血すると，輸血された赤血球が抗体で凝集して血管が詰まり死ぬこともある（血液型不適合）．輸血や臓器移植では適切な ABO 血液型の使用が重要である．

O(H*)抗原　　　　A 抗原　　　　B 抗原

Fucα　　　　　　Fucα　　　　　Fucα
｜　　　　　　　｜　　　　　　　｜
Galβ—GlcNAcβ—　GalNAcα—Galβ—GlcNAcβ—　Galα—Galβ—GlcNAcβ—

NeuAcα2→3Galβ1→4GlcNAc→R
　　　　　　　　3
　　　　　　　　↑
R：糖タンパク質，　Fucα1
　糖脂質の糖鎖

シアリルルイス x（シアリル Le^x）**の構造**　生体から取出したリンパ球を標識して血管に戻すと，元のリンパ節に戻ることがわかる．この現象をホーミングという．シアリル Le^x などの糖鎖抗原と血管内皮の**セレクチン**との特異的結合がホーミングなどの細胞接着をひき起こす．このような糖鎖配列が何度も繰返した長い糖鎖構造が，糖タンパク質ばかりでなく糖脂質にも存在している．

在するガラクトース特異的レクチン（アシアロ糖タンパク質受容体）により識別され，数分で細胞内に取込まれて分解除去される．すなわちシアル酸は糖タンパク質を血中クリアランスから保護し分子の寿命を決定している．また小胞体で糖タンパク質が合成される際，糖鎖は**分子シャペロン**を介してペプチド鎖の正しいコンホメーション形成を誘導し，新生糖タンパク質の品質管理に役立つ．

糖鎖のリン酸化，硫酸化，ウロン酸付加などの修飾は糖タンパク質の細胞内での選別や，分子や細胞を目的の場所に送る**ターゲティング**（送達）に働く．たとえば **6-リン酸化マンノース**をもつ可溶性リソソーム酵素では，この糖鎖を識別する受容体と結合してゴルジ体や細胞膜からリソソームまで運ばれる．またリンパ球，白血球，血小板や内皮細胞の表面にある**シアリルルイス x**（シアリル Le^x）のような特殊な糖鎖とそれらを認識する**レクチン**（セレクチンとよぶ）は，白血球が炎症部位の血管内皮と接着したり，リンパ球のホーミングや上皮細胞がんの転移においても初期の接着をひき起こす．

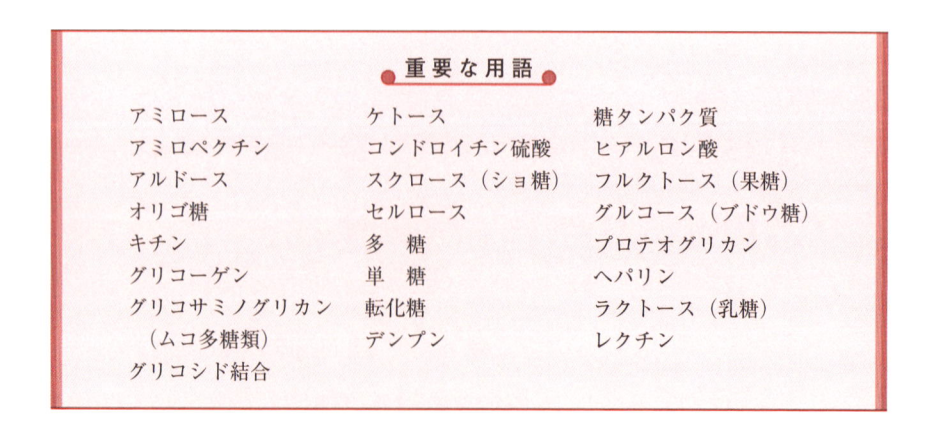

重要な用語

アミロース	ケトース	糖タンパク質
アミロペクチン	コンドロイチン硫酸	ヒアルロン酸
アルドース	スクロース（ショ糖）	フルクトース（果糖）
オリゴ糖	セルロース	グルコース（ブドウ糖）
キチン	多糖	プロテオグリカン
グリコーゲン	単糖	ヘパリン
グリコサミノグリカン	転化糖	ラクトース（乳糖）
（ムコ多糖類）	デンプン	レクチン
グリコシド結合		

8 脂質と生体膜

1. 三大栄養素の一つである脂質は，その分子構造中に鎖状あるいは環状の炭化水素鎖をもつ疎水性分子である．
2. 脂質はその構造に基づいて，単純脂質（アシルグリセロールやコレステロールエステルなど），複合脂質（リン脂質と糖脂質），および誘導脂質（脂肪酸やステロイドなど）に分けられる．
3. 動植物の体内や食品中には，炭素数，二重結合数，二重結合の位置が異なる多様な脂肪酸が存在する．
4. 必須脂肪酸には，リノール酸（$n-6$ あるいは ω6 系列）と α-リノレン酸（$n-3$ あるいは ω3 系列）がある．
5. アラキドン酸やエイコサペンタエン酸からは，プロスタグランジンやロイコトリエンなどの生理活性物質が競合的につくられる．
6. 三つの脂肪酸が結合したトリアシルグリセロールは，生体内でのエネルギー貯蔵を担う．
7. ステロイドには，生体膜構成成分のコレステロールのほか，胆汁酸，ステロイドホルモン，およびビタミンDなどが含まれる．
8. 水中で安定な脂質二重層を形成するリン脂質は，生体膜の主要成分であると同時に，その一部は細胞外からの刺激に応答して代謝されて変換し細胞内外の情報伝達に役立っている．
9. 糖脂質は細胞の特異的認識や受容体として役立っている．
10. 生体膜には，区画化による混合防止と濃度上昇効果，反応の場の提供，機能脂質の供給，および細胞認識の標識としての役割がある．

8・1 脂質の性質

　脂質はタンパク質や糖質と並んで三大栄養素の一つである．脂質の物質としての特徴は，クロロホルム，エーテル，ベンゼンなどの有機溶媒にはよく溶けるが，水には溶けにくいことである．これは，その分子構造中に長い鎖状あるいは環状の炭化水素鎖をもつことによる．このような構造は極性がなく，**極性分子**の溶媒である水になじみにくく，**疎水性**の性質を示す．生命活動は基本的に水溶液中で営まれるが，脂質分子同士は集合しあって特徴的な構造体を形成しながら機能している．

　このような性質をもつ脂質は，生体内において表 8・1 に示すような役割を演じている．1) 貯蔵エネルギー源，2) 膜構造の構築，3) ホルモンなどの生理活

極性分子：分子内の電子分布に偏りがあり，電気的に分極した状態にある分子．水分子はその代表．これに対し，電子の偏りのない分子は**非極性分子**とよばれ，ヘキサンなどの炭化水素やベンゼンなどの芳香族分子がこれに含まれる．

親水性：水分子となじみやすい性質．電荷をもったイオンや極性分子は，極性の高い水分子と引き合うので親水性を示す．

疎水性：水溶液中で水分子となじまない非極性分子は，それら同士で互いに集まろうとする力が働く．この性質を疎水性という．水などの極性分子が積極的に集まることによって生じる消極的な結合と考えられる．

表8・1 生体内での脂質の役割

役 割	解 説
貯蔵エネルギー源	脂質は単位重量当たりの熱量が約 9 kcal/g と高い（タンパク質や糖質は約 4 kcal/g）.
生体膜構造を構築	脂質二重層を形成し，細胞膜などの生体膜を構築する.
生理活性物質	ステロイドホルモン，プロスタグランジンなど.
脂溶性ビタミン	ビタミン D, E, A, K.
消化の補助	界面活性剤として消化を助ける（胆汁酸など）.

性物質，4) 脂溶性ビタミン，5) 消化の補助.

8・2 脂質の分類

脂質はその構造から，**単純脂質**，**複合脂質**，および**誘導脂質**に分けられる（表8・2）.

エステル結合: アルコール (R–OH) と酸 (R′–COOH) の脱水縮合によりできる結合（下図）

$$R-OH + HO-\overset{O}{\underset{\|}{C}}-R' \xrightarrow{} H_2O$$
$$R-O-\overset{O}{\underset{\|}{C}}-R'$$

8・2・1 単 純 脂 質

単純脂質はアセトンによく溶け，構造的には脂肪酸とアルコールのエステルが主である. 代表的なものに，三価のアルコールであるグリセロールに脂肪酸が三つエステル結合した**トリアシルグリセロール**がある. トリアシルグリセロールは，大豆油やナタネ油などの一般の植物油，および動物の脂肪組織（中性脂肪）の主成分である. また，コレステロールの OH 基に脂肪酸がエステル結合したコレステロールエステルも単純脂質に分類される. さらに，炭素鎖の長い一価のアル

表8・2 脂質の分類

分 類	脂質名	解 説	本章での節番号
単純脂質	アシルグリセロール	グリセロールに脂肪酸がエステル結合したもの. 脂肪酸の数が1個，2個，あるいは3個かによって，それぞれモノ，ジ，トリアシルグリセロールとよぶ.	§8・4
	コレステロールエステル	コレステロールの3位に脂肪酸がエステル結合したもの.	§8・5
	その他	ろう（ワックス）: 脂肪酸と長鎖アルコールがエステル結合したもの.	
複合脂質	リン脂質	グリセロリン酸（あるいはスフィンゴシンリン酸）を骨格とし，脂肪酸や有機塩基が結合したもの. 生体膜の基本構造である脂質二重層を形成する.	§8・6
	糖脂質	グリセロール（あるいはスフィンゴシン）に，脂肪酸と糖が結合したもの.	§8・7
誘導脂質	脂肪酸	炭化水素の末端にカルボキシ基（–COOH）をもつ分子. $CH_3(CH_2)_n COOH$（n は整数）	§8・3
	ステロイド	4個の環構造から成るステロイド環を基本骨格にもつ脂質. コレステロール，胆汁酸，ステロイドホルモン，一部の脂溶性ビタミンがこれに含まれる.	§8・5
	その他	カロテノイド，スクアレンなどの炭化水素およびその誘導体.	

コールと脂肪酸が結合したものが**ろう**（ワックス）である．

8・2・2 複合脂質

複合脂質は，その分子内にアルコールと脂肪酸のエステルに加えて，さらにリン酸，糖，あるいは含窒素化合物を含む．一つの分子の中に，疎水性の炭化水素鎖と親水性の極性基の両方を併せもち，いわゆる**両親媒性**を示す．アセトンには一般に溶けにくい．複合脂質は，**リン脂質**と**糖脂質**に大別される．

8・2・3 誘導脂質

単純脂質や複合脂質を加水分解して得られる分解産物のうち，脂肪酸などの有機溶媒に溶けやすいものを誘導脂質とよぶ．おもなものに，**脂肪酸**や**ステロイド**，**脂溶性ビタミン**などがある．

8・3 脂 肪 酸

長い炭化水素の鎖をもつカルボン酸を脂肪酸とよぶ．体内では遊離型は少なく，リン脂質，トリアシルグリセロール，あるいはコレステロールにエステル結合したかたちで存在する．

高等動植物の細胞に多い脂肪酸は，炭素数が16個で二重結合のないパルミチン酸，炭素数18で二重結合数がそれぞれ0，1，2個のステアリン酸，オレイン酸，リノール酸である．例として，パルミチン酸とオレイン酸の構造を図8・1に示した．なお，二重結合のないものは**飽和脂肪酸**，二重結合をもつものを**不飽和脂肪酸**とよぶ．食品中に含まれる代表的な脂肪酸を表8・3にまとめた．これら脂肪酸は，消化吸収された後，一部はリン脂質に取込まれ，生体膜の物理化学的性質に大きな影響を与え，さらには膜タンパク質の活性に影響を与える．また，リン脂質中の脂肪酸はホルモンなどの細胞外からの刺激に応じて切り出され，さまざまな生理活性をもった物質へと変換される．すなわち，膜を構成している脂肪

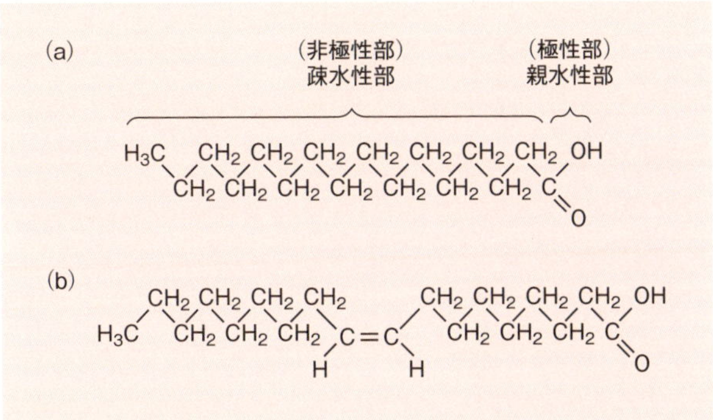

両親媒性: 極性，非極性の両方の溶媒に対して，どちらにも親和性のある状態をいう．リン脂質などのように，一つの分子内に親水性部と疎水性部の両方を併せもつ場合にこの性質を示す．

リン脂質の模式図（詳細は図8・6を参照）

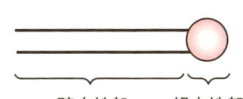

カルボン酸: カルボキシ基（-COOH）をもつ化合物の総称．

図8・1 パルミチン酸 (a) とオレイン酸 (b) の構造 飽和脂肪酸のパルミチン酸は直鎖状だが，不飽和脂肪酸であるオレイン酸は途中の二重結合の位置で折れ曲がっている．この折れ曲がりが重要で，折れ曲がりが多い（二重結合が多い）ほど，密に集まりにくくなり，常温で液体（融点が低い）の脂質になる．

表8・3　食品に含まれる代表的な脂肪酸とその構造

分類	慣用名	略記法[†1]	構造
飽和脂肪酸	カプリン酸	10:0	$CH_3(CH_2)_8COOH$
	ラウリン酸	12:0	$CH_3(CH_2)_{10}COOH$
	ミリスチン酸	14:0	$CH_3(CH_2)_{12}COOH$
	パルミチン酸	16:0	$CH_3(CH_2)_{14}COOH$
	ステアリン酸	18:0	$CH_3(CH_2)_{16}COOH$
不飽和脂肪酸[†2]	パルミトレイン酸	16:1 $n-7$	$CH_3(CH_2)_5CH=CH(CH_2)_7COOH$
	オレイン酸	18:1 $n-9$	$CH_3(CH_2)_7CH=CH(CH_2)_7COOH$
	リノール酸	18:2 $n-6$	$CH_3(CH_2)_4CH=CHCH_2CH=CH(CH_2)_7COOH$
	α-リノレン酸	18:3 $n-3$	$CH_3CH_2CH=CHCH_2CH=CHCH_2CH=CH(CH_2)_7COOH$
	γ-リノレン酸	18:3 $n-6$	$CH_3(CH_2)_4CH=CHCH_2CH=CHCH_2CH=CH(CH_2)_4COOH$
	アラキドン酸	20:4 $n-6$	$CH_3(CH_2)_4CH=CHCH_2CH=CHCH_2CH=CHCH_2CH=CH(CH_2)_3COOH$
	エイコサペンタエン酸（EPA）	20:5 $n-3$	$CH_3CH_2CH=CHCH_2CH=CHCH_2CH=CHCH_2CH=CHCH_2CH=CH(CH_2)_3COOH$
	ドコサヘキサエン酸（DHA）	22:6 $n-3$	$CH_3CH_2CH=CHCH_2CH=CHCH_2CH=CHCH_2CH=CHCH_2CH=CHCH_2CH=CH(CH_2)_2COOH$

[†1] 脂肪酸は，一般に（炭素鎖長）:（二重結合数）で表記される．不飽和脂肪酸の場合は，さらにその二重結合の位置を考慮して $n-3$（あるいは $ω3$）や $n-6$（あるいは $ω6$）などと併記することもある．

[†2] 不飽和脂肪酸は二重結合をもつ脂肪酸で，その二重結合の数により，一価不飽和脂肪酸（モノエン脂肪酸），二価不飽和脂肪酸（ジエン脂肪酸），多価不飽和脂肪酸（ポリエン脂肪酸）に分けられる．脂肪酸の生体内での代謝を考えると，二重結合の位置をメチル末端（$-CH_3$）から数えると便利である．メチル末端から数えて最初の二重結合の位置が3番目の炭素からの場合は，$n-3$（あるいは $ω3$）系列とよび，α-リノレン酸やエイコサペンタエン酸（EPA），ドコサヘキサエン酸（DHA）がこれに含まれる．一方，最初の二重結合が6番目の場合は，$n-6$（あるいは $ω6$）系列とよばれ，リノール酸やアラキドン酸がその代表例である．体内では，$n-3$系列と$n-6$系列間で相互変換は起こらず，したがって，体内の$n-6/n-3$バランスは食事中の$n-6/n-3$比に依存することになる．（詳細は第12章参照）．多価不飽和脂肪酸のなかでも，炭素鎖長が20以上で二重結合を3個以上含む脂肪酸（アラキドン酸，エイコサペンタエン酸，ドコサヘキサエン酸など）は，特に高度不飽和脂肪酸とよばれる．

二重結合のシス形とトランス形：

シス形

トランス形

酸が異なると細胞機能が変化し，その結果が生理的・病理的な影響になって現れてくることになる．

ステアリン酸やオレイン酸などの飽和脂肪酸や一価不飽和脂肪酸は，ヒトは自分の体内で合成することができる．これに対し，食事から摂取しなければならず，欠乏症がみられる脂肪酸は**必須脂肪酸**とよばれ，これには**リノール酸**（$n-6$あるいは$ω6$系列）と**α-リノレン酸**（$n-3$あるいは$ω3$系列）がある．リノール酸からは**アラキドン酸**が，また，α-リノレン酸からは**エイコサペンタエン酸（EPA）**や**ドコサヘキサエン酸（DHA）**が体内で合成され，広義にはこれらをすべて含めて必須脂肪酸とよぶこともある．リノール酸が欠乏すると，成長，妊娠，皮膚などの生理機能に異常をきたし，α-リノレン酸の欠乏により中枢神経系や網膜機能に影響が出ることがわかってきた．

アラキドン酸は，生体膜中のリン脂質にエステル結合したかたちで存在するが，ホルモンなどの細胞外からの刺激に応じて，リン脂質から切り出され遊離型となる．このときに作用する酵素はホスホリパーゼA_2である．遊離型のアラキドン酸は，つぎに酵素の作用によって**プロスタグランジン**や**ロイコトリエン**といった

ホルモン様の作用をもった物質に変換され，炎症，発熱，痛みなどにかかわるさまざまな生理活性を示す（図8・2）．一方，エイコサペンタエン酸もアラキドン酸と同じように代謝されてホルモン様物質に変換されるが，その産生量や活性が異なる．したがって，体内でのアラキドン酸とエイコサペンタエン酸の比率は，炎症，アレルギー，動脈硬化などの病態と密接にかかわっている．

また，ドコサヘキサエン酸は，特に脳や網膜に多く存在しており，そこでの神経機能の維持・発達に重要な役割を演じている．

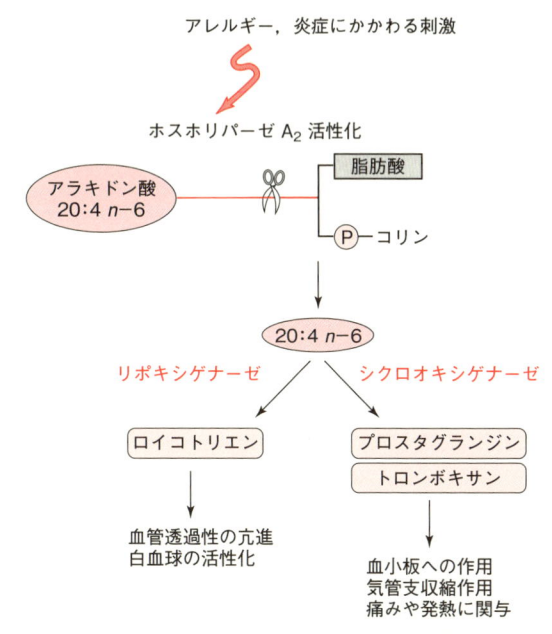

図8・2 アラキドン酸に由来する生理活性物質の合成と作用 アレルギーや炎症時にはホスホリパーゼ A_2 酵素が活性化され，リン脂質に結合したアラキドン酸が切り出される．遊離のアラキドン酸は，つぎの酵素（リポキシゲナーゼやシクロオキシゲナーゼ）によって，それぞれロイコトリエンやプロスタグランジン，トロンボキサンに変換され，炎症やアレルギー反応がひき起こされる．

アスピリンの解熱鎮痛作用とアラキドン酸代謝

解熱鎮痛薬の代名詞として知られているアスピリン（アセチルサリチル酸）と人類のつき合いはたいへん長い．ヤナギの樹皮に鎮痛作用があることは，紀元前ギリシャ時代から知られており，かのヒポクラテスも使用していた．19世紀になってようやく，その薬効成分としてサリチル酸が分離された．その後，副作用のより少ないアセチルサリチル酸が人工合成され，医薬品として100年以上にわたって世界中で用いられてきた．しかし，その作用機構がわかったのは比較的最近のことであり，1971年に英国人 J. R. Vane 博士（この業績で1982年にノーベル生理学・医学賞を受賞）によって解明された．アスピリンは，痛みや発熱に関与するプロスタグランジンを産生する酵素であるシクロオキシゲナーゼの活性を阻害することによって解熱鎮痛作用を示す．現在は阻害の分子機構も解明され，シクロオキシゲナーゼ酵素分子中の特定のアミノ酸（セリン残基）がアセチル化されることにより酵素活性の阻害が起こることがわかっている．

アスピリンの構造

8・4 トリアシルグリセロール

アシルグリセロール（またはグリセリドともよぶ）は脂肪酸がグリセロールにエステル結合したものであり，脂肪酸の数が 1 個，2 個，あるいは 3 個かによって，それぞれ**モノアシルグリセロール**（モノグリセリド），**ジアシルグリセロール**（ジグリセリド），**トリアシルグリセロール**（トリグリセリド）とよぶ（図 8・3）．トリアシルグリセロールは，エネルギーの貯蔵物質として動植物界に広く分布する．動物細胞では脂肪細胞におもに蓄えられ，また，タンパク質と会合したリポタンパク質として，血液など体液中を循環する（図 8・4）．食品では，バターやマーガリン，植物油のほか，肉の脂身や魚油の主成分はすべてトリアシルグリセロールであり，栄養学的には重要な油脂の供給源である．

二重結合を多く含んだ脂肪酸からなる油脂製品は，空気中の酸素と反応して自動酸化を受けやすい．これは，熱や光などの作用で二重結合の間にある水素が引き抜かれて，そこに酸素分子が反応するためである．これを**脂質過酸化反応**とよぶ．その結果できるアルデヒドなどの生成物（**過酸化脂質**と総称される）が，悪臭や酸味，着色，中毒などの原因となる．したがって，食用油は密閉容器中で冷暗所に保管した方がよい．

一方，組織や細胞内で脂質過酸化反応が進むと，タンパク質や核酸などの脂質以外の細胞成分にも傷害が及び，がんや老化，動脈硬化などを促進することになる．しかし，体内には過酸化の連鎖反応が容易に進行しないような防御機構がいろいろと備わっている．たとえば，活性酸素の産生を抑える酵素として，スーパーオキシドジスムターゼ，カタラーゼ，グルタチオンペルオキシダーゼなどがある．また，過酸化反応を抑える抗酸化成分として，ビタミン E やビタミン C が役立っている．これら防御系を十分に活性化するためには，抗酸化物質*の摂取が有効である．

バターは固体なのに植物油は液体: どちらもトリアシルグリセロールが主成分だが，油脂によって見かけの状態が異なる．これは，含まれる構成脂肪酸の種類が異なるからである．二重結合の多い脂肪酸を含む植物油は融点が低く，常温でも液体となる．

脂質過酸化反応:

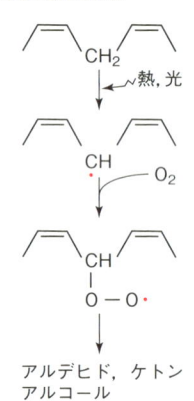

活性酸素: 化学反応性に富んだ酸素分子．スーパーオキシドアニオン（$O_2^-\cdot$），一重項酸素（$^1O_2$），ヒドロキシルラジカル（$\cdot OH$）などをさす．

* **食品中の抗酸化物質**: 食品中には，ビタミン E, C のほかにも植物に含まれるポリフェノールやお茶のカテキン，緑黄色野菜の β-カロテンなどの多くの天然抗酸化物質がある．

(a) トリアシルグリセロール（グリセロール 1 分子に脂肪酸が 3 分子結合したもの）

(b) ジアシルグリセロール (c) モノアシルグリセロール

図 8・3 アシルグリセロールの構造 R は炭化水素鎖．

8・5 ステロイド

ステロイドは，4個の環構造から成るステロイド環を基本骨格にもつ脂質であり，**コレステロール**や胆汁酸，ステロイドホルモンが含まれる．一部の脂溶性ビタミン（ビタミンD）はコレステロールから生成する．なかでも，コレステロール（図8・5）は生体膜の主要な構成成分の一つとして膜の物理化学的性質に貢献するとともに，胆汁酸やステロイドホルモンの合成前駆体として重要である．高等動物の血漿中には，脂肪酸とエステル結合したコレステロールエステルのかたちで**リポタンパク質**〔**LDL**（図8・4）や **HDL**〕として存在し，組織や臓器間でのコレステロールの輸送運搬に使われている．胆汁酸は胆汁の主成分で，おも

LDL（low-density lipoprotein）：低密度リポタンパク質．末梢組織では細胞表面にある LDL 受容体を介して細胞内に取込まれる．取込まれたコレステロールは，細胞膜成分やステロイドホルモン，胆汁酸の合成に利用される．

HDL（high-density lipoprotein）：高密度リポタンパク質．末梢組織から余分なコレステロールを引き抜き，肝臓へ運ぶ役割がある．

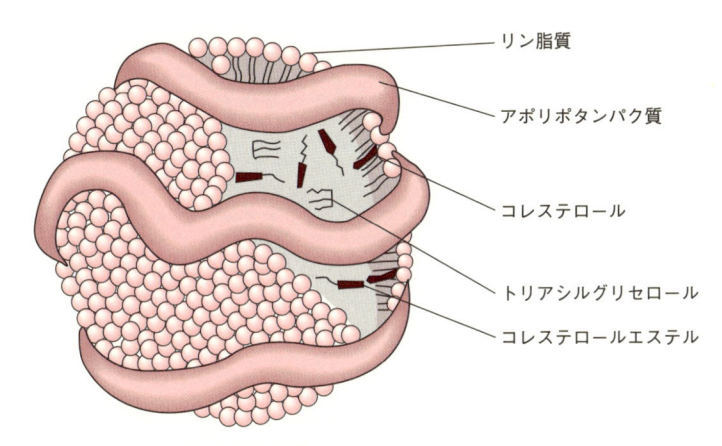

図8・4 血中リポタンパク質（LDL）の模式図 コレステロールエステルとトリアシルグリセロールを含む中心部をリン脂質，コレステロール，およびアポリポタンパク質より成る被膜が包み込んだ球状粒子．

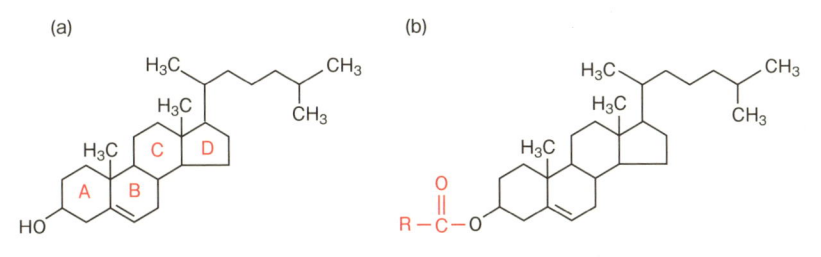

コール酸の構造：

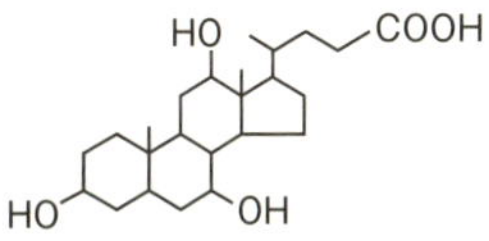

ミセル：脂肪酸や胆汁酸などの両親媒性分子は，水溶液中で疎水性部分を内側に，親水性部分を外側に向けた球状の会合体を形成する．これをミセルとよぶ．

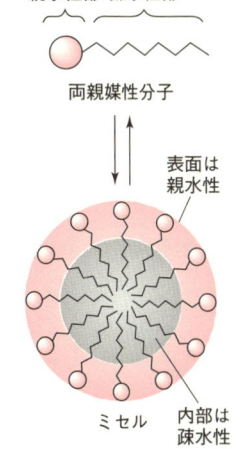

図8・5 コレステロール（a）とコレステロールエステル（b）の構造 （a）コレステロールは3個の六員環（A, B, C）と1個の五員環（D）から成る構造を基本とする．（b）コレステロールエステルはコレステロールのOH基に脂肪酸（RCOOH）がエステル結合したもの．

なものにコール酸とデオキシコール酸がある．胆汁酸には食物として摂取した油脂の消化を助ける作用があるが，これは胆汁酸が**ミセル**を形成してその中に水に溶けにくい油脂を取込み，消化酵素の働きを助けるためである．

副腎や生殖器で合成されるステロイドホルモンもコレステロールからつくられる．**テストステロン**は代表的な男性ホルモンであり，女性ホルモンとしては**エストラジオール**などがある．

脂溶性ビタミンのうち，**ビタミンD**はステロイド骨格をもち，コレステロールの誘導体である．生理作用としては，小腸，腎臓，骨でのCa^{2+}やリン酸の吸収，再吸収に関与する．

8・6 リン脂質

リン脂質の構造はトリアシルグリセロールに似ているが，三つの脂肪酸のうちの一つがリン酸に置き換わったもので，疎水性と親水性の両方の部分をもった両親媒性物質である．グリセロールを基本骨格にもつリン脂質は**グリセロリン脂質**とよばれ，その一般的な構造を図8・6に示す．リン酸基にはさらにコリンやエ

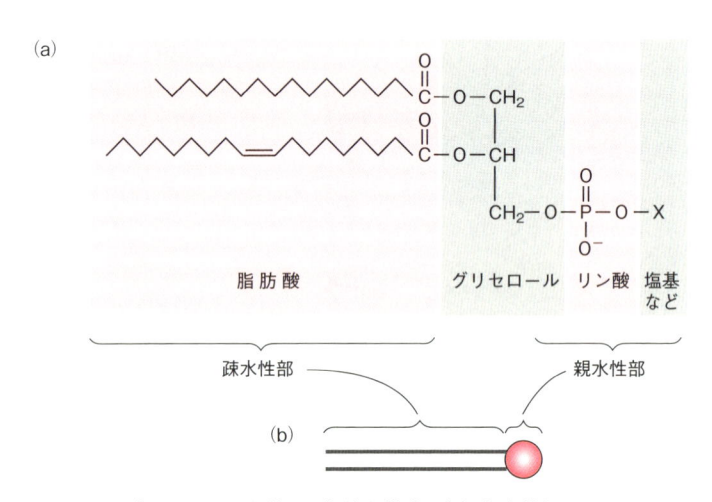

図8・6　グリセロリン脂質の一般的な構造　(a) 親水性部のXにはコリンなどの塩基やイノシトールなどが結合し，図8・7に示すような種々のリン脂質が生体膜に存在する．(b) 2本の疎水性部と1個の親水性部を略してこのように模式化することが多い．

タノールアミンなどの塩基が結合し，それぞれ**ホスファチジルコリン**（PCと略す．また，レシチンともよばれる），**ホスファチジルエタノールアミン**（PE）とよぶ．リン脂質には，このほかにも**ホスファチジン酸**（PA），**ホスファチジルイノシトール**（PI），**ホスファチジルセリン**（PS）などがある（図8・7）．これらリン脂質は，水溶液中で安定な**脂質二重層**を形成し，生体膜の主要な成分となっている．すなわち，リン脂質は生体膜構造の骨格として，そこで働く膜タンパク質などが活躍する場を提供する役割がある（詳細は§8・8・2参照）．

一部のリン脂質は，より積極的に自身も機能分子として働く．たとえば，リン脂質の一種であるホスファチジルイノシトールは，ホルモンなどの細胞外からの刺激に応答して特異的な代謝を受けてセカンドメッセンジャー分子に変換され，細胞内の情報の受渡しにおいて重要な役割を演じている．また，**血小板活性化因子**も生体膜リン脂質からつくられる生理活性物質であるが，ごく微量で炎症を増強したり，血圧を低下させる作用がある．

脳や神経系の細胞には，**スフィンゴミエリン**（SM）とよばれるリン脂質（こ

血小板活性化因子の構造:

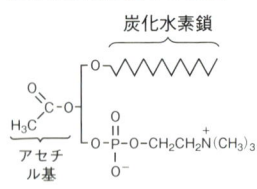

(a) ホスファチジルコリン (PC)

(b) ホスファチジルエタノールアミン (PE)

(c) ホスファチジン酸 (PA)

(d) ホスファチジルイノシトール (PI)

(e) ホスファチジルセリン (PS)

図 8・7　代表的なグリセロリン脂質の構造

の仲間を**スフィンゴリン脂質**とよび，グリセロール骨格をもったグリセロリン脂質と区別される）も多い．

8・7　糖　脂　質

糖を含む脂質を総称して**糖脂質**とよび，生体膜の構成成分の一つである．植物や細菌では，グリセロール骨格を基本にした**グリセロ糖脂質**が多いが，高等動物ではセラミドに糖のついた**スフィンゴ糖脂質**が主である（図 8・8）．細胞膜において，糖脂質は炭化水素鎖からなる疎水性部分を膜に挿入し，親水性の糖部分を

(a) スフィンゴ糖脂質

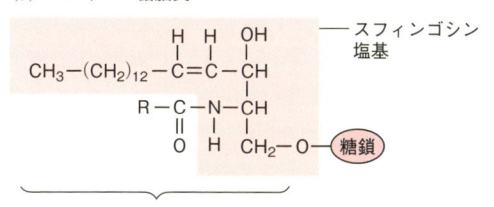

(b) グリセロ糖脂質

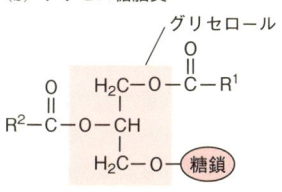

図 8・8　糖脂質の構造　R, R^1, R^2 はアルキル基（炭化水素鎖）を表す．スフィンゴシン塩基に脂肪酸（RCOOH）が結合したものをセラミドとよぶ．

*1 p.60, コラム "ABO式血液型"参照.

細胞の外側表面に出して存在する．動物種や臓器によってこの糖鎖構造に特徴があり，細胞の認識という点で糖脂質は役立っている．赤血球膜中に存在する血液型糖脂質の構造の違いは **ABO式血液型**[*1] の基盤となっている．

また，シアル酸やいくつかの糖が複雑に結合したスフィンゴ糖脂質が脳や赤血球にある．これらは**ガングリオシド**とよばれ，糖鎖構造の異なる60種以上が知られている．ガングリオシドは，脳下垂体ホルモンの特異的受容体として働く一方で，コレラ毒素などの細菌毒素の受容体にもなる（コラム参照）．

8・8 生 体 膜

8・8・1 生体膜の役割

生体の基本単位である細胞は，**細胞膜**（形質膜）によって囲まれている．さらに，その細胞の中に目を移すと，真核細胞の場合にはやはり膜で囲まれたさまざまな細胞小器官（核，ゴルジ体，小胞体，ミトコンドリア，リソソーム，ペルオキシソームなど）が存在する．これらの細胞を構成している膜系を総称して**生体膜**とよぶ．生体膜の基本的な構造は，リン脂質分子からなる脂質二重層であり，そこにはいろいろなタンパク質などが埋込まれて，また，場合によっては糖鎖による修飾も行われている．

真核細胞のもつ複雑な機能は，この発達した膜系によって支えられているといっても過言ではない．生体膜があることによる利点として，以下の四つが考えられる．

1) 区画化による混合防止と濃度上昇効果

*2 ATPの産生は，ミトコンドリア内膜での内と外のH$^+$濃度勾配が原動力になっている．内膜に存在するATPシンターゼの内部を，この濃度勾配を利用してH$^+$が流れる際にATPが合成される．

透過性が制限された膜で仕切られることにより，反応に必要な物質が拡散せずに狭い範囲に集められて濃度が増すことになる．また，細胞小器官の役割分担を果たすうえでも，中の物質が互いに混じり合わないように，膜で区画化することは有効である．特に，膜の内外におけるイオンの濃度勾配の形成は，神経伝達やATPの産生[*2] においてたいへん重要な意味をもつ．

細菌毒素の受容体としての糖脂質

腸管出血性大腸菌 O-157 が産生する毒素（ベロ毒素）は，重篤な溶血性尿毒症症候群や意識障害・痙攣を伴う脳症をひき起こす．このベロ毒素が特異的に結合するヒト細胞表面の受容体は，スフィンゴ糖脂質の一種であるグロボトリオシルセラミド Gb3 である．結合後，毒素は細胞内にエンドサイトーシスで取込まれ，リボソームに作用してタンパク質合成を阻害することにより毒性を発揮する．

そのほかにも細胞膜上のスフィンゴ糖脂質を受容体とする細菌毒素は多い．たとえば，コレラ毒素はシアル酸をもつスフィンゴ糖脂質であるガングリオシド GM1 に結合する．破傷風毒素は GD1b に，ボツリヌス毒素は GT1b と GQ1b に，ウエルシュ菌のデルタ毒素は GM2 と結合することが知られている．

2) 反応の場を提供

生体膜中には多様なタンパク質が存在し，物質の透過，受容，認識，酵素触媒などの役割が効率的に行われている．特に，複数個の機能タンパク質が相互作用する場合には，水溶液中に拡散して存在する場合に比べて膜系に存在することで，さらに効率的に反応を進めることができる．また，細胞膜上に存在する受容体では，細胞外のホルモン分子を感知するセンサーとして働き，細胞内にその情報が伝達されて，さまざまな細胞応答がひき起こされることになる．

3) 機能脂質の供給

以前は，生体膜中のリン脂質は膜を構築する単なる部品のような存在でしか考えられていなかった．しかし最近では，生体膜リン脂質からさまざまな生理活性物質がつくられることがわかった．たとえば，プロスタグランジンなどのアラキドン酸由来の代謝産物（図8・2参照），リゾホスファチジン酸，あるいは血小板活性化因子などが知られている．また，生体膜中のホスファチジルイノシトールというリン脂質は，特定の刺激を受容体に受けると特異的に代謝回転し，細胞内への情報伝達に役立っている（§8・6参照）．

4) 細胞認識の標識としての役割

生体膜のなかでも，細胞膜はいわば細胞の"顔"である．細胞表面には，膜タンパク質や脂質に結合した糖鎖が突き出ており，これら膜タンパク質や糖鎖は細胞同士の認識に深くかかわっている．

8・8・2 脂質と膜構造

生体膜の基本骨格を担っているのはリン脂質である．リン脂質の構造は，図8・6に示したようにリン酸やコリン（塩基）などから成る親水性の頭部と脂肪酸の炭化水素鎖から成る疎水性の尾部から構成される．このようなリン脂質を水溶液中に混ぜても簡単には溶けないが，超音波処理などを行って強く混合するとある程度透明な溶液になる．このとき，リン脂質は1分子ずつ離れて水溶液に溶けているわけではなく，図8・9に示すような小さな会合体を形成して水中に分

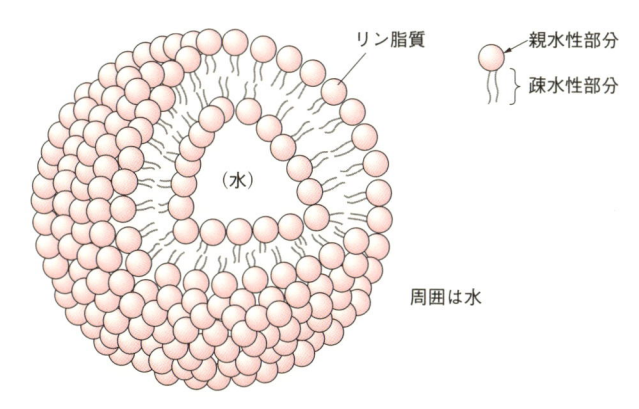

図8・9 リン脂質の会合体 人工膜（リポソーム）．リン脂質分子は，水中で疎水性部分が内側に集まった脂質二重層を形成し，全体としては小胞状の会合体をつくる．条件によっては，脂質二重層が何層にも重なった多重層リポソームになる．

脂質二重層の流動性:

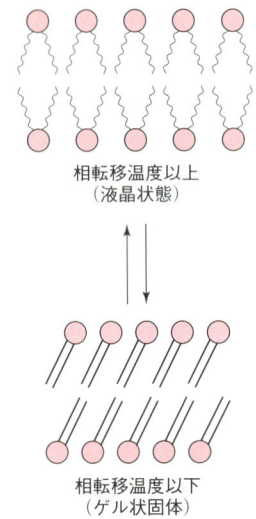

相転移温度以上
(液晶状態)

相転移温度以下
(ゲル状固体)

脂質二重層は温度が上がると流動性が増す．

散している．すなわち，親水性部分を水に向ける一方で疎水性の部分同士が集まり，その結果，脂質二重層からなる球状の会合体を形成する．この構造体は袋状の小胞であり，**人工膜（リポソーム）**ともよばれる．ここで見られる脂質二重層の構造は，天然の生体膜の構造と基本的に同じである．

図8・10に典型的な細胞膜の構造を模式的に示した．リン脂質のほかに糖脂質やコレステロールが脂質二重層の構築にかかわっており，また，多くのタンパク質がこの脂質の"海"に浮かぶ氷山のように存在する．なかには糖タンパク質も含まれ，細胞の外側へ複雑な糖鎖を張り巡らせている．これら膜中の成分は固定化されたものではなく，活発に動き回っている．この考えは，1972年にS. SingerとG. Nicolsonによる**流動モザイクモデル**で提唱された．

生体膜において，脂質はタンパク質などの高分子がその生理機能を効率良く発揮するための溶媒のようなもので，脂質の流動性は大切である．したがって，生体膜の流動性は制御されていなければならない．脂質分子の流動性は温度によって変化する．低温では流動性は低く，ある温度以上になると急激に流動性が増す．これは低温下では脂質はゲル状の固体であるが，ある温度を境に液晶構造へと相転移するためで，その温度を**相転移温度**という．リン脂質の不飽和度（二重結合の数）が大きいほど流動性が上がるので，寒い所の生物は不飽和脂肪酸の割合を増やして生体膜の流動性を維持している．また，コレステロールも生体膜中で流動性の調節にかかわっている．

生体膜中で，脂質は決して均一に分布しているのではなく，特定の脂質が集まったドメイン構造を形成したり，膜の内側と外側とで非対称的な分布をしている．最近，注目されている構造に**脂質ラフト**がある．これは，コレステロールやスフィンゴ糖脂質などの特定の脂質が，いかだを形成するように細胞膜中で集合した構造物で，細胞内の情報伝達系において重要な役割を演じていると考えられている．

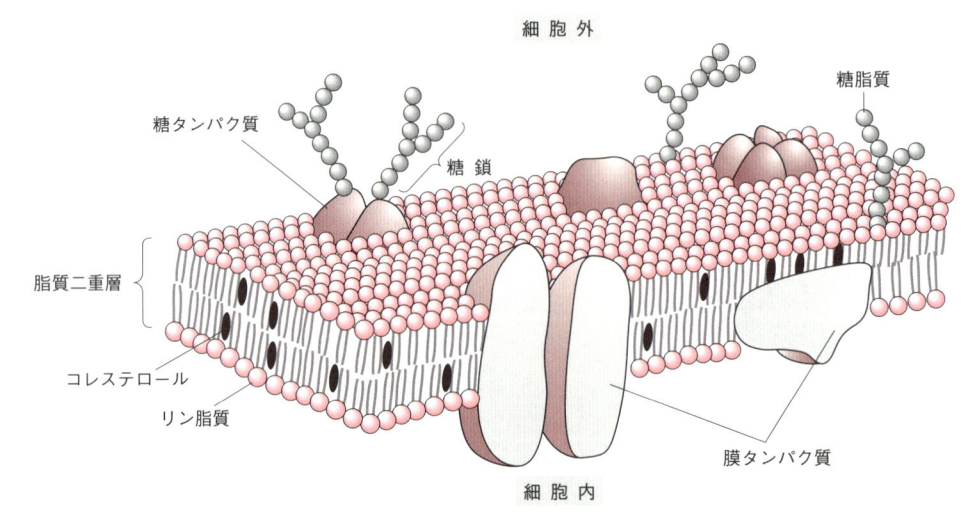

図8・10 細胞膜の模式図 リン脂質とコレステロールから成る脂質二重層に，種々の膜タンパク質が埋込まれている．糖タンパク質と糖脂質の糖鎖部分は膜の外側のみに存在する．

8・8・3 膜タンパク質

脂質が細胞膜の基本骨格を形成しているのに対し，タンパク質は膜のさまざまな機能を直接担っている．膜に存在するタンパク質（**膜タンパク質**）は，その存在様式によって図8・11のように分類できる．

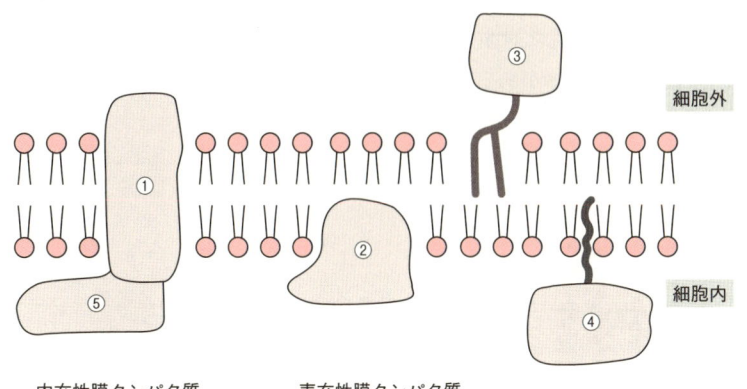

内在性膜タンパク質
① 膜貫通型
② 膜非貫通型

表在性膜タンパク質
③ イノシトールリン脂質に共有結合したもの
④ 脂肪酸やイソプレノイド基に共有結合したもの
⑤ 内在性タンパク質に結合したもの

図8・11 膜タンパク質の存在様式

脂質結合型膜タンパク質: 膜タンパク質のなかには，特定の脂質と共有結合して膜につなぎ止められているものがある．この場合の脂質としては，脂肪酸（ミリスチン酸，あるいはパルミチン酸），イソプレノイド鎖，あるいはグリコシルホスファチジルイノシトールが知られている．これら脂質による修飾は，その膜タンパク質の機能を発揮するうえで必須である．

まず，タンパク質の一部が膜の疎水的部分に埋込まれていたり，あるいは完全に膜を貫通する形で存在する場合があり，これらを**内在性タンパク質**とよぶ（図8・11①，②）．このタイプは膜に強固に結合しており，界面活性剤で脂質二重層の構造を破壊することによってはじめて膜からはがすことができる．この操作を可溶化という．膜を貫通している部分のアミノ酸は疎水性のアミノ酸に富み，さらに特徴的な構造としてらせん状の**αヘリックス構造**をとっている．タンパク質によってこの貫通回数は異なるが，代表的なものに，後述するような7回膜貫通型受容体タンパク質がある．

膜に深く埋込まれずに，その表面に存在するタンパク質を**表在性タンパク質**とよぶ．たとえば，内在性タンパク質の膜表面に突き出た親水性の部分に非共有結合的にゆるく結合した場合であり（図8・11⑤），塩濃度の上昇やpH変化などの簡単な操作で膜から外れる．一方，細胞表面に存在するタンパク質のなかには，界面活性剤を用いないと可溶化できないものもある．それらは，タンパク質の一部に脂質成分（脂肪酸やリン脂質）が共有結合しており，その疎水性領域が"アンカー（いかり）"となって膜に結合している（図8・11③，④）．また，一部の膜タンパク質では，細胞の外側に糖鎖が結合している場合もある（図8・10参照）．

これら膜タンパク質も，前述の流動モザイクモデルにあるようにダイナミックに脂質の"海"を漂っており，タンパク質–脂質間で，あるいはタンパク質同士で相互作用し合っている．

膜タンパク質には以下のような具体的な役割がある．

1) イオンなどの特定の物質の選択的な通過を介在する．

2) 受容体として働く．
3) 膜構造を補強する．

　膜を介した物質の輸送についてはつぎの§8・8・4で詳しく述べる．**受容体**（レセプター）は，特定の物質が特定の器官に特定の反応をひき起こす場合に，細胞の表面，または内部にあって特異的結合をする物質である．細胞膜上には，ホルモンなどの生理活性物質に対する受容体タンパク質が存在する．その代表的なものに **7 回膜貫通型受容体**がある（図 8・12）．

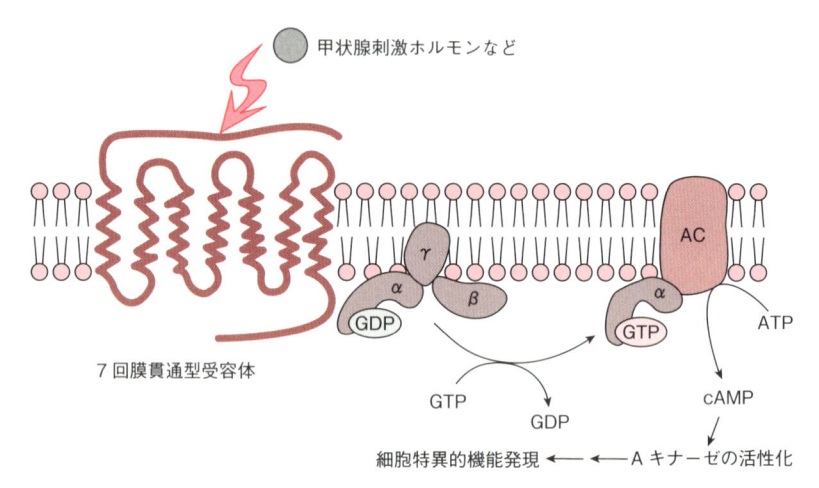

図 8・12　7 回膜貫通型受容体を介した細胞内シグナル伝達の例　受容体の細胞外部位にホルモンが結合すると，つぎに G タンパク質の α サブユニットが活性化され（GDP → GTP），それがアデニル酸シクラーゼ（AC）を活性化し，cAMP を生成する．さらに，cAMP 依存的プロテインキナーゼ（A キナーゼ）が活性化され，細胞特異的な機能の発現へと導かれる．GDP: グアノシン二リン酸，GTP: グアノシン三リン酸，cAMP: サイクリックアデノシン一リン酸．

8・8・4　膜を介する物質の輸送

　生体膜は前述のように脂質二重層から成る疎水性の領域をもっている．したがって，一般に，疎水的な分子（O_2, N_2, ステロイドなど）や電荷をもたない小分子（H_2O, CO_2, グリセロールなど）は生体膜をある程度自由に通過できる．しかし，電荷をもたない比較的大きな分子（グルコースなど）やイオン（H^+, Na^+, Cl^- など）は膜を通過できない．

　一方，物質はその濃度や電位が高い方から低い方へ向かって移動する．この現象は拡散とよばれるが，生体膜を介した物質の輸送においても同様の現象がみられ，これは**受動輸送**とよばれる．この場合，エネルギーは特に必要としない．これに対し，物質が濃度の勾配に逆らって，低い方から高い方へ運ばれるときには**能動輸送**とよばれ，ATP のエネルギーを消費する．

　図 8・13 に示すように，受動輸送には特に輸送担体を必要としない単純拡散と，特別な担体を介する促進拡散がある．H_2O や O_2 などは単純拡散により膜を通過する．促進拡散には，チャネルとよばれる膜タンパク質によってつくられる通過孔を通ってイオンなどが通過する場合がある．一般に，チャネルによって通過で

アクアポリン（水チャネル）: 細胞膜に存在する小さな孔をもった膜タンパク質で，細胞内外での水の輸送（促進拡散）を担う．水分子は単純拡散でもある程度膜を通過できるが，腎臓や唾液腺などの細胞ではアクアポリンが水分子の高速通過を可能にしている．

きるイオンが決まっており，選択性が高い．また，細胞膜にはアミノ酸や糖などを選択的に細胞内へ取込む機構があるが，この場合は輸送体とよばれるタンパク質を介して促進拡散される．輸送体も結合する分子を識別し，特異性を示す．

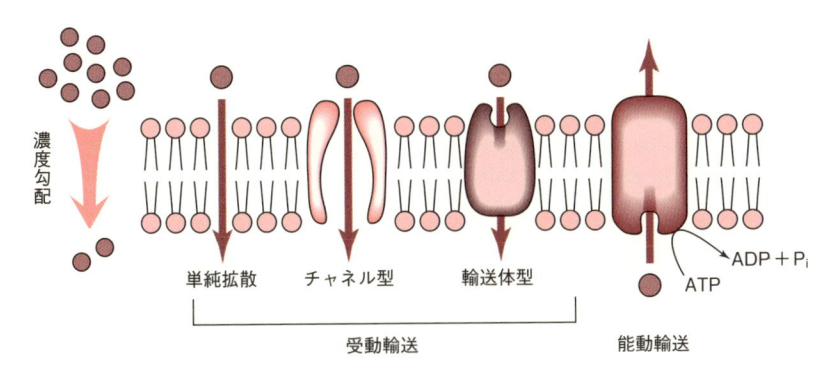

図8・13 生体膜を介した物質の輸送 物質の濃度勾配に従った動きである受動輸送とATPの加水分解エネルギーを利用して濃度勾配に逆って運搬する能動輸送がある．

一方，能動輸送の場合にもタンパク質が関与しているが，この場合はエネルギー消費と共役して濃度勾配に逆行した物質輸送を行う．たとえば，Na^+ と K^+ の輸送機構がよく研究されている．一般に，動物細胞の外部は Na^+ 濃度が高く K^+ 濃度が低いのに対し，内部では逆に Na^+ 濃度は低く K^+ が多い．これは Na^+ を細胞外へ放出し，K^+ を内部に取込むポンプに相当するタンパク質が，神経細胞をはじめ一般の動物細胞の細胞膜に存在し，これらイオンを選択的にくみ出し（入れ）ているためである．このタンパク質を **Na^+, K^+ポンプ**という（図8・14）．これは，Na^+, K^+-ATPアーゼともよばれる酵素で，細胞内のATP 1分子の分解エネルギーを利用して，濃度勾配に逆らって3分子の Na^+ を細胞外へ出して，2分子の K^+ を細胞の中に取込む．このポンプの作用によって，生きてい

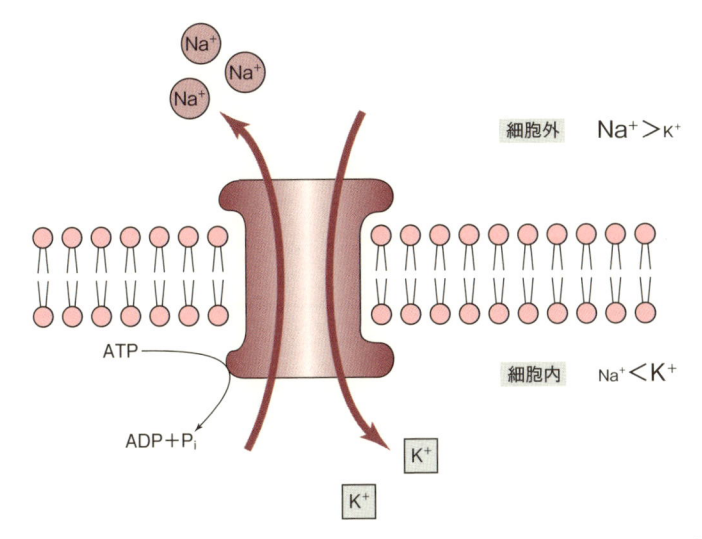

図8・14 細胞膜上の Na^+, K^+ポンプ 1分子のATP加水分解エネルギーを利用して，3分子の Na^+ を細胞外へ放出し，2分子の K^+ を細胞内に取込む．

生理活性脂質データベース：脂肪酸，リン脂質，ステロイドなどの脂質に関して，その構造，性質，生理活性，代謝などの詳しい情報が，インターネット上で公開されている（Lipid Bank for Web）．アドレスは http://lipidbank.jp/（ただし，英語版のみ）．

Ca²⁺ポンプ：筋収縮に必要な細胞内 Ca²⁺ 濃度の維持に役立っている．

プロトンポンプ：胃壁細胞において，消化のための胃酸生成を担っている．

る限り細胞膜の内外にイオンの勾配が維持される．また，Na⁺，K⁺ポンプは細胞内の溶質の濃度を調節することになり，細胞の膨張や収縮の原因となる細胞の浸透圧を調節する．その結果として細胞の体積調節に関与している．能動輸送を担うものには，ほかに筋細胞における Ca²⁺ ポンプや胃壁細胞でのプロトンポンプがある．

重要な用語

アラキドン酸	相転移温度	必須脂肪酸
エイコサペンタエン酸（EPA）	糖脂質	不飽和脂肪酸
n-3(ω3)系列と n-6(ω6)系列	ドコサヘキサエン酸（DHA）	飽和脂肪酸
過酸化脂質		膜タンパク質
脂質二重層	トリアシルグリセロール	ミセル
受動輸送	7回膜貫通型受容体	リン脂質
ステロイド	能動輸送	

9 核酸

1. ヌクレオチドは塩基と糖が $β-N-$グリコシド結合したヌクレオシドにリン酸が結合した構造をしている．
2. 核酸にはデオキシリボ核酸（DNA）とリボ核酸（RNA）の2種類が存在する．DNAを構成する塩基は，アデニン(A)，グアニン(G)，シトシン(C)，チミン(T)である．RNAを構成する塩基は，アデニン(A)，グアニン(G)，シトシン(C)，ウラシル(U)である．DNAを構成する糖はデオキシリボース，RNAを構成する糖はリボースである．
3. DNAはヌクレオチドがホスホジエステル結合によってつながったポリヌクレオチドである．二重らせん構造をとり，2本のDNAの間でアデニンとチミン，グアニンとシトシンが水素結合をしている．
4. RNAは一本鎖のポリヌクレオチドであるが，部分的に折れ曲がったヘアピンループ構造をとることが多い．
5. 遊離ヌクレオチドであるアデノシン5′-三リン酸（ATP）は生体内のエネルギー変換に重要な役割を果たしている．

9・1 ヌクレオチドの構造

核酸は構成単位である**ヌクレオチド**が長くつながったものである．ヌクレオチドを簡単に表すと窒素を含む塩基と糖とリン酸が結合した構造をしている（図9・1）．塩基は，基本骨格が異なる**プリン塩基**と**ピリミジン塩基**の二つのグルー

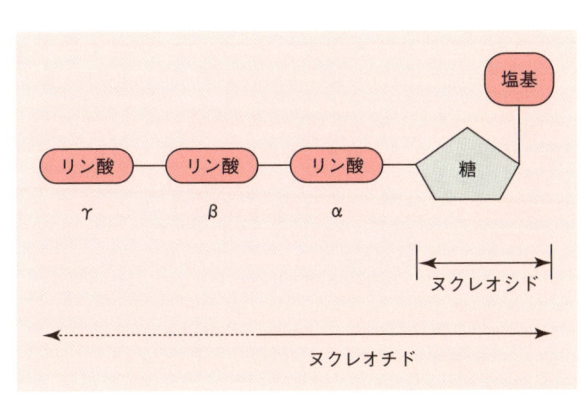

図9・1 ヌクレオチドの模式図　糖と塩基がグリコシド結合したものをヌクレオシド，ヌクレオシドのリン酸エステルをヌクレオチドという．

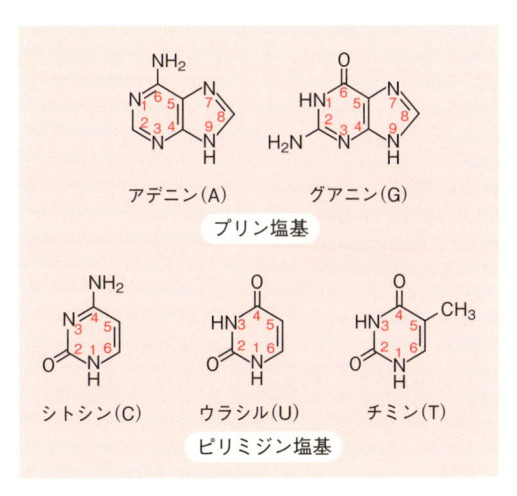

図9・2 プリン塩基とピリミジン塩基の構造

プに分けることができる（図9・2）．核酸を形成する主要なプリン塩基には**アデニン(A)** と**グアニン(G)** の2種類，ピリミジン塩基には**チミン(T)**，**シトシン(C)**，**ウラシル(U)** の3種類がある．プリン塩基では9位の窒素が，ピリミジン塩基では1位の窒素が，糖の1'位の炭素とβ-N-グリコシド結合によって結合している（図9・3）．ヌクレオチドを構成する糖はペントース（五炭糖）であり，β-フラノース構造（五員環構造）をとる．リン酸基は糖の5'位の炭素とエステル結合をしている．ヌクレオチドは，3個のリン酸基をもっていて，α，β，γと区別する．糖に直接結合しているものをα-リン酸とよぶ．細胞の中には，1個あるいは2個のリン酸基をもつヌクレオチドも存在する．また，塩基と糖のみが結合して，リン酸基をもたない分子は**ヌクレオシド**とよばれ，ヌクレオチドとは区別される（図9・1参照）．

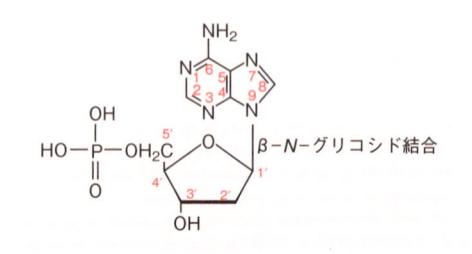

図9・3 ヌクレオチドの構造 例としてデオキシアデニル酸の構造を示す．糖の炭素原子の番号は塩基の番号と区別するために′をつけて表記する．

9・2 核酸の構造

核酸には**デオキシリボ核酸（DNA）** と**リボ核酸（RNA）** という2種類が存在する．DNAとRNAを構成するヌクレオチドは異なっている（表9・1）．DNAもRNAも4種類の塩基を含み，アデニン，グアニン，シトシンは共通に存在する．しかし，DNAにはチミンがあり，相当するRNAの塩基はウラシルである．

核酸の定量: プリンやピリミジンは共鳴構造をとることから，紫外線を吸収する性質がある．したがって核酸も紫外線を吸収する．260 nmの吸光度を測定することによりDNAやRNAの定量を行うことができる．

カフェインとテオブロミン

カフェインは古くから知られる茶やコーヒーに含まれるプリンアルカロイドである．アルカロイドとは窒素を含む天然の有機化合物の総称である．プリンアルカロイドは，アデニンやグアニンと同じように，その構造の基本はプリン環である．カフェインを構成するプリン環はキサンチンであり，IUPAC名は1,3,7-トリメチルキサンチンである．カフェインは1819年に最初にコーヒーから単離され，カフェインという名前がつけられた．1827年には茶からも単離されたが，当時はこの化合物はカフェインとは異なる物質だと考えられ，ティーンという名前がつけられた．しかしその後，カフェインとティーンは同じ物質であることが判明し，最初につけられたカフェインという名称が現在まで使われている．また，カフェインよりもメチル基が一つ少ない3,7-ジメチルキサンチンであるテオブロミンはカカオの種子に含まれ，ココアやチョコレートの成分である．

カフェイン　　　テオブロミン

さらに，DNAを構成する糖はすべて**デオキシリボース**であるのに対し，RNAは**リボース**である．リボースの2′位の炭素に結合しているヒドロキシ基（OH基）のうちの一つが水素に置き換わるとデオキシリボースとなる．

表9・1 DNAとRNAを構成する塩基と糖の違い

	塩 基	糖
DNA	アデニン(A) グアニン(G) シトシン(C) チミン(T)	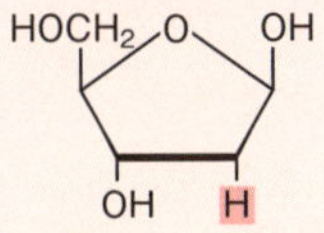 デオキシリボース
RNA	アデニン(A) グアニン(G) シトシン(C) ウラシル(U)	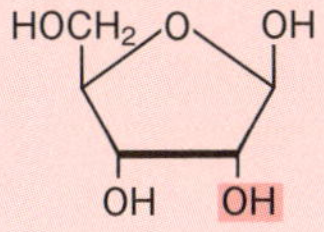 リボース

DNAはヌクレオチドがつながったポリヌクレオチドである．ヌクレオチド同士は，5′炭素と3′炭素の間の**ホスホジエステル結合**によってつながっている．合成は3個のリン酸基をもつヌクレオチドを基質として，**5′→3′の方向**に起こる．3′側に新しい1個のリン酸基をもつヌクレオチドが結合すると，余ったβ-およびγ-リン酸基は二リン酸として遊離する（図9・4）．このようにして合成されたポリヌクレオチドが2本集まりDNAの**二重らせん構造**をつくる（図9・

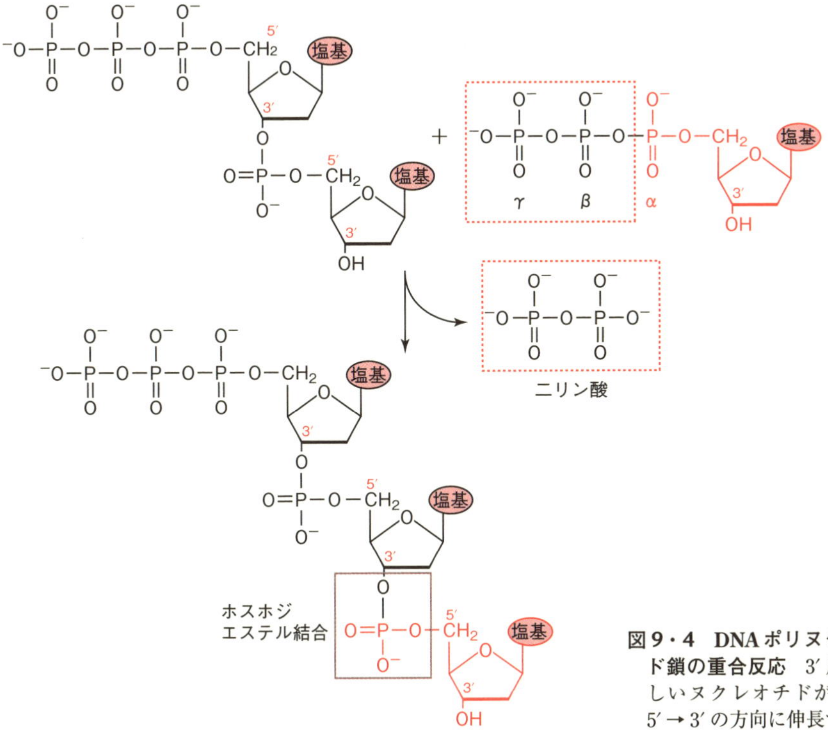

図9・4 DNAポリヌクレオチド鎖の重合反応 3′炭素に新しいヌクレオチドが付加し，5′→3′の方向に伸長する．

5).DNAが二重らせん構造であることは，1953年にJ.WatsonとF.H.C.Crickが発見し，その後の生命科学に大きな影響を及ぼした．

1940年代後半にE. ChargaffはDNA中のアデニンとチミン，グアニンとシトシンの量がそれぞれ等しいことを指摘した．この理由は長らく不明であったが，DNAが二重らせん構造であることから説明できるようになった．DNAの2本のポリヌクレオチドは互いに逆方向に向いている．そして，2本のDNAの間で，一方のアデニンともう一方のチミンが，または，グアニンとシトシンが水素結合をしている．アデニンとチミンの間の水素結合は2個であるが，グアニンとシトシンの間の水素結合は3個である（図9・6）．核酸の中でグアニンとシトシンが全体の中で占める割合（％）を**GC含量**とよぶ．GC含量はその核酸の特質を表す指標となる．グアニンとシトシンの間の水素結合は3個であることから，GC含量が高いDNAほど融解温度（T_m値）が高く安定である．

水素結合：水素原子Hを介して行われる非共有結合の一種（第2章参照）．

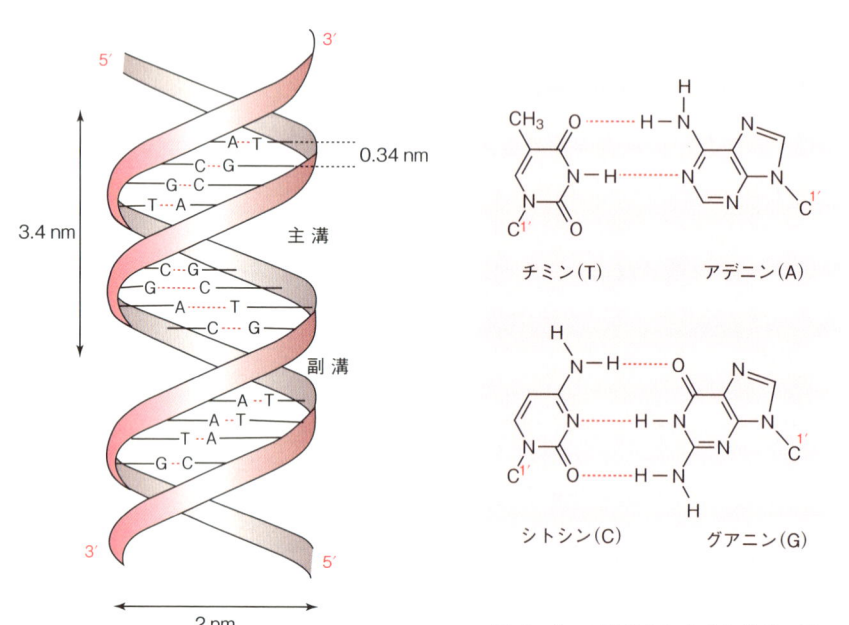

融解温度（T_m値）：核酸の二本鎖の部分が一本鎖に変性して，その割合が等しくなる温度．この温度は，ハイブリダイゼーション（相補的な一本鎖核酸を対合させ二本鎖を形成させること）を行うときの重要なファクターである．この温度は溶液中の塩濃度やイオンの種類などの影響を受ける．

図9・5 DNAの二重らせん構造 AとT，GとCが水素結合による塩基対を形成している．

図9・6 水素結合による塩基対の形成 AとTは2個，CとGは3個の水素結合をもつ．

* 細胞内のDNAの多くはB形構造として存在するが，常に均一な立体構造をとっているわけではない．B形のほかに，A形とZ形があり，DNAの立体構造が変化することによって，構造の表面からのらせんの内側までの長さが変化する．これによって，特定の塩基配列を認識するDNA結合タンパク質が作用しやすくなり，転写調節を行っている可能性がある．

ピッチ：らせんが1回転する間隔のこと．

DNAの二重らせん構造についてもう少し詳しく説明しよう．WatsonとCrickが提唱した二重らせん構造は，現在，**B形DNA構造**とよばれているものである．B形DNA構造は，DNAの構造としては最も安定であり，DNAの立体構造を考えるうえでの基本となる構造である*．らせんは右巻きであり，らせんの直径が約2 nmである．プリンとピリミジンが1組になって塩基対を形成することにより，らせんの直径が一定となる．塩基対同士の間隔は0.34 nmであり，1ピッチは3.4 nmである．らせんが1回転する間に10塩基対が存在する（図9・5参照）．

DNAとは異なり，RNAは1本のポリヌクレオチド鎖から成る．DNAと同様

にヌクレオチドは 5′ 炭素と 3′ 炭素の間のホスホジエステル結合によってつながっている．一般に RNA は DNA よりも不安定である．それは，RNA を構成するリボースの 2′ 位のヒドロキシ基は塩基触媒により容易に脱プロトンされ，その結果，ホスホジエステル結合が切断されるためである．

RNA は一本鎖であるが，遊離状態では相補的な配列をもつ部分が塩基対をつくり，分子内に二本鎖を含む部分的に折れ曲がった構造をしている．RNA に多くみられる二次構造は**ヘアピンループ構造**である（図 9・7）．

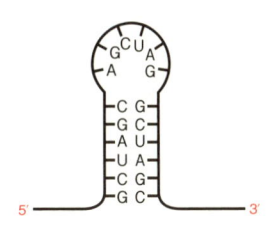

図 9・7 RNA にみられるヘアピンループ構造の模式図 1 本のポリヌクレオチド上の相補的な塩基配列の領域で塩基対を形成する．

9・3 ヌクレオチドの機能

細胞内には核酸の構成成分ではない遊離のヌクレオチドも存在し，生理的に重要な役割を果たしている．**アデノシン 5′-三リン酸**は **ATP** とよばれ，生体内のエネルギー変換に重要な役割を果たしている（図 9・8）．ATP は ADP とリン酸に加水分解され，このときに 1 mol 当たり 7.3 kcal（31 kJ）のエネルギーを放出し，生体内でのエネルギーを必要とする反応に用いられる．ATP のほかに GTP，CTP，TTP，UTP なども存在し，生体内のさまざまな化学反応の基質として働くことが知られている．また，アデノシン一リン酸が分子内でホスホジエステル結

ADP: アデノシン 5′-二リン酸
GTP: グアノシン 5′-三リン酸
CTP: シチジン 5′-三リン酸
UTP: ウリジン 5′-三リン酸

ATP と dATP: ATP を構成する糖はリボースであるが，DNA の成分である dATP を構成する糖はデオキシリボースである．デオキシリボースをもつヌクレオチドは，最初に d をつけて表記する．

dNTP: 4 種類のデオキシリボヌクレオシド三リン酸（dATP, dCTP, dGTP, dTTP）を混合したものを意味する．

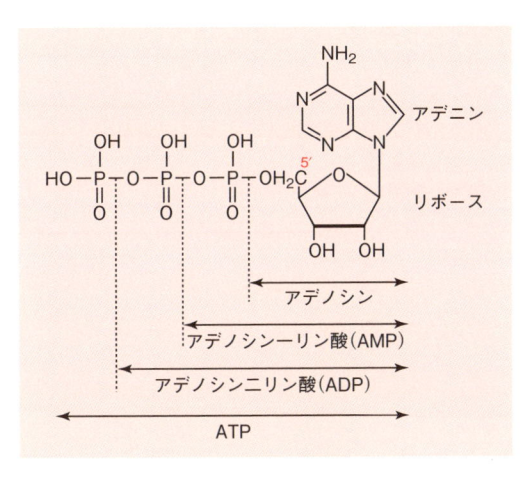

図 9・8 ATP の構造

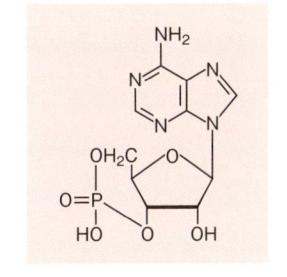

図 9・9 サイクリック AMP の構造

合をつくったサイクリック AMP（サイクリックアデノシン 3′,5′-一リン酸，cAMP; 図 9・9）は，細胞内シグナル伝達のメッセンジャーとしてさまざまな細胞機能の調節にかかわっている．また，ヌクレオチドに糖が結合した糖ヌクレオチドも存在する．ヌクレオシド二リン酸の末端のリン酸基にヘキソースが結合していることが多い．たとえば，**ウリジン二リン酸グルコース**（**UDP グルコース**）はグリコーゲン合成のときの基質になるほか，糖の相互変換や複合糖質の生成に重要な役割を果たしている（図 9・10）．アデノシン二リン酸は，NAD や FAD，CoA などの補酵素の構成成分としても知られる．

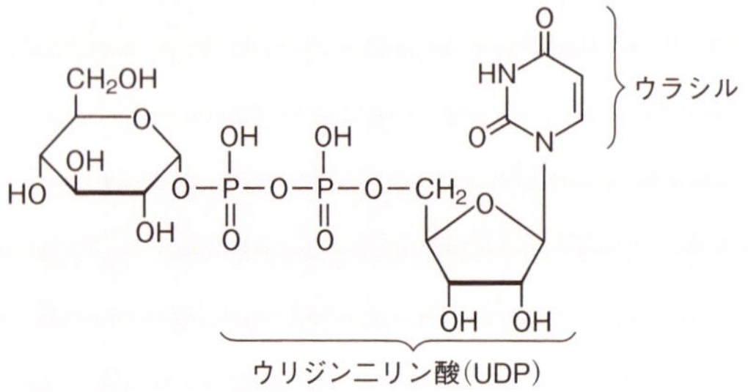

図9・10 UDPグルコースの構造　ヌクレオチド部分には2個のリン酸が存在する．

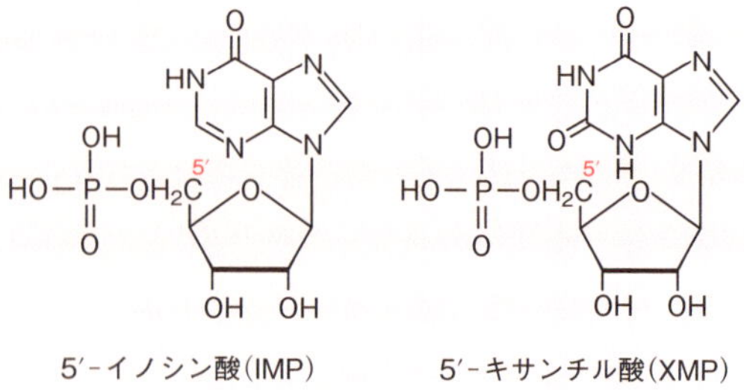

図9・11 IMPとXMPの構造　1個のリン酸をもつヌクレオチドである．

　核酸の構成成分ではない塩基をもつヌクレオチドもある．**5′-イノシン酸**（イノシン5′-一リン酸，**IMP**）はイノシンのリン酸エステルであり，うま味成分として知られている．**5′-キサンチル酸**（キサントシン5′-一リン酸，**XMP**）はキサントシンのリン酸エステルであり，ヌクレオチド代謝の中間産物である（図9・11）．

重要な用語

アデニン（A）	チミン（T）	ヌクレオチド
アデノシン5′-三リン酸(ATP)	デオキシリボース	ピリミジン塩基
ウラシル（U）	デオキシリボ核酸(DNA)	プリン塩基
グアニン（G）	二重らせん構造	リボ核酸(RNA)
シトシン（C）	ヌクレオシド	リボース

第Ⅲ部
エネルギーと代謝

10 代謝の概要

1 代謝は生命活動に必要な物質を合成する同化と，不要になった化合物を分解する異化からなっている．
2 酵素が触媒する反応が連鎖して代謝系が成り立っている．
3 物質の総量は変わらなくても中身が入れ替わることが代謝回転である．
4 代謝経路の酵素反応が調節されて全体としてなめらかな流れとなっている．
5 多くの酵素は正逆の反応が起こり平衡反応（可逆反応）を触媒するが，実質的に一方向への非平衡反応（不可逆反応）を触媒する場合もある．脂肪酸の合成と酸化がその例である．
6 栄養素のもつエネルギーはATPのような高エネルギーリン酸化合物に変換してから代謝を通じて生命の維持活動に用いるので，ATPはエネルギー通貨とよばれる．

10・1 代謝は同化と異化から成る

　生物は自らの生命活動に必要な物質を合成し，不要になった化合物を分解して体外に排泄している．前者を**同化**，後者は**異化**とよび，全体を**物質代謝**という．
　同化はエネルギーを消費し，異化はエネルギーを遊離するので，ATPの合成と分解に代表される**エネルギー代謝**と共役している．

10・2 代謝は酵素反応の連鎖

　代謝は物質が変化することの連続で，Aという物質がBとなり，つぎにCに変わるという連鎖反応が起こっている．たとえばグルコースはリン酸化されてグルコース 6-リン酸となってからフルクトース 6-リン酸に変えられ，解糖系へと進んでいく（図 10・1）．

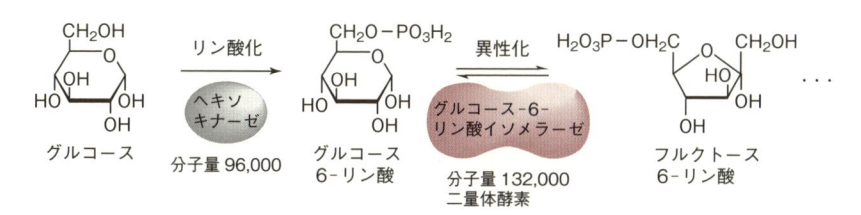

図 10・1　酵素連鎖反応の例　個々の反応は異なる酵素によって触媒される．

個々の反応は酵素というタンパク質によって触媒されている．グルコースをリン酸化する酵素は分子量が 96,000 のヘキソキナーゼである．つぎの反応は分子量 132,000 のグルコース-6-リン酸イソメラーゼによって触媒される．この2種類の酵素が連動して働いてグルコースはフルクトース 6-リン酸に変えられる．

代謝は酵素反応の連鎖といえよう．

10・3 代謝回転

酵素が働いて物質 B が C に変わっても，同じだけ A から B がつくられれば，B の量は変わらない．このように物質の総量は変わらなくても中身が入れ替わることを**代謝回転**という*．たとえば肝臓のタンパク質の総量は変化しないが，筋肉のタンパク質に比べて速い代謝回転が行われている．

* 放射性同位体で標識した実験を行うと，代謝回転の動きを知ることができる．

10・4 代謝経路の調節

代謝経路は枝分かれもし，状況に応じて合成と分解の割合も変わるので，必要に応じて酵素反応の調節が行われて全体として滑らかな流れになっている．

10・4・1 平衡反応，非平衡反応

酵素は触媒として反応速度を高める働きをしている．二酸化炭素を水に溶かすと炭酸 HCO_3^- になるが，この反応は酵素がないとほとんど進行しない．ところがカルボニックアンヒドラーゼという酵素があると，1分子当たり1秒間に 10^5 個の二酸化炭素を水和し，反応速度は酵素がない場合の 10^7 倍にも達する．

しかし，酵素は化学反応の平衡を変えることはできない．二酸化炭素が水和して炭酸になる反応を正方向とすると，炭酸が二酸化炭素と水になる逆反応も存在する．正逆の反応が一定の割合で起こっていることを**平衡反応**（可逆反応）という．生体内の反応は多くは平衡反応である．この際，正逆反応の割合は酵素の有無にかかわらない．

多くの酵素反応は正逆どちらへの反応も存在するが，正反応と逆反応の割合が極端に偏っていて，実際には一方向への反応のような場合もある．脂肪酸合成酵素は細胞内の可溶性画分に存在し，脂肪酸を合成する方向への反応を触媒するが，分解方向への反応は進まないので，**非平衡反応**（不可逆反応）といえる．一方，脂肪酸の分解反応である酸化はミトコンドリアの内部で β 酸化系の酵素によって触媒され，これも非平衡反応である．つまり細胞質内では脂肪酸をつくり，ミトコンドリアではそれを分解してエネルギーを取出している．こうして必要な場所で必要なものを代謝しているのである．グリコーゲンの合成と分解も別々の酵素によって行われるので非平衡反応と考えることができる．

10・4・2 ホルモン機構

ホルモンの生理作用には個体の成長の調節や，性成熟の調整などのほかに，代謝速度の制御という役割がある．これはホルモンによって酵素タンパク質が活性化したり不活性化されることによってもたらされる．ホルモンが直接酵素タンパク質に作用するのではなく，一種の記号のような役割をしている．たとえば，**アドレナリン**や**グルカゴン**のようなホルモンが細胞膜の**受容体**に結合すると，GTP 依存性反応によりアデニル酸シクラーゼという酵素が活性化され，AMP から **cAMP** がつくられる．この cAMP がつぎの信号となり，cAMP 依存性プロテインキナーゼによって標的酵素のグリコーゲンホスホリラーゼが**リン酸化**されて，活性化する．こうしてようやくグリコーゲンの分解が始まるのである（図 10・2）．一方，リン酸化された酵素はホスホプロテインホスファターゼによって**脱リン酸**されるが，このリン酸化と脱リン酸のバランスのうえに酵素活性が調節されている．

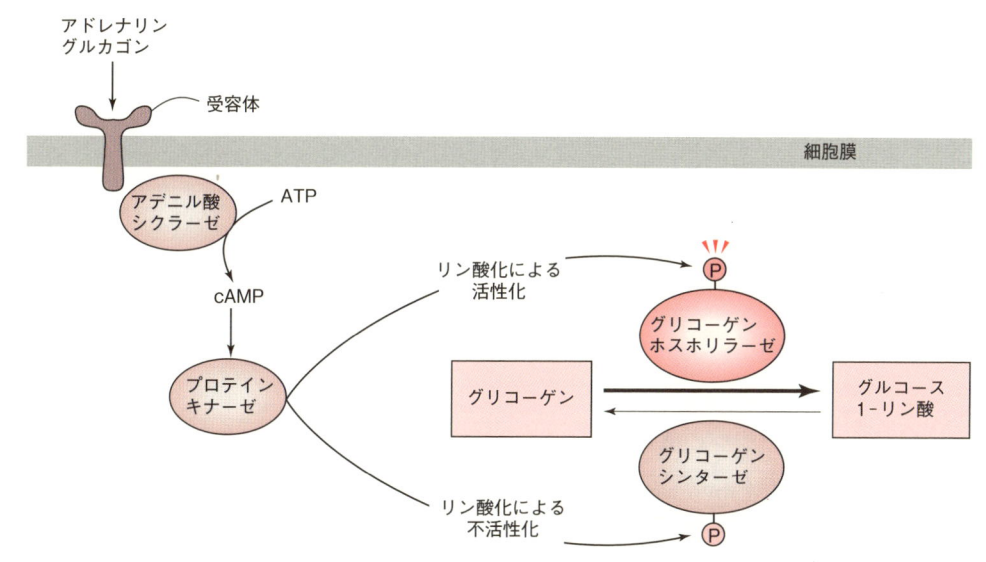

図 10・2 アドレナリン，グルカゴンによるグリコーゲン分解の促進 アドレナリンやグルカゴンが受容体に結合すると，セカンドメッセンジャーである cAMP が増量し，これがプロテインキナーゼ（タンパク質リン酸化酵素）を活性化する．プロテインキナーゼによるリン酸化により，グリコーゲンホスホリラーゼが活性化され，グリコーゲン分解が進む．反対にグリコーゲンシンターゼはリン酸化により不活性化されるので，グリコーゲン合成は抑制される．

ホルモンによる代謝調節のよい例がグリコーゲン代謝の調節で，グリコーゲンホスホリラーゼを上記の機序でリン酸化して活性化してグリコーゲンの分解を促進する．そのうえ，逆向きの，グリコーゲンを合成する酵素であるグリコーゲンシンターゼはリン酸化されると活性が低下するので，グリコーゲンの分解が促進され，かつ合成が抑制されるという目的にかなった調節が行われる．血糖値の調節を行う**インスリン**というホルモンは逆にグリコーゲンシンターゼの活性化と，グリコーゲンホスホリラーゼの不活性化を起こしてグリコーゲンの貯蔵の増加をもたらす．

10・5 代謝中間体

生体内の酵素反応は1段階だけで完結していることはなく，反応生成物はつぎの反応の基質となる．代謝経路の分岐点では一つの代謝中間体から2種以上の代謝中間体がつくられる．

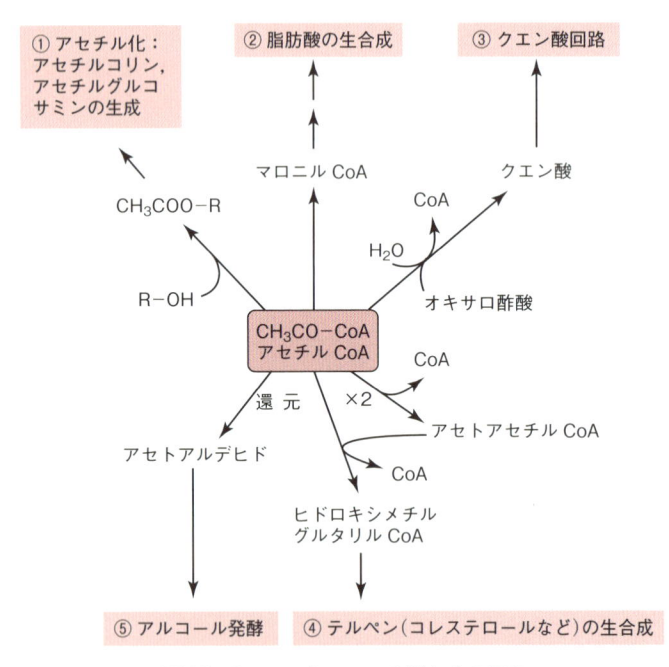

図 10・3 アセチル CoA の関与する反応

アセチル CoA はそのような代謝中間体の典型で（図 10・3），① アセチル化に使われるだけでなく，② 炭酸固定によりマロニル CoA になって，脂肪酸の生合成につながり，③ オキサロ酢酸と結合するとクエン酸になってクエン酸回路に入る．さらに，④ 2分子のアセチル CoA が縮合したアセトアセチル CoA はコレステロールの生合成へと入っていくし，⑤ 還元されてアセトアルデヒドになるとアルコール発酵へと至る，というように代謝経路における扇のかなめの役割をしている．

10・6 代謝マップ

* 代謝マップはこれまでに報告があった経路はすべて網羅するのが建前であるので，動物によっては働いていない過程もあり，また主経路と側副経路の違いも表示しにくい難点があるが，概要をつかむのには便利な資料である．

整然と行われている生体内の代謝は多岐にわたっており，分岐も多数あって代謝の全容を把握することは容易ではない．そこで，物質の変化の過程を地図のように表したのが代謝マップで，糖質，脂質，タンパク質の代謝について相互関係や合成と異化の流れが一目瞭然となるように描かれている*．解糖系とクエン酸回路，脂質代謝の関連を示したものが図 10・4 である．

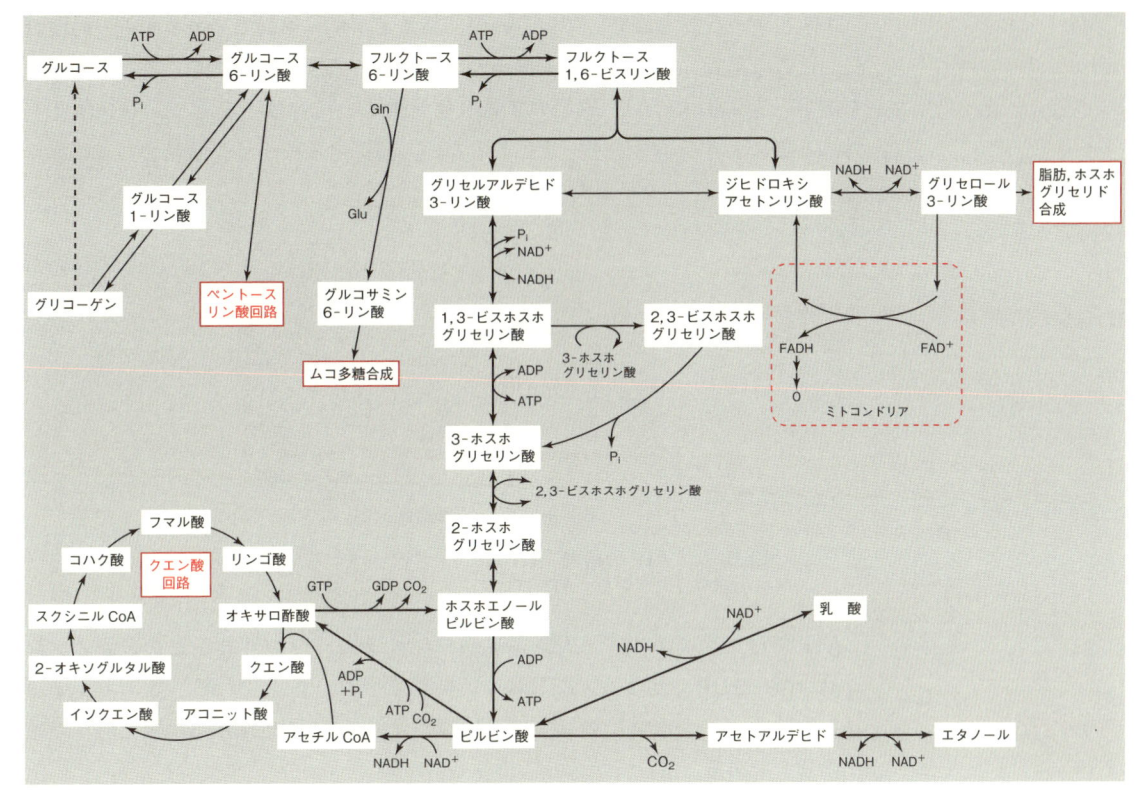

図 10・4　解糖系と糖質代謝の代謝マップ

10・7　エネルギーの代謝とエネルギー通貨

　動物はその生命を維持するためにエネルギーが必要である．たとえば，マクロのレベルでは骨格筋を動かしたり，心臓の心筋を収縮させて血液を送り出すのにはエネルギーを使う．ミクロのレベルでは細胞の構成タンパク質や酵素の生合成にもエネルギーが必要である．エネルギーの元は，食事中のタンパク質，脂質，糖質などから獲得するが，これらのエネルギーを直接利用できるわけではない．食事で摂取したタンパク質，脂質，糖質は，体内で分解されて，アミノ酸，グルコース，グリセロールおよび脂肪酸となり，解糖系を経て，ピルビン酸，アセチル CoA となる．アセチル CoA が，クエン酸回路に入り，NADH および FADH$_2$ が生成され，ミトコンドリアの電子伝達系で，エネルギーとして利用できるかたち（ATP とよばれる高エネルギー物質）に変換される．動物は，エネルギーを体内に蓄えているが（脂肪やグリコーゲン），それが枯渇した状態が飢餓であり，他方，過多状態が，肥満である．

　生体は，食餌で栄養素を体内に取入れて，生体の構成成分を絶えず合成（同化）している．他方，生体構成成分の分解（異化）も絶えず行われている．これらの同化および異化の過程を総称して代謝というが，代謝をエネルギーの立場からみた場合をエネルギー代謝という．

エネルギー代謝を調整しているのが，高エネルギー物質で，エネルギーの流れにおける"通貨"である．代表例が，**アデノシン三リン酸（ATP）**で，その構造を図10・5に示す．ATP末端の2個のリン酸基の結合は不安定で，リン酸基が外れる際に大きなエネルギーを生じるため，**高エネルギーリン酸結合**とよばれている（図では，P～で示した）．

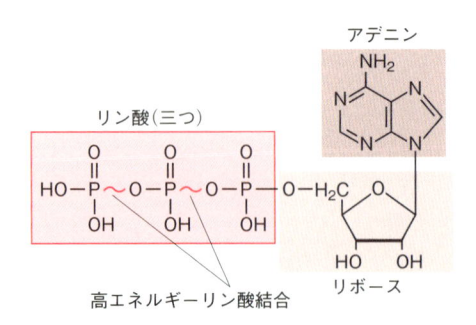

図10・5　ATPの構造　ATPは，アデニン，リボースリン酸（三つ）から構成されている．ATPには高エネルギーリン酸結合（～）が二つある．

ATPでは，高エネルギーリン酸結合は二つあり，一つ外れると，**アデノシン二リン酸（ADP）**となる．ATPはたえず消費され，再生される．高エネルギーリン酸結合の主たる供給源は，1）解糖系，2）クエン酸回路，3）酸化的リン酸化の三つである．

重要な用語

異　化	酵素反応連鎖	代謝回転	非平衡反応
エネルギー通貨	代　謝	同　化	平衡反応

11 糖質の代謝

　さまざまな細胞での代謝エネルギー源はグルコースである．糖（グルコース）を分解してエネルギーを取出す過程を"解糖"とよぶ．解糖の経路ではグルコース1分子が10段階の酵素反応によりピルビン酸2分子，ATP 2分子を生じる．ピルビン酸はアセチルCoAに変換された後，クエン酸回路を経て還元型補酵素NADH，$FADH_2$を生じ，それらを使った酸化還元反応（酸化的リン酸化）によりATPが産生される．ペントースリン酸回路はグルコース異化反応の別経路で，核酸合成の前駆体であるリボース5-リン酸を合成できる．コリ回路は臓器間代謝経路で，筋肉で産生された乳酸が血流で肝臓に運ばれ，ピルビン酸に酸化され，

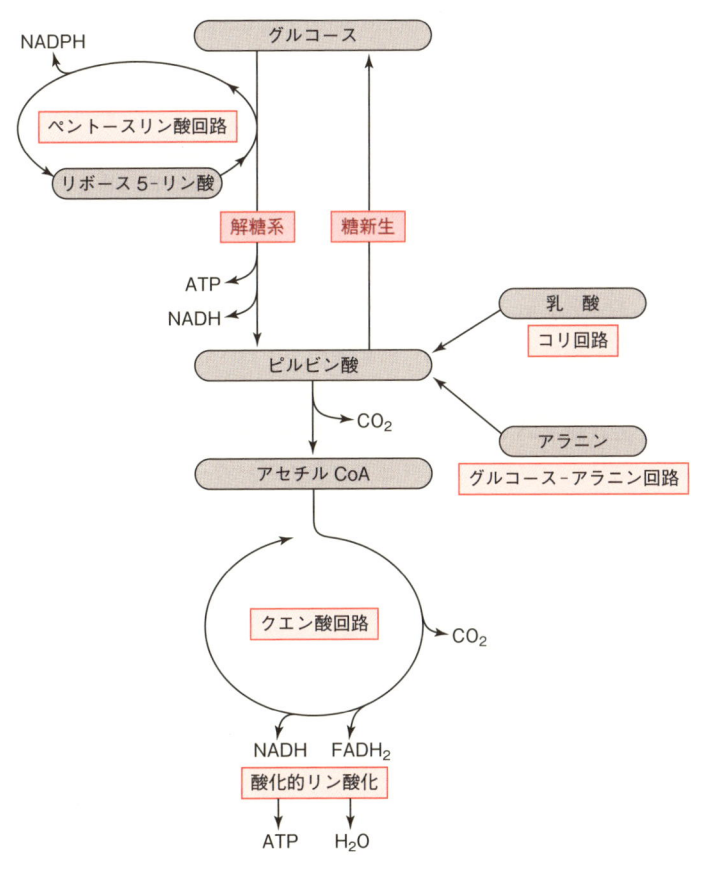

図11・1　糖代謝の概観

糖新生でグルコースに再生されて血流を介して筋肉に送り返される．筋肉で生じたアラニンが血流で肝臓に運ばれ，ピルビン酸を経て糖新生でグルコースに再生されて筋肉に送り返される経路もあり，グルコース-アラニン回路とよばれる（図 11・1）．

11・1 解糖系

1 グルコースは生体内で最も豊富な単糖で，複数の代謝経路を通って CO_2 にまで酸化され，ATP を産生するエネルギー源である．グルコースは重合体のグリコーゲンとして肝臓や筋肉に貯蔵される．

2 解糖系はグルコース 1 分子(C_6) が分割されて 2 分子のピルビン酸(C_3) に変換される反応経路で，細胞質に局在する 10 種類の酵素により進行する．解糖系の役割は ATP を産生することと糖新生の中間産物をつくることである．

11・1・1 グルコースの代謝

グルコースは $C_6H_{12}O_6$ から成るヘキソースで，ヒトの体内では D 体が合成・利用されている．生体内で最も豊富な単糖で，酸化されて ATP を産生するエネルギー源であり，枝分かれした重合体の**グリコーゲン**としておもに肝臓や筋肉に貯蔵される．脳の毛細血管の内皮細胞が形成する血液脳関門は脂肪酸などの他のエネルギー源を通さないので，脳のエネルギー源としてグルコースは特に重要であり，ごく短時間でも低血糖状態を起こすと昏睡状態になったり，死ぬこともある．

ヒトは必要なエネルギーを炭水化物（糖質）や他の有機化合物を酸化することにより得ている．食事中の炭水化物のおもなものは**デンプン**，**グリコーゲン**，**セルロース**（いずれもグルコースの重合体），**糖**（単糖，二糖類）であるが，ヒトはセルロースを消化・吸収できないのでセルロースはエネルギー源にはならず，分解されずに食物繊維として消化管内を通過して行く．細胞はグルコースをいろいろな代謝経路で利用するが，グルコース以外の糖もほとんどはグルコースに変換されるので，代謝という意味ではグルコースと同等である．グルコースは複数の代謝経路（解糖系→ピルビン酸デヒドロゲナーゼ複合体→クエン酸回路→電子伝達系）を通って CO_2 にまでに完全酸化される．

11・1・2 解糖系

グルコース 1 分子が 2 分子のピルビン酸に変換される反応経路で，細胞質において一連の酵素によって触媒され，2 分子の ATP と 2 分子の NADH を生じる．解糖系の反応を（図 11・2）に示す．

① 解糖系の第一段階の反応は，ヘキソキナーゼによってグルコースがグルコース 6-リン酸になることで，ヘキソキナーゼは Mg^{2+} を必要とし，ATP がリン酸供与体となる．この反応は ATP の無水物結合の分解とグルコースのリン酸化とが共役している不可逆反応である．

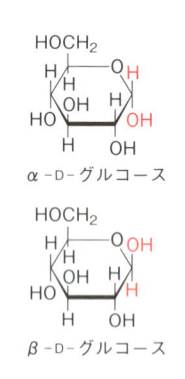

11・1 解糖系

図11・2 解糖系の反応

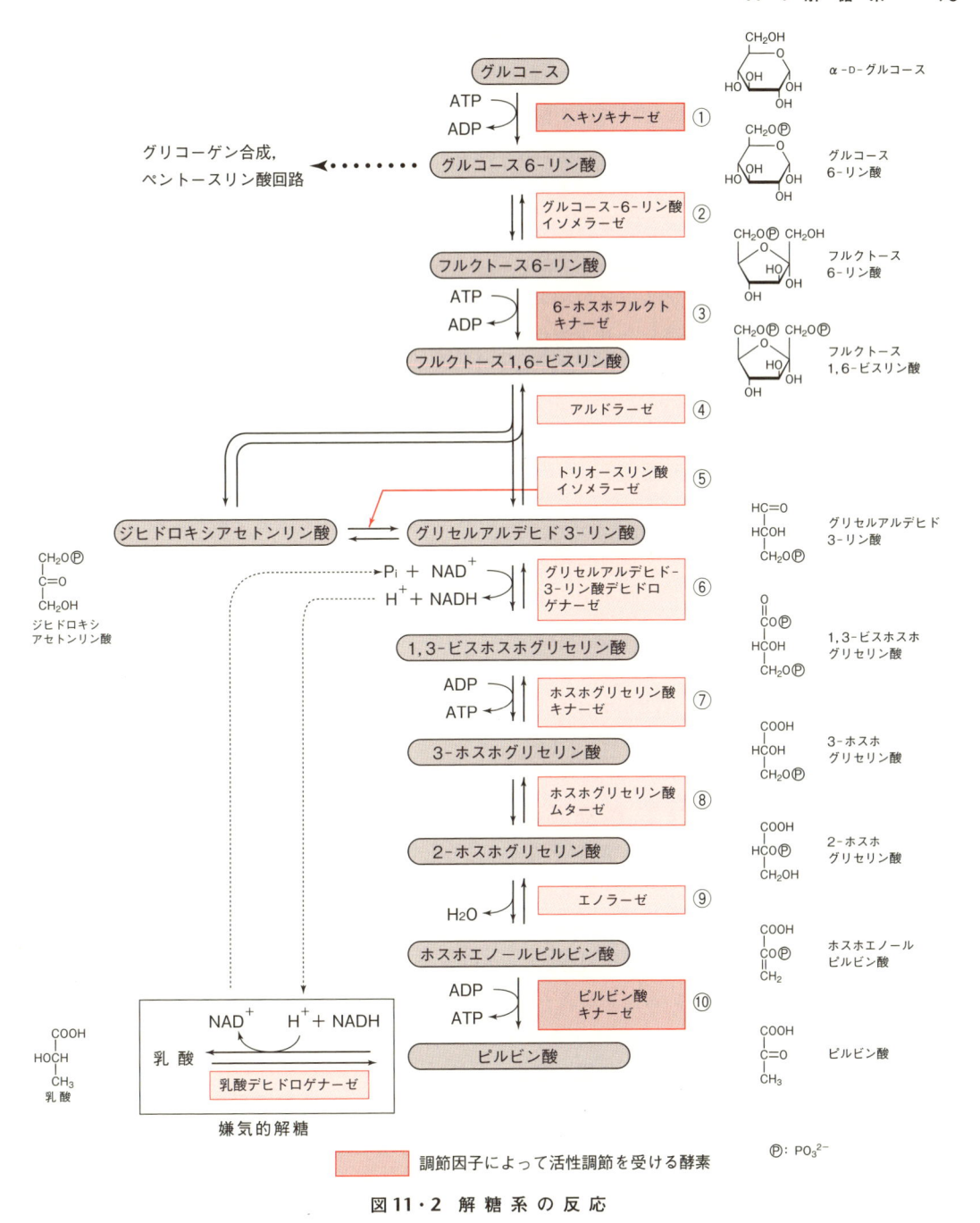

調節因子によって活性調節を受ける酵素

② グルコース 6-リン酸はグルコース-6-リン酸イソメラーゼによってフルクトース 6-リン酸に異性化され，グルコース 6-リン酸のカルボニル基が C1 から C2 に移動する．

③ フルクトース 6-リン酸は 6-ホスホフルクトキナーゼによりリン酸化され，フルクトース 1,6-ビスリン酸になる．この反応も不可逆反応で，ここまでの反応で 2 分子の ATP が消費される．フルクトース 1,6-ビスリン酸はこの後，④ ア

ルドラーゼによりジヒドロキシアセトンリン酸とグリセルアルデヒド3-リン酸に分解され，炭素3原子ずつを含む断片になる．⑤ ジヒドロキシアセトンリン酸はトリオースリン酸イソメラーゼによってグリセルアルデヒド3-リン酸に変換されるので，1分子のグルコースから2分子のグリセルアルデヒド3-リン酸が生成し，この後それぞれのグリセルアルデヒド3-リン酸からピルビン酸が生成する．

ピルビン酸への変換にはさらに5段階の酵素反応が関与しており，まず ⑥ グリセルアルデヒド3-リン酸はグリセルアルデヒド-3-リン酸デヒドロゲナーゼにより酸化とリン酸化を受け，高エネルギー化合物である1,3-ビスホスホグリセリン酸となり，NADH も生じる．

つぎに ⑦ ホスホグリセリン酸キナーゼにより 1,3-ビスホスホグリセリン酸は 3-ホスホグリセリン酸となり ATP を生じる．さらに，⑧ 3-ホスホグリセリン酸はホスホグリセリン酸ムターゼによって 2-ホスホグリセリン酸に変換され，つづいて ⑨ エノラーゼによりホスホエノールピルビン酸に変換された後，⑩ ピルビン酸キナーゼによりピルビン酸と ATP が生じる．この反応は3番目の不可逆反応で，生成したピルビン酸はエノール形から安定なケト形に変わる（図 11・3）．

一連の解糖系の反応の後半では 4 分子の ATP が産生されるため，前半で消費された ATP 2 分子を差し引き，2 分子の ATP が新たに産生されることになる．

図 11・3 ピルビン酸の二つの型

11・1・3 解糖系の調節

解糖系には ATP をつくることと糖新生の中間産物をつくるという二つの機能があるので，エネルギー需要や同化中間産物の増減により解糖系の速度が変化する機構がある．**ヘキソキナーゼ，6-ホスホフルクトキナーゼ，ピルビン酸キナーゼ**の3種類の酵素について，それぞれ調節因子が結合し，各段階で活性調節をしている．調節因子として働くのは特定の酵素反応の段階で生じる代謝生成物や，ATP や ADP である．三つの酵素のうち，6-ホスホフルクトキナーゼは解糖系の第3段階に働く酵素で，解糖系の進行・抑制について中心的な制御を受ける．解糖系の一連の酵素反応のこの段階で調節を受けることで，グルコース6-リン酸が基質となる他の代謝経路（グルコースからのグリコーゲン合成や，グルコース異化を行うペントースリン酸回路）の遮断を防ぎ，切り替えを可能にしている（図 11・2 参照）．

11・1・4 嫌気的解糖 ── グルコースから乳酸の産生

グルコースからピルビン酸が生じた後，酸素のある（好気的）条件ではクエン酸回路，電子伝達系へと酸化反応が進行する．その過程では同時に解糖系で生じた NADH を NAD$^+$ に戻す反応も起こり，グルコース代謝を持続させる．一方，酸素がない（嫌気的）場合には，NADH はピルビン酸を乳酸デヒドロゲナーゼ

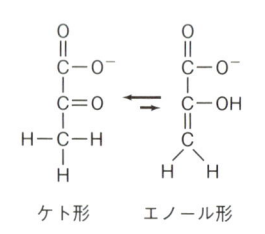

で還元し，乳酸を産生することでNAD$^+$に戻り，新たな解糖反応を進行することができる（図11・2参照）．しかし乳酸の蓄積は細胞内pHを低下させるので，その結果解糖系酵素の活性を低下させることになる．短い時間であれば酸素がなくても細胞は生きられるが，その状態が続くとエネルギー不足が起こり死んでしまう．嫌気的解糖により筋肉細胞中に乳酸がたまると痛みや疲労を感じるようになるが，筋肉へ酸素が供給されれば生じた乳酸はピルビン酸に戻り，同化やATP産生に使われるようになる．

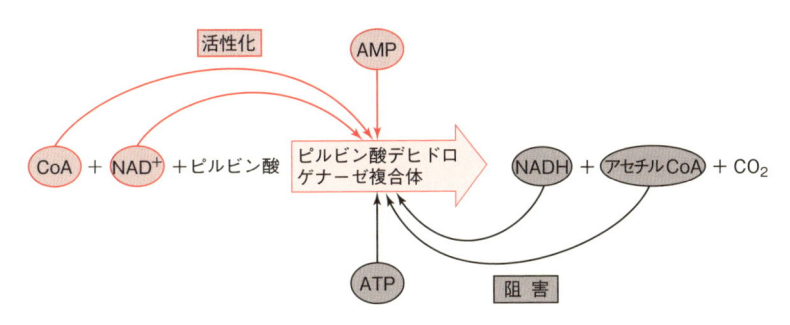

11・1・5　ピルビン酸デヒドロゲナーゼ複合体 ── ピルビン酸からアセチルCoAとCO$_2$の産生

解糖系により産生されたピルビン酸は細胞質からミトコンドリアに移行しさらなる酸化を受け，その過程でATPが産生される．ミトコンドリアでは細胞内のATPのほとんどを生産している．ピルビン酸デヒドロゲナーゼ複合体は，3種類の酵素（ピルビン酸デヒドロゲナーゼ，ジヒドロリポアミドS-アセチルトランスフェラーゼ，ジヒドロリポアミドデヒドロゲナーゼ）と，5種類の補酵素（チアミン二リン酸，リポ酸，CoA，FAD，NAD$^+$）から成る複合酵素群である．ピルビン酸からアセチルCoAを産生する不可逆的な反応（図11・4）を触媒する*．

* この反応については§11・4・2でさらに詳しく学ぶ．

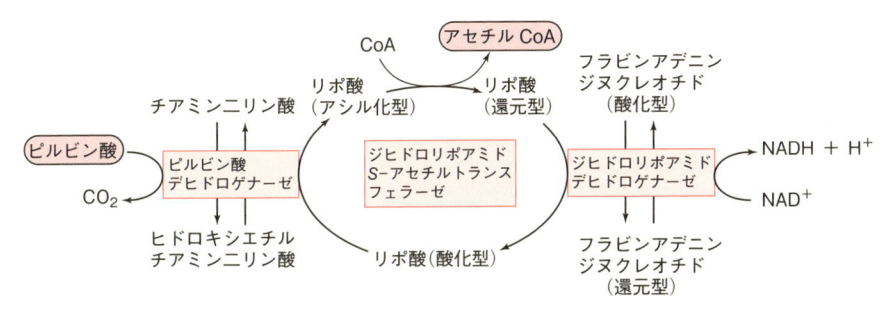

図11・4　ピルビン酸デヒドロゲナーゼ複合体の反応

図11・5　ピルビン酸デヒドロゲナーゼ複合体の調節因子

解糖系とクエン酸回路を結ぶ反応系である．この複合体はATPやアセチルCoA，NADHにより阻害を受け，AMP，CoA，NAD$^+$により活性化され，糖質異化の主要な反応が調節されている（図11・5）．

11・2 糖 新 生

1 糖新生は糖質でない前駆体から新たにグルコースをつくる反応である．肝臓のグリコーゲンは分解されて血中のグルコース濃度が適切に維持されるが，グリコーゲンが枯渇すると糖新生経路がグルコースを供給する．

2 糖新生の反応は大部分は解糖の逆反応であるが，ヘキソキナーゼ，6-ホスホフルクトキナーゼ，ピルビン酸キナーゼの反応は不可逆的であり，糖新生では解糖系とは異なる酵素が触媒する別反応がある．

11・2・1 糖 新 生

糖質でないものを前駆体としてグルコースが合成されることを**糖新生**という．この代謝で産生されたグルコースは血液中でのグルコース濃度を保つために中心的な役割をしている．肝臓，腎臓がグルコース産生の主要な臓器で，脳，心筋，骨格筋においてはグルコース分解が盛んである．

11・2・2 糖新生の前駆物質

糖新生のおもな前駆物質は嫌気的解糖でできる乳酸と食物タンパク質あるいは飢餓時の筋崩壊に由来するアラニンである．乳酸は嫌気的解糖の最後の段階の逆反応により，アラニンはアミノ基転移反応によりそれぞれピルビン酸に変換される．ピルビン酸はほとんどの糖新生の前駆物質となる（図11・6）．筋肉で生じたアラニンが血中を運ばれて肝臓に行き，糖新生経路でグルコースとなって血中に出て筋肉に戻る経路を**グルコース-アラニン回路**とよび，臓器間代謝経路の一つである．

脂肪の加水分解で生じるグリセロールは2段階の反応を経てジヒドロキシアセトンリン酸に変換される．ジヒドロキシアセトンリン酸は解糖系と糖新生両方の経路の中間体なので，細胞の状態に応じてグルコースあるいはピルビン酸へと変換される（図11・6）．

11・2・3 解糖系と糖新生の反応系の関連
—— ピルビン酸からグルコースの生成

解糖系ではグルコースからピルビン酸が生成された．細胞にはピルビン酸からグルコースを合成する反応系も存在するが，すべてが解糖系の逆反応ではなく，解糖系の中の三つの不可逆反応については迂回するための別の反応が使われている．一つ目はピルビン酸をホスホエノールピルビン酸に変える段階で，ピルビン酸をオキサロ酢酸にいったん変えてからホスホエノールピルビン酸を生成する．ピルビン酸は細胞質からミトコンドリアに移行し，ピルビン酸カルボキシラーゼによりオキサロ酢酸になり，オキサロ酢酸は細胞質に移行し，ホスホエノールピルビン酸カルボキシキナーゼによりホスホエノールピルビン酸になる．その後糖新生の反応はフルクトース1,6-ビスリン酸まで解糖系の反応を逆行する．つぎにフルクトースビスホスファターゼによりフルクトース6-リン酸が生成し，解

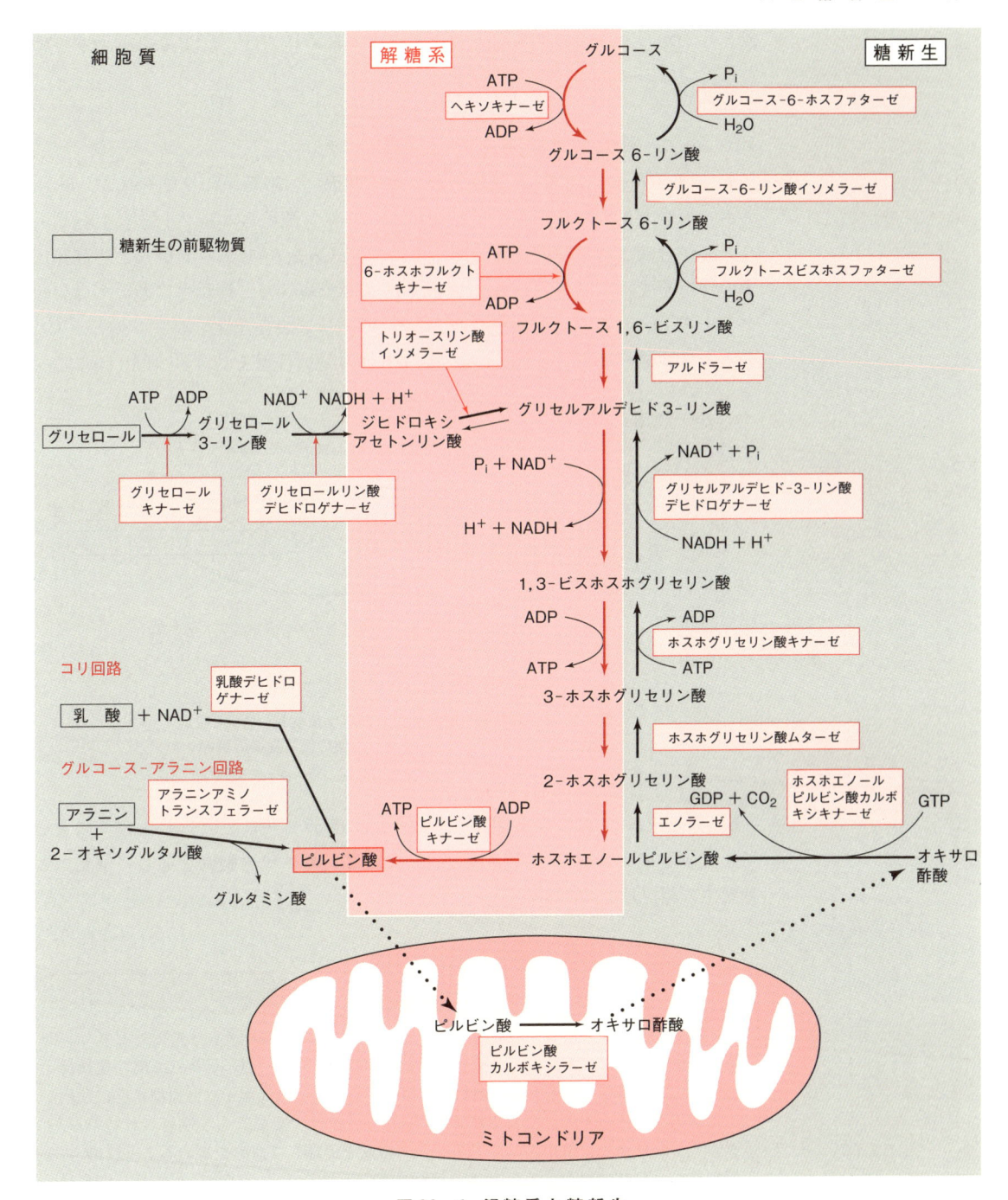

図 11・6 解糖系と糖新生

糖系逆反応によりグルコース 6-リン酸が生じる．糖新生の最終段階のグルコース 6-リン酸からグルコースの生成はグルコース-6-ホスファターゼが触媒する．細胞膜にある糖リン酸輸送体により小胞体内腔に輸送され，小胞体に存在するグルコース-6-ホスファターゼにより生じたグルコースは血液中へと放出される．解糖系と糖新生の反応の関連を図 11・7 にまとめて示した．糖新生ではピルビン

酸2分子から1分子のグルコースを生成するためにATP, GTPが2分子ずつ使われている．

11・2・4 解糖系と糖新生の相互調節

a. フルクトース 2,6-ビスリン酸による調節 解糖系の反応全体が，6-ホスホフルクトキナーゼによるフルクトース 6-リン酸からフルクトース 1,6-ビスリン酸が合成される段階において，フルクトース 2,6-ビスリン酸などの調節因子の作用を受けて制御されることを§11・1・3 で述べた．糖新生においてはフルクトース 1,6-ビスリン酸からフルクトース 6-リン酸を合成するフルクトースビスホスファターゼの反応が同じ調節因子により逆の作用を受ける（図11・7）．

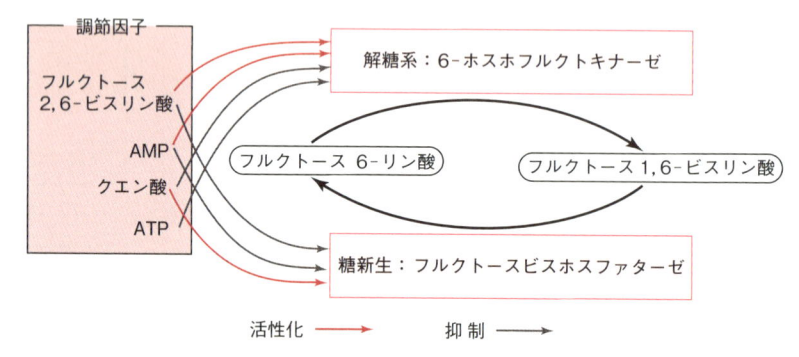

図11・7 解糖系と糖新生におけるフルクトース 6-リン酸とフルクトース 1,6-ビスリン酸の相互変換の調節

b. アセチル CoA による調節 ピルビン酸デヒドロゲナーゼ複合体によって生成するアセチル CoA によっても，ピルビン酸の代謝制御を通じて解糖系と糖新生の相対速度の調節が行われている．

血糖調節

血糖の調節に関与する生理的因子（図11・7）のうち，フルクトース 2,6-ビスリン酸は，解糖系中，フルクトース 6-リン酸⇌フルクトース 1,6-ビスリン酸の変換反応活性化に作用し，解糖へ進め糖新生を阻止する．この調節因子は低血糖状態に反応して放出されるホルモンであるグルカゴンとアドレナリンによって制御されている．グルカゴンは血中に放出されてグルコース合成を促進して血糖を高めるように働き，肝細胞の受容体に結合すると cAMP 産生を促し，フルクトース 2,6-ビスリン酸の産生は抑制され，解糖系の進行速度は減少し，糖新生の速度は上昇する．アドレナリンでは別の機構で解糖系と糖新生の両方を促進する．高血糖状態で放出されるインスリンでもフルクトース 2,6-ビスリン酸の産生が影響を受けることが知られている．

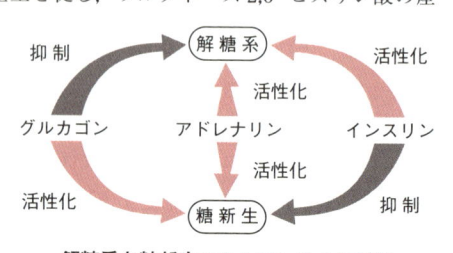

解糖系と糖新生のホルモンによる制御

11・2・5 コリ回路

　コリ回路は無酸素状態での運動などの嫌気的解糖で筋肉中に生じた乳酸の代謝経路である．筋肉で蓄積した乳酸の一部は血中に入り，肝臓に運ばれるが，肝臓では適切な酸素供給があり，NAD$^+$/NADH比が保たれており，乳酸は乳酸デヒドロゲナーゼによりピルビン酸に変換される（図11・8）．肝臓でつくられたピ

図11・8　乳酸のピルビン酸への変換

ルビン酸は糖新生によりグルコースに変換され，これが血流を通じて筋肉に戻され，筋肉の解糖系で使われる．このような筋肉，肝臓間の乳酸とグルコースの循環によりコリ回路が進行している（図11・9）．

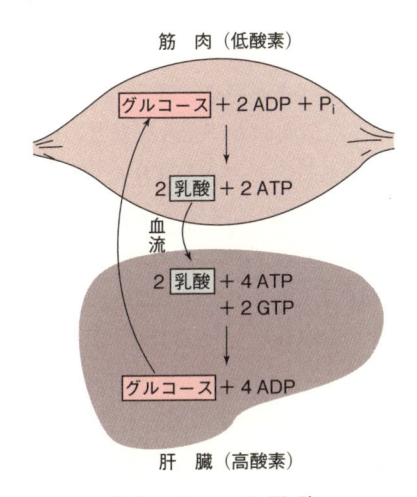

図11・9　コリ回路

　コリ回路があるので無酸素状態で運動を行う筋肉でのATP合成の代謝負担は一部が肝臓に移される．これは生理学的に重要なことである．乳酸が肝臓へ移行することで乳酸の蓄積による筋肉のpH低下も抑えられ，筋肉へのATPの供給も一定に保たれる．

重要な用語

アセチルCoA	解糖系	グルコース-アラニン回路	コリ回路
ATP	クエン酸回路	ニン回路	糖新生
NAD$^+$	グリコーゲン	嫌気的解糖	ピルビン酸
NADH	グルコース		

11・3 ペントースリン酸回路

1 ペントースリン酸回路の機能は，① NADPH（還元剤）の供給，② リボース 5-リン酸（R5P，核酸生合成に必要）の供給，③ キシルロース 5-リン酸（Xu5P，グルクロン酸経路に必要）の供給である．

2 ペントースリン酸回路はつぎの三つのステップで成り立つ．(1) 酸化反応による NADPH とリブロース 5-リン酸（Ru5P）の生成，(2) Ru5P の異性化とエピマー化による R5P と Xu5P の生成，(3) C_2 および C_3 単位での相互転移反応．

3 ペントースリン酸回路はグルコース-6-リン酸デヒドロゲナーゼ（G6PD）によって調節される．

11・3・1 ペントースリン酸回路の機能と特徴

ペントースリン酸回路もグルコースを分解する細胞質における経路だが，ATP生産のためではなく，グルコースはペントースリン酸回路で代謝されても ATP を生じない．

ペントースリン酸回路のおもな機能は三つある．
1) 還元剤としての"NADPH の供給"
2) 核酸および各種ヌクレオチドの生合成に必要な"リボース 5-リン酸の供給"
3) グルクロン酸経路に必要な"キシルロース 5-リン酸の供給"

脂肪酸やコレステロールの合成および光合成などの還元的生合成には ATP だけでなく **NADPH** が必要である．この NADPH を生産するのがペントースリン酸回路である．NADH は酸化反応の補酵素であるのに対し，NADPH は還元的生合成に用いられる補酵素であり，細胞内で両者がきちんと区別されている．実際，細胞内では［NAD^+］/［NADH］比はおよそ 1000 であり代謝物質を酸化するのに都合がよい．しかし反対に［$NADP^+$］/［NADPH］比はおよそ 0.01 であるため還元的生合成に向いている．脂質の合成を盛んに行う組織である肝臓，乳腺，性腺，副腎皮質，脂肪組織などには，この経路の酵素が多く存在している．これらの組織でペントースリン酸回路を介するグルコース酸化が盛んであるのは，この経路の機能である"NADPH の供給"と大きく関係している．肝臓においてはグルコース酸化の約 30 %がペントースリン酸回路によるものである．赤血球は過酸化物の蓄積を防ぐために還元型グルタチオンを必要とする．その供給には NADPH の補給が必須であるので，赤血球においてもペントースリン酸回路は活発である．反対に心筋や骨格筋などでは NADPH をあまり必要としないため，この回路の活性はきわめて低い．

11・3・2 ペントースリン酸回路の代謝経路

ペントースリン酸回路を図 11・10 に示す．ペントースリン酸回路は，大きく三つのステップに分けられる．各ステップおよび全体の反応を次式に表す．

1) $3\,G6P + 6\,NADP^+ + 3\,H_2O \rightarrow 6\,NADPH + 6\,H^+ + 3\,CO_2 + 3\,Ru5P$
2) $3\,Ru5P \rightarrow R5P + 2\,Xu5P$
3) $R5P + 2\,Xu5P \rightarrow 2\,F6P + GAP$

計 $3\,G6P + 6\,NADP^+ + 3\,H_2O \rightarrow 6\,NADPH + 6\,H^+ + 3\,CO_2 + 2\,F6P + GAP$

NADPH: ニコチンアミドアデニンジヌクレオチドリン酸（還元型）

NADH: ニコチンアミドアデニンジヌクレオチド（還元型）

G6P: グルコース 6-リン酸
Ru5P: リブロース 5-リン酸
R5P: リボース 5-リン酸
Xu5P: キシルロース 5-リン酸
F6P: フルクトース 6-リン酸
GAP: グリセルアルデヒド 3-リン酸

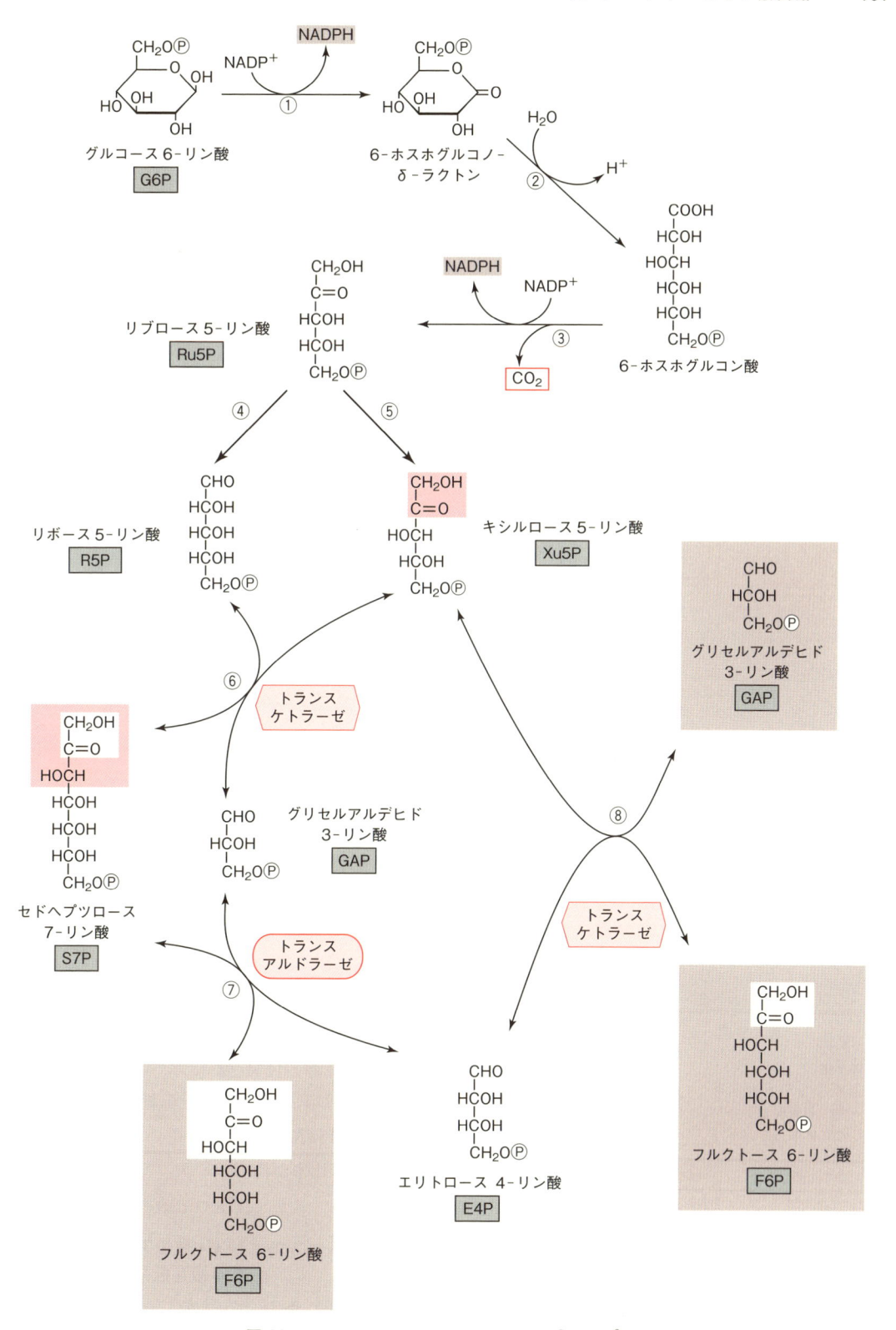

図 11・10 ペントースリン酸回路　Ⓟ: PO_3^{2-}.

ペントースリン酸回路のそれぞれのステップについての代謝の流れを図11・11にまとめて示した.

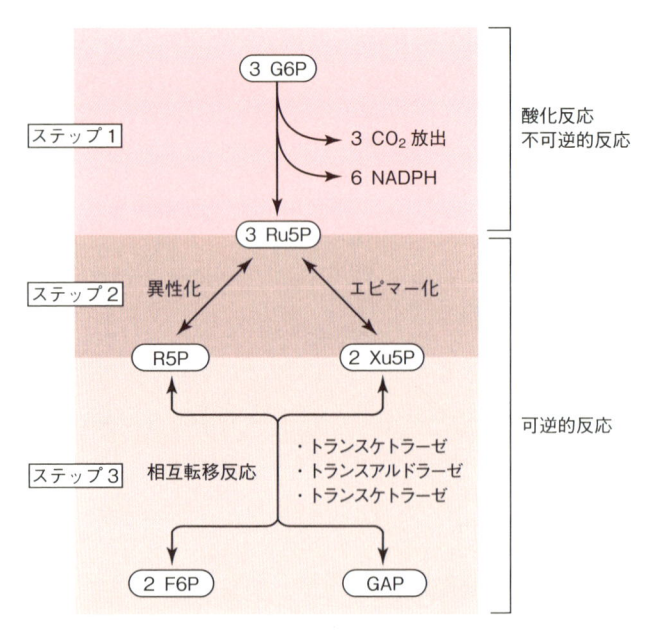

図11・11 ペントースリン酸回路の流れ

a. ステップ1（図11・10①〜③）―― 酸化反応によるNADPHと
リブロース5-リン酸（Ru5P）の生成

ペントースリン酸回路の出発物質であるグルコース6-リン酸（G6P）は, 解糖系の反応によりグルコースから生成されるか, またはグリコーゲンの加リン酸分解によって生じるグルコース1-リン酸（G1P）から生成される. ペントースリン酸回路の最初の3反応〔G6Pから6-ホスホグルコノ-δ-ラクトン（①）, 6-ホスホグルコン酸を経てRu5Pが生成される（②, ③)〕で, G6P 1分子からNADPHが2分子生成される. ペントースリン酸回路の酸化段階はRu5Pの生成で終わる. ステップ1の反応は不可逆的である.

b. ステップ2（図11・10④,⑤）―― **Ru5Pの異性化とエピマー化による**
リボース5-リン酸（R5P）とキシルロース5-リン酸（Xu5P）の生成

Ru5Pから異性化によりR5Pが生成され（④）, または, エピマー化によりXu5Pが生成される（⑤）. R5PとXu5Pの生成比率は, その細胞にどちらが必要であるのかによって決定される. R5Pは核酸の生合成に用いられるため, DNA合成が盛んな細胞ではR5Pが生成される比率が高い. 一方, NADPHだけが必要な場合は, Xu5P：R5P＝2：1で生成され, ステップ3へと進む.

c. ステップ3（図11・10⑥〜⑧）―― C_2 および C_3 単位での
一連の相互転移反応（図11・12）

R5P（C_5, 1分子）とXu5P（C_5, 2分子）から, C_2単位, またはC_3単位での転移が起こり, 最終的にフルクトース6-リン酸（C_6, F6P）2分子とグリセルアルデヒド3-リン酸（C_3, GAP）1分子が生成される. このステップ3において重

エピマー化: 二つ以上の不斉炭素原子をもつ化合物の, 一つの不斉炭素原子についての立体配置が逆転すること.

要な働きをしているのが**トランスケトラーゼ**と**トランスアルドラーゼ**という2種類の酵素である．トランスケトラーゼはC_2単位の転移を触媒し，トランスアルドラーゼはC_3単位の転移を触媒する．まず，トランスケトラーゼがTPP（チアミン二リン酸）を補酵素として用いてXu5P（C_5）のC_2単位をR5P（C_5）に転移させ，GAP（C_3）とセドヘプツロース7-リン酸（S7P，C_7）が生成される（⑥）．つぎに，トランスアルドラーゼによって，S7P（C_7）のC_3単位をGAP（C_3）に転移させ，エリトロース4-リン酸（E4P，C_4）とF6P（C_6）が生成される（⑦）．さらに，このE4P（C_4）にもう1分子のXu5P（C_5）から第二のトランスケトラーゼ反応によってGAP（C_3）ともう1分子のF6P（C_6）が生成され（⑧），最終的にF6P 2分子とGAP 1分子が生じたことになる．F6PおよびGAPはいずれも解糖系の中間生成物である．

ステップ2～3の反応は可逆的であり，細胞の需要に合わせて生成物が決定される．

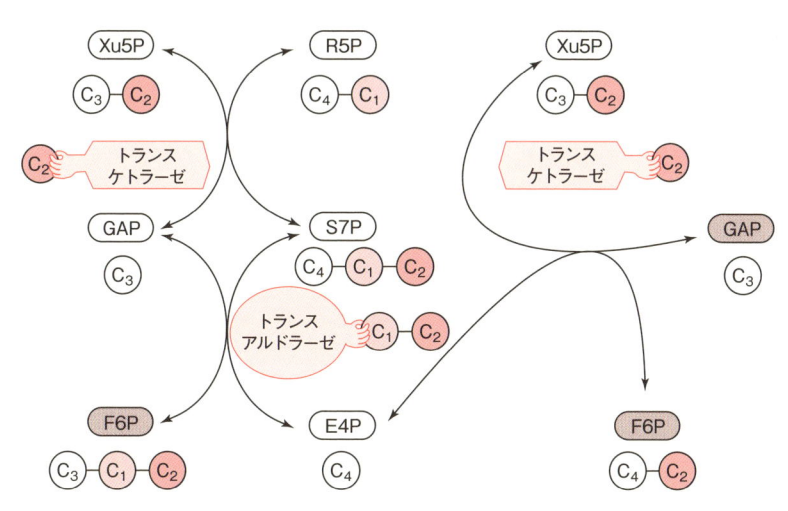

図11・12 トランスケトラーゼおよびトランスアルドラーゼの働き

11・3・3 ペントースリン酸回路の調節

ペントースリン酸回路は解糖系の側路として存在している．図11・13に示したように，解糖系の中間物質であるG6PからRu5Pへ，さらにR5PとXu5Pを経てF6PとGAPが生成され再び解糖系へとつながる．また，ペントースリン酸回路の生成物であるNADPHは脂質合成などの還元的生合成へ，R5Pは核酸合成へと供給され，一方Xu5Pはグルクロン酸経路＊（グルコース代謝経路の一つで，解毒作用に関与している）から供給される．たとえばNADPHが必要な場合はトランスケトラーゼとトランスアルドラーゼが働き，Ru5PからR5P，Xu5Pを経てGAPとF6Pへ流れ，解糖系や酸化的リン酸化で消費されたり，糖新生経路で再びG6Pを生成したりする．また細胞が核酸合成などのためにR5Pを必要とする場合は，反対にGAPとF6Pが解糖系から供給され，トランスケトラーゼと

＊ ウロン酸回路ともよばれる．

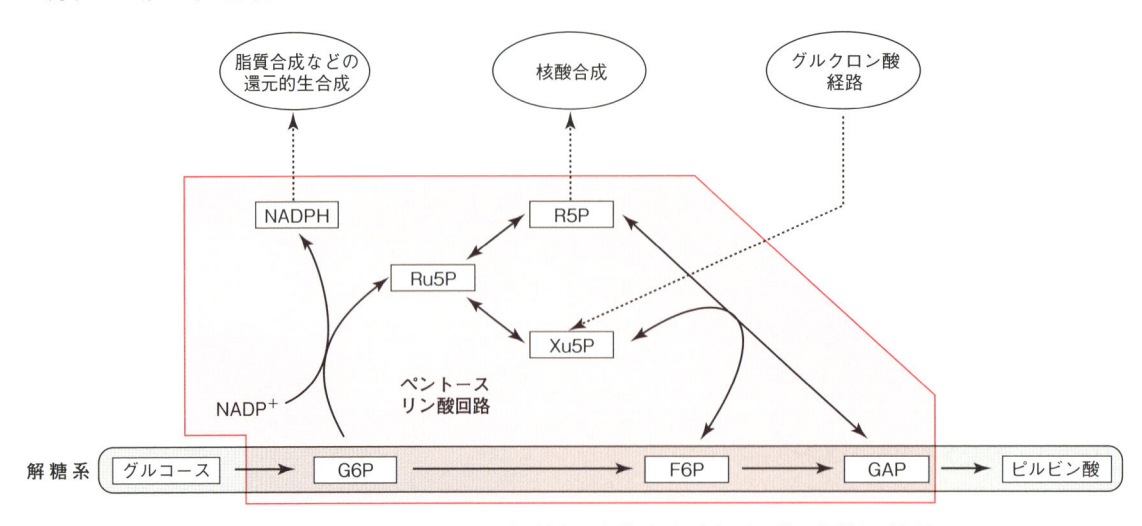

図 11・13　ペントースリン酸回路（赤）と解糖系（灰色）その他の代謝との関係

トランスアルドラーゼ反応を逆行して R5P を生成する．

　ペントースリン酸回路は，**グルコース-6-リン酸デヒドロゲナーゼ（G6PD）**反応の速度によって調節されている．G6PD 反応は G6P からペントースリン酸回路へと進む最初の酵素反応（図 11・10 ①）である．この酵素触媒によって $NADP^+$ から NADPH が生成されるため，この反応は基質となる $NADP^+$ の濃度によって制御される．この G6PD 活性はペントースリン酸回路において必須であり，G6PD 欠乏による G6PD 欠損症も報告されている．

グルコース-6-リン酸デヒドロゲナーゼ欠損症：遺伝的にこの酵素活性が低いと，溶血性貧血の一つの型を生じる．また NADPH を十分に供給できないため，酸化的障害に弱いといわれている．ヒトの酵素欠損症としては最多（およそ4億人）である．

11・4 クエン酸回路

1. グルコース1分子が，解糖系，クエン酸回路，さらに電子伝達系によって完全に酸化されることにより，肝臓，心臓，腎臓では38分子，それ以外の臓器では36分子のATPが生成される．
2. ピルビン酸からアセチルCoAの合成は，3種の酵素と5種の補酵素から成るピルビン酸デヒドロゲナーゼ複合体が触媒する．
3. クエン酸回路は，糖質，脂質，タンパク質といった三大栄養素からのエネルギー回収を行う．同時に，それらの合成に必要な原料分子も供給している．
4. クエン酸回路は，エネルギーが十分なとき（ATP上昇時）には回路の酵素活性が抑制され，エネルギーが不足しているとき（ADP上昇時）には酵素活性が促進される．

11・4・1 クエン酸回路の機能とエネルギー生産

クエン酸回路は，真核細胞ではミトコンドリアのマトリックスに存在する．解糖系の最終産物であるピルビン酸がミトコンドリア内でアセチルCoAへと酸化され，さらにクエン酸回路で最終的な酸化反応を受ける．糖だけでなく脂質およびアミノ酸もアセチルCoAを経て，クエン酸回路で炭素部分が完全に酸化されてCO_2となる．一方，それぞれの酸化の過程で引き出された水素（電子）は，電子伝達系に移りATPを生成する．グルコース1分子が好気的条件化で，解糖系，クエン酸回路，さらに電子伝達系によって完全に酸化されることにより，肝臓，心臓，腎臓では38分子，それ以外の臓器では36分子（解糖系からもたらされる8または6分子，クエン酸回路からもたらされる30分子）のATPが生成される．

このようにクエン酸回路は，糖質，脂質，タンパク質といった三大栄養素からのエネルギー回収の役割を担っている．またエネルギー供給に加えて，糖新生，アミノ基転移，脱アミノ反応，脂肪酸の生合成などへの原料分子も供給しており，クエン酸回路は細胞の代謝経路の中枢であるといえる．

1) ピルビン酸からアセチルCoAを経て，2) クエン酸回路を一回りした際の反応式を以下に示す．

1) ピルビン酸 + H_2O + NAD^+ ⟶ アセチルCoA + CO_2 + NADH + H^+
2) アセチルCoA + $2H_2O$ + $3NAD^+$ + FAD + GDP ⟶
$2CO_2$ + 3NADH + $3H^+$ + $FADH_2$ + GTP
合計　ピルビン酸 + $3H_2O$ + $4NAD^+$ + FAD + GDP ⟶
$3CO_2$ + 4NADH + $4H^+$ + $FADH_2$ + GTP

電子伝達系によって（NADH+H^+）1分子からATP3分子，$FADH_2$1分子からATP2分子が生成されるため，グルコース1分子から解糖系によって生成されるピルビン酸は2分子であるため，グルコース1分子から解糖系で得られるATP8分子に加えて，最終的にATPは38（8+30）分子得られることになる．ただし，解糖系で生成された（NADH+H^+）はミトコンドリア外（細胞質）からミトコンドリア内に輸送されるが，肝臓，心臓，腎臓では，リンゴ酸-アスパラ

クエン酸回路: TCA回路（トリカルボン酸回路）またはこの回路の発見者の名にちなんでクレブス(Krebs)回路ともいわれる．

ギン酸シャトルにより（NADH+H$^+$）としてミトコンドリア内に輸送されるのに対し，その他の臓器ではグリセロリン酸シャトルにより FADH$_2$ として輸送されるため，肝臓，心臓，腎臓では ATP が 38（8+30）分子得られるが，その他の臓器では 36（6+30）分子得られることになる（図 11・14）．

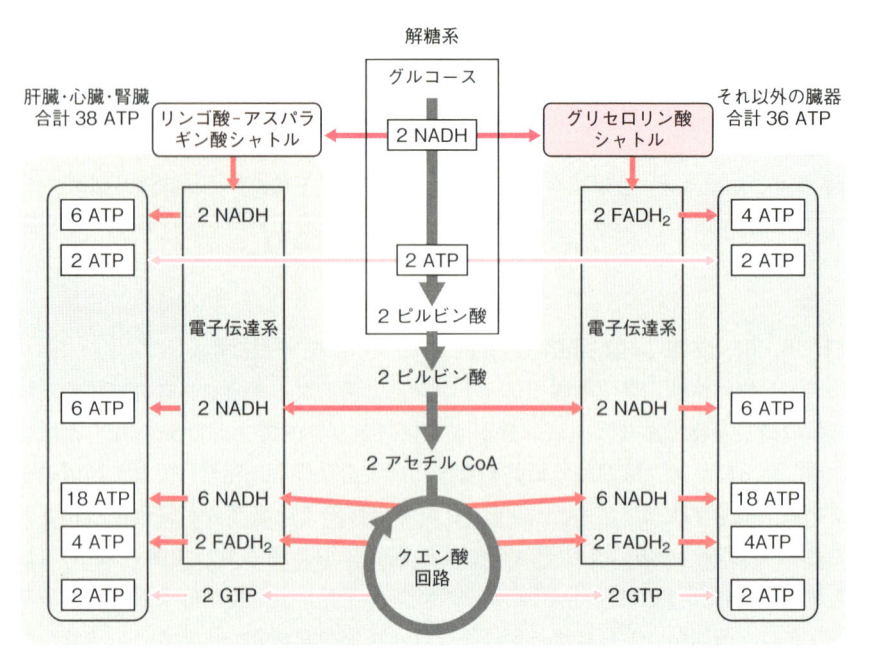

図 11・14 解糖系からクエン酸回路にかけてのエネルギー生産 灰色の部分はミトコンドリア内を示す． ⟶ 電子伝達系を介する酸化的リン酸化， ⟶ 基質準位のリン酸化．

11・4・2 ピルビン酸からアセチル CoA の合成

グルコースは解糖系によりピルビン酸へと変化し，さらにアセチル CoA を経てクエン酸回路へと代謝されていく．ここではまず，ピルビン酸からアセチル CoA への変換について述べる．

ピルビン酸の酸化的脱炭酸によりアセチル CoA が合成される．この反応を触媒しているのが 3 種の酵素と 5 種の補酵素から成る酵素複合体である**ピルビン酸デヒドロゲナーゼ複合体**である．構成している三つの酵素は，ピルビン酸デヒドロゲナーゼ（E$_1$），ジヒドロリポアミド S-アセチルトランスフェラーゼ（E$_2$），ジヒドロリポアミドデヒドロゲナーゼ（E$_3$）であり，五つの補酵素は，チアミン二リン酸（TPP），リポ酸，CoA，FAD，NAD$^+$ である（図 11・15）．このような多酵素複合体は，反応の触媒効率を高めるように進化したかたちと考えられる．ピルビン酸デヒドロゲナーゼ複合体 5 連続反応によって実質は以下の反応を触媒する．

ピルビン酸 + CoA + NAD$^+$ ⟶ アセチル CoA + CO$_2$ + NADH

5 連続反応（図 11・15）について以下に説明する．

反応①：ピルビン酸デヒドロゲナーゼ（E$_1$）が，TPP を補酵素としてピルビン酸を脱炭酸してヒドロキシエチル-TPP 中間体を生成する．

反応②：ジヒドロリポアミド S-アセチルトランスフェラーゼ（E_2）が，リポアミドを補因子として中間体のヒドロキシエチル基をリポアミドが受取り，TPPは再生される．

反応③：E_2 の触媒によってアセチル基転移反応が起こり，アセチル基が CoA へ転移し，アセチル CoA が生成する．

反応④：反応③で生じたジヒドロアミド型 E_2 を，ジヒドロリポアミドデヒドロゲナーゼ（E_3）が FAD を補因子として再酸化し，リポアミド型に再生する．

反応⑤：還元型 E_3 が NAD^+ によって酸化され NADH が生成する．

これら一連のピルビン酸の酸化反応は**不可逆的**である．

図 11・15　ピルビン酸デヒドロゲナーゼ複合体の反応

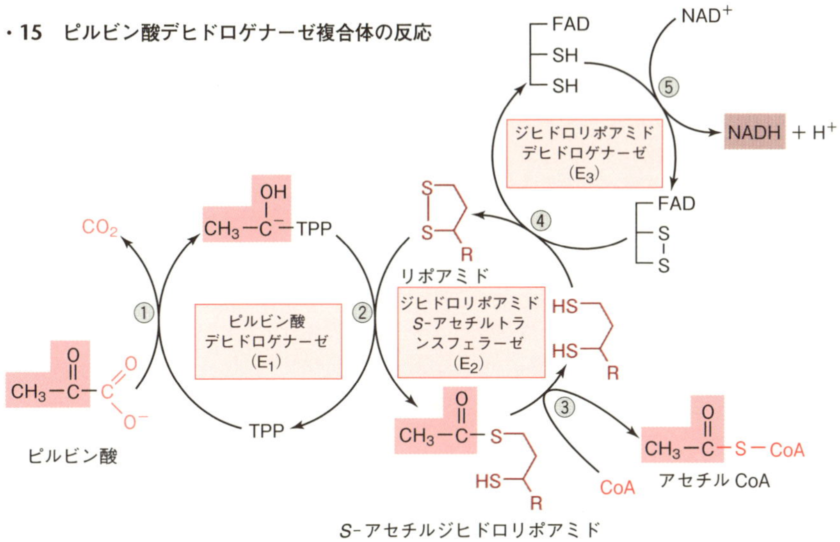

11・4・3　クエン酸回路の代謝酵素による反応（図 11・16）

クエン酸回路の反応は，真核細胞ではミトコンドリアに局在している酵素による反応である．糖質，脂肪酸，アミノ酸の最終的な酸化を行う代謝系であり，さまざまな生合成経路に原料を供給している．

❶ **クエン酸シンターゼ**　アセチル CoA とオキサロ酢酸の縮合を触媒し，クエン酸を生成する．**不可逆的反応**である．

❷ **アコニット酸ヒドラターゼ（アコニターゼ）**　クエン酸から cis-アコニット酸を介してイソクエン酸への可逆的異性化を触媒する．クエン酸から脱水して cis-アコニット酸となり，再び二重結合に水（H^+ と OH^-）が付加してイソクエン酸となる[*1]．**可逆的反応**である．

❸ **イソクエン酸デヒドロゲナーゼ**[*2]　イソクエン酸の酸化的脱炭酸によって 2-オキソグルタル酸を生成する．この反応により CO_2 と NADH が生じる．**不可逆的反応**である．

❹ **2-オキソグルタル酸デヒドロゲナーゼ複合体**[*3]　2-オキソグルタル酸（α-ケト酸の一種）の酸化的脱炭酸を触媒し，スクシニル CoA を生成する．この反応によりこの回路における 2 番目の CO_2 と NADH が生じる．**不可逆的反応**で

[*1] H^+ と OH^- の付き方は 4 通り考えられるが，アコニット酸ヒドラターゼは立体特異的に付加してイソクエン酸だけを生じる．

[*2] この酵素は，補因子として Mn^{2+} または Mg^{2+} を必要とする．

[*3] この酵素もピルビン酸デヒドロゲナーゼ複合体と同様に多酵素複合体であり，E_1: 2-オキソグルタル酸デヒドロゲナーゼ，E_2: ジヒドロリポアミド S-スクシニルトランスフェラーゼ，E_3: ジヒドロリポアミドデヒドロゲナーゼ（ピルビン酸デヒドロゲナーゼ複合体の E_3 と同一）で構成される．触媒メカニズムもピルビン酸デヒドロゲナーゼ複合体と同様である．

*1 この酵素反応は可逆的であるため，この名称はコハク酸→スクシニル CoA の反応から命名されたもの．

*2 哺乳類では GTP であるが，植物や細菌などでは ATP が生成される．ATP と GTP はヌクレオシド二リン酸キナーゼで速やかに相互変換する．
GTP + ADP ⇄
　　　　　　　GDP + ATP

❺ **スクシニル CoA シンテターゼ**[*1]（コハク酸チオキナーゼ）　スクシニル CoA のもつ高エネルギーを最終的に GTP[*2] のかたちで保存し，コハク酸を放出する．このスクシニル CoA シンテターゼによる基質準位のリン酸化反応によって GTP が生成される．**可逆的反応**である．

❻ **コハク酸デヒドロゲナーゼ**　この酵素だけがミトコンドリア内膜に結合して存在している．（クエン酸回路の他の酵素はすべてミトコンドリアマトリックスに局在している．）コハク酸を立体特異的に脱水素してフマル酸を生成する．**可逆的反応**である．この酵素は，基質となるコハク酸と構造がよく似ているマロン酸で強く阻害される．この酵素には FAD が共有結合しており反応を助けている．この酵素反応によって生成される $FADH_2$ はミトコンドリアの膜の電子伝達系によって再酸化されて FAD に戻り，つぎのサイクルで再び利用される．このためこの酵素がミトコンドリア内膜に結合して存在しているのは都合がよい．

❼ **フマル酸ヒドラターゼ**（フマラーゼ）　フマル酸の二重結合に水を付加してリンゴ酸を生成する．**可逆的反応**である．

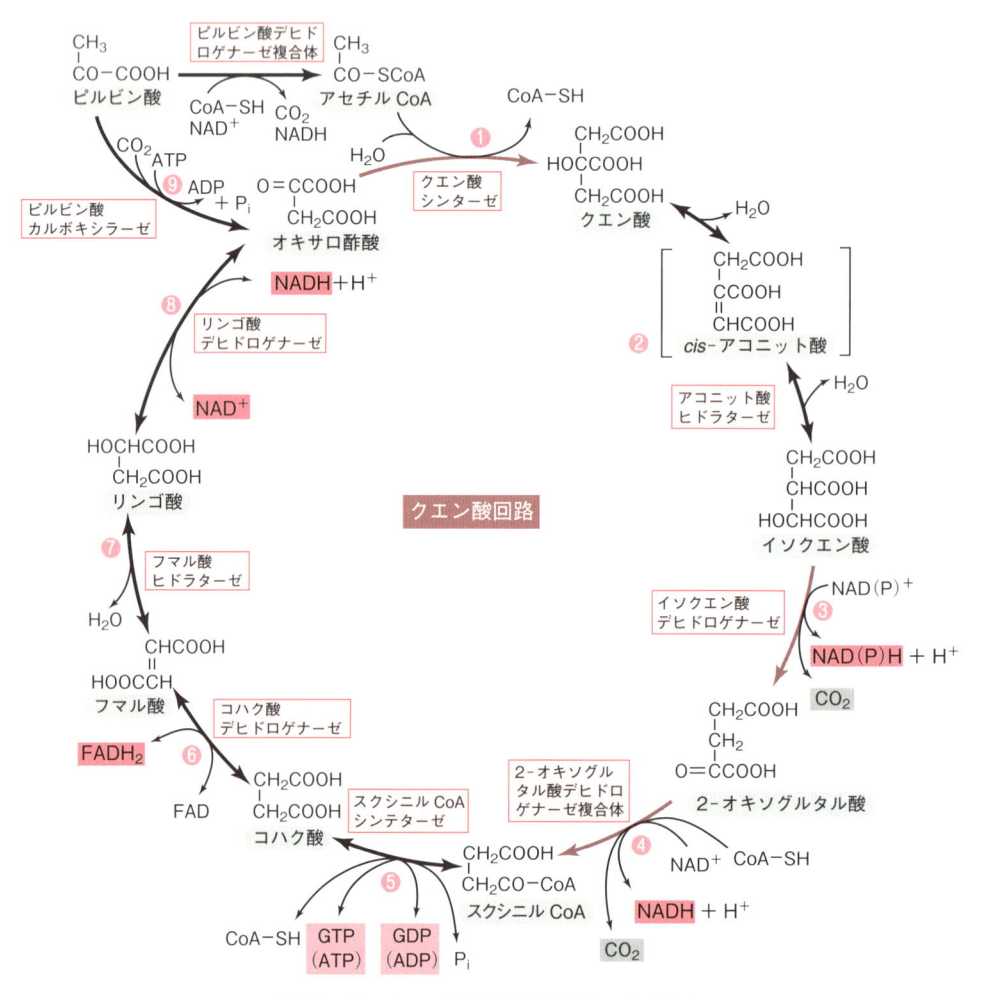

図 11・16　クエン酸回路の代謝酵素による反応

❽ **リンゴ酸デヒドロゲナーゼ** クエン酸回路の最終反応であり，リンゴ酸からオキサロ酢酸を再生する．リンゴ酸のヒドロキシ基がNAD^+で酸化されることによって，オキサロ酢酸とこの回路3番目のNADHが生成される．**可逆的反応**である．

❾ **ピルビン酸カルボキシラーゼ** 絶食時など糖新生[*1]が行われる際に，ピルビン酸からグルコースへの変換の最初の反応として，ピルビン酸からオキサロ酢酸が生成される．オキサロ酢酸はミトコンドリア内膜を通過できないためさらにリンゴ酸に変換され（❽）ミトコンドリア内に輸送される．この反応はおもに肝臓や腎臓で起こる．生成されたオキサロ酢酸は，クエン酸回路でも利用される．

[*1] §11・2参照.

以上（❶〜❽）の酵素反応を経てクエン酸回路を一回転することによって，オキサロ酢酸1分子とアセチルCoA 1分子からオキサロ酢酸1分子が再生され，アセチル基の炭素原子（C）に由来するCO_2（2分子）が生成される．さらに，アセチルCoAの水素原子（H）はすべてNAD^+とFADの還元反応に消費され，その間に高エネルギー化合物であるGTPが1分子生成される．

11・4・4　クエン酸回路と他の代謝系との関係（図11・17）

クエン酸回路は，食物（糖質，脂質，タンパク質）の酸化分解反応の最終段階であると同時に，回路における中間体が他のさまざまな生体成分の生合成経路へ原料を提供する役割も果たしている．つまりクエン酸回路は異化と同化の両面性をもつ代謝経路である．

a. クエン酸回路中間体から原料を供給される代謝

糖，脂肪酸，アミノ酸などの合成にクエン酸回路の中間体が利用される．

① オキサロ酢酸はリンゴ酸を経て糖新生によりグルコースとなる．またアスパラギン酸といったアミノ酸合成にも利用される．
② アセチルCoAはクエン酸を経て再びアセチルCoAから脂肪酸やコレステロールが合成される．
③ 2-オキソグルタル酸からはグルタミン酸が生成され，さらにそこから他のさまざまなアミノ酸やプリンヌクレオチドが合成される．
④ スクシニルCoAはポルフィリンに取込まれる．
⑤ フマル酸はアスパラギン酸の前駆体である．

b. クエン酸回路中間体の補充を行う代謝

① オキサロ酢酸はピルビン酸とCO_2から生成される．さらにアミノ酸からアミノ基転移によっても生成される．
② 2-オキソグルタル酸もまたアミノ酸から可逆的アミノ基転移によって生成される[*2]．
③ スクシニルCoAは奇数炭素鎖脂肪酸およびイソロイシン，バリン，メチオニンから生成される．
④ フマル酸はアスパラギン酸，チロシン，フェニルアラニンから生成される．

[*2] 図13・2も参照.

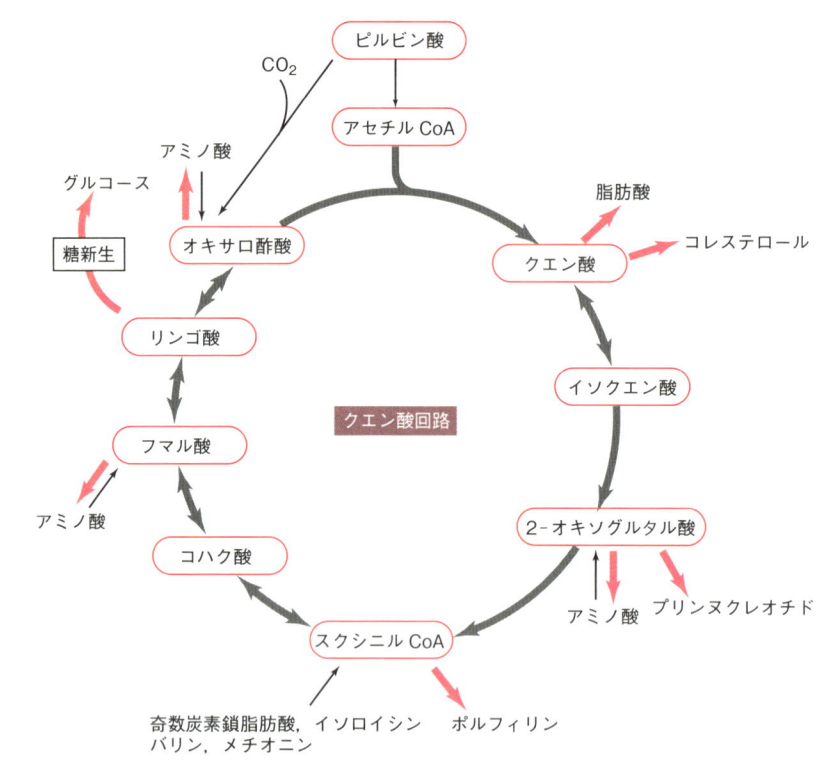

図 11・17 クエン酸回路と他の代謝系との関係

11・4・5 クエン酸回路の調節

クエン酸回路の流量の調節に大きくかかわるものは，ピルビン酸デヒドロゲナーゼ複合体，クエン酸シンターゼ，イソクエン酸デヒドロゲナーゼ，2-オキソグルタル酸デヒドロゲナーゼ複合体が触媒する4反応（すべて不可逆的反応）である．いくつかの酵素が協調してこの回路の代謝調節を行っていると考えられる．最も重要な調節因子はこの回路の基質であるアセチル CoA とオキサロ酢酸，そして生成物である NADH である．

a. ピルビン酸デヒドロゲナーゼ複合体　　E_1（ピルビン酸デヒドロゲナーゼ）の**リン酸化**（活性抑制）/**脱リン酸**（活性促進）によって調節される．このリン酸化/脱リン酸反応を触媒する酵素反応をインスリン，ピルビン酸，ADP，Ca^{2+} などが調節する．これにより，アセチル CoA の供給量を調節している．また生成物であるアセチル CoA と NADH がこの酵素活性を阻害する．

b. クエン酸シンターゼ　　ミトコンドリア内の ATP 量の増加によって阻害される．またスクシニル CoA が，基質であるアセチル CoA と競合するため活性を阻害する．生成物であるクエン酸によっても阻害を受ける．さらに NADH でも阻害される．反対に NAD^+，ADP で活性化される．

c. イソクエン酸デヒドロゲナーゼ　　クエン酸シンターゼと同様に NADH および ATP で阻害され，NAD^+ および ADP で活性化される．また Ca^{2+} によっても活性化される．

d. 2-オキソグルタル酸デヒドロゲナーゼ複合体　　クエン酸シンターゼ，イ

ソクエン酸デヒドロゲナーゼと同様に NADH および ATP で阻害され，NAD$^+$ および ADP で活性化される．また，生成物であるスクシニル CoA によって阻害される．

つまり，クエン酸回路の調節としてはエネルギーが十分なとき（ATP 上昇時）には回路中の酵素活性が抑制され，反対にエネルギーが不足しているとき（ADP 上昇時）には活性が促進される．

ヒトにおいてクエン酸回路にかかわる酵素の遺伝的な欠損などの異常についての報告はほとんどされていないので，もし異常があった場合は正常な生育ができず，クエン酸回路は生体内の代謝の中心的役割を担っていると考えられる．

活 性 酸 素

活性酸素は酸素分子が部分的に還元されて生成する非常に反応性の高い酸素である．活性酸素はさまざまな生体成分と反応して，1) 殺菌作用による生体防御という生体にとって都合のよい働きと，2) 生体分子に酸化的損傷を与えるというよくない働きも示すという両面性をもっている（図）．2) の作用に対しては，酸化防止のシステムが存在するので，活性酸素が生じても直ちに傷害をもたらすわけではない．

1) 生体防御反応　細菌の感染などに対する生体防御システムの一つとして，**食作用**がある．食作用とは，細菌などの顆粒状の物質を細胞内に取込む（つまり食べる）過程をいう．取込んだ細菌を殺すのに力を発揮するのが活性酸素である．この食作用は，おもに白血球の一種である好中球で行われる．食作用のためのエネルギー源としては，解糖系とクエン酸回路によって生成する ATP が用いられる．食作用の際には，NADPH オキシダーゼ系が活性化して活性酸素がつくられるので酸素の消費が増加する．基質となる NADPH はペントースリン酸回路から供給される．活性酸素としては**スーパーオキシドアニオン**（O_2^-），**ヒドロキシルラジカル**（・OH），**過酸化水素**（H_2O_2），**一重項酸素**（$^1O_2$）がある．まず，NADPH オキシダーゼの働きによって O_2 から O_2^- が産生され，さらに H_2O_2 や・OH が生成される．また好中球内のミエロペルオキシダーゼの作用により H_2O_2 から次亜塩素酸イオン（ClO$^-$）がさらに生成され，より強い殺菌作用を発揮する．

2) 酸化的損傷と抗酸化反応　活性酸素は，一方で活性酸素のあまりにも高い反応性のために，さまざまな生体分子に対して酸化的損傷を与えるという一面も併せもつ．酸化的損傷を受ける生体分子には，生体膜を構成するリン脂質や DNA などがある．このため，活性酸素の攻撃によってさまざまな機能傷害が起こる．パーキンソン病やアルツハイマー病などは，ミトコンドリアの酸化的損傷を伴っているといわれている．また活性酸素による酸化的損傷が老化現象とも関連していると考えられている．

一方，生体では，活性酸素による酸化的損傷を防ぐための**抗酸化**システムも働いている．O_2^- や・OH などの**フリーラジカル**を壊すものを**抗酸化剤**とよび，ビタミンやポリフェノールなど食品中に含まれているものも多い．活性酸素に対する防御において重要な働きをするのが**スーパーオキシドジスムターゼ**（SOD）である．SOD は O_2^- の H_2O_2 への変換を触媒する．さらにカタラーゼやグルタチオンペルオキシダーゼによって H_2O_2 を H_2O や O_2 へと分解する．このようにして活性酸素を分解し，生体分子に酸化的損傷を与えるのを防ぐ．

活性酸素は両刃の剣

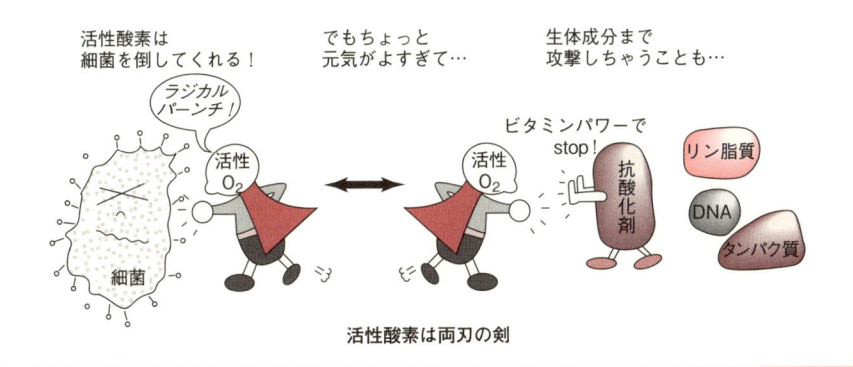

11・5　電子伝達系と酸化的リン酸化

■ 電子伝達系と酸化的リン酸化が共に働いて，解糖系やクエン酸回路によって生じた（NADH+H$^+$）やFADH$_2$を用いてATPを生成する．

11・5・1　電子伝達系と酸化的リン酸化の機能

電子伝達系と酸化的リン酸化は，解糖系やクエン酸回路などによって生じた（NADH+H$^+$）やFADH$_2$を用いて高エネルギー化合物であるATPを生成する機構である．

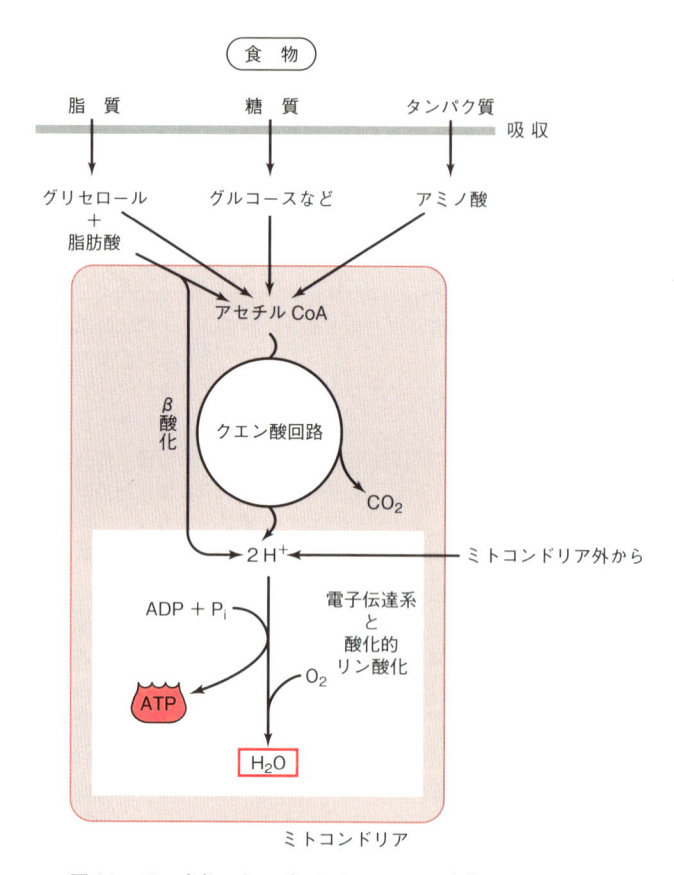

図11・18　食物エネルギーからATPへの変化

1) **電子伝達系**: 食物として摂取された糖質，脂質，タンパク質が消化吸収された後，アセチルCoAを経てクエン酸回路から生成される電子（H$^+$），または脂肪酸のβ酸化反応などから生成される電子（H$^+$）を最終的にO$_2$に渡してH$_2$Oにする系．
2) **酸化的リン酸化**: 電子伝達系に伴い遊離されるエネルギーを利用してADPと無機リン酸（P$_i$）からATPを生成する系．

この二つの系が共に働くことで成り立っている（図11・18）．この電子伝達系と酸化的リン酸化はミトコンドリアの内膜で行われている．

11・5・2 電子伝達系

電子伝達系（**呼吸鎖**ともいわれる）は前述した通りミトコンドリア内膜に存在する．NADH はミトコンドリア膜を通過できないため，細胞質中で解糖系などから生成された NADH はグリセロリン酸シャトル[*1]やリンゴ酸−アスパラギン酸シャトル[*2]などの特別な機構を利用してミトコンドリア内に入る．

電子伝達系では，酸化還元電位の低い方から高い方へ（つまり電子を受取りやすい方へ）電子が渡されていく．NADH や $FADH_2$ の酸化で生じる電子は，四つの複合体（Ⅰ〜Ⅳ）を経て ATP の生成と共役する（図 11・19）．

酸化還元に共役して H^+ の輸送を行っているのは以下の三つの複合体である．

　　　複合体Ⅰ：NADH−CoQ[*3] オキシドレダクターゼ
　　　複合体Ⅲ：CoQ−シトクロム c オキシドレダクターゼ
　　　複合体Ⅳ：シトクロム c オキシダーゼ

それぞれ多数のサブユニットから成る．

NADH の酸化は，NADH の電子が NADH から複合体Ⅰを経て CoQ へ，そして複合体Ⅲを経てシトクロム c へ，さらに複合体Ⅳへとつぎつぎと渡される．そして複合体Ⅳで電子を O_2 に渡して H_2O にする．ここで電子の伝達は完了する．

　　　複合体Ⅱ：コハク酸−CoQ オキシドレダクターゼ

は，前述したクエン酸回路中の酵素，コハク酸デヒドロゲナーゼを中心としてその他三つの小さなサブユニットから成る．つまり複合体Ⅱ中のコハク酸デヒドロゲナーゼの反応により生成される $FADH_2$ はここから電子伝達系へと入っていく．なお，複合体Ⅱは H^+ 輸送は行っていない．

NADH の酸化には複合体Ⅰ，Ⅲ，Ⅳが関与し，3 分子の ATP を生産する．一方，$FADH_2$ の酸化には複合体Ⅱ，Ⅲ，Ⅳが関与し，2 分子の ATP を生産する[*4]．

[*1] 筋肉などにおいてミトコンドリア内膜に結合した酵素の FAD/$FADH_2$ 変換を利用して電子を送込む．

[*2] 肝臓，心臓，腎臓などにおいて，リンゴ酸からオキサロ酢酸を経てアスパラギン酸へ変換し，さらにリンゴ酸まで戻る過程で，電子だけをミトコンドリアに送込む．

[*3] **CoQ**: 補酵素 Q，ユビキノンともよばれ，ミトコンドリア内膜の膜リン脂質層に存在する．

[*4] **P/O 比**: 1 原子の酸素が還元されるときに ATP がいくつ生成されるのかを示す値．NADH の酸化では P/O 比は 3 となり，$FADH_2$ の酸化では P/O 比は 2 となる．

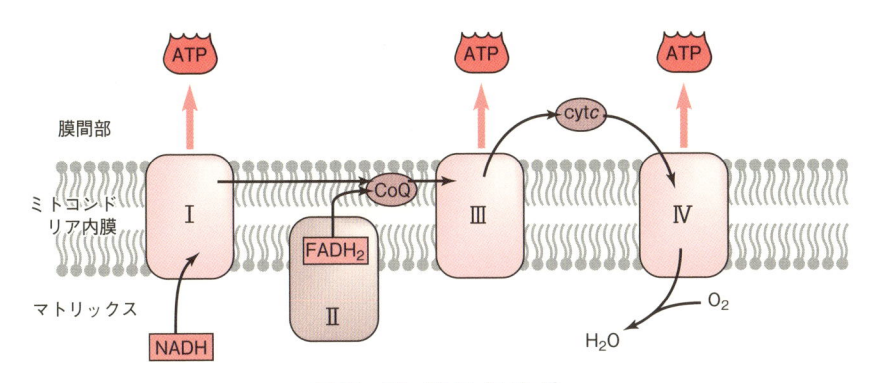

図 11・19 電子伝達系

11・5・3 酸化的リン酸化と化学浸透圧説

酸化的リン酸化は，電子伝達系において放出された自由エネルギーを利用してADP と無機リン酸（P_i）から ATP を合成する機構である．この機構のメカニズムは，**化学浸透圧説**（P. Mitchell, 1961）によって説明されている（図 11・20）．一連の電子伝達の際に，電子が複合体Ⅰ，Ⅲ，Ⅳを通過するとき，ミトコンドリ

アの内膜の内側（マトリックス）から外側（ミトコンドリア内膜と外膜の間；膜間部）へ H^+ がくみ出される．そのため H^+ 濃度がミトコンドリア内膜を挟んで内側で低くなり，外側で高くなるという電気化学的プロトン濃度勾配ができる．電子（$2e^-$）が複合体 I，III，IV をそれぞれ通過するごとに各複合体で 1 分子の ATP 合成に必要なプロトン濃度勾配が生じる．このプロトン濃度勾配によって蓄えられた自由エネルギーが ATP 合成に利用される．つまり，くみ出された H^+ がミトコンドリアマトリックスへと逆流する過程と ATP 合成とがともに起こる．一方，プロトン濃度勾配を解消する薬剤（脱共役剤）を用いると，ATP が生産されない電子伝達が起こる．

ATP 合成酵素: プロトンポンプ ATP シンターゼ，F_1F_0-ATP アーゼともいわれる．

* プロトン輸送と共役して起こる反応は，ATP 合成酵素のほかにも植物の光リン酸化やミトコンドリアの Ca^{2+} の能動輸送などがある．

重要な用語

アセチル CoA
ATP
NADPH
$FADH_2$
クエン酸回路
グルコース
グルコース 6-リン酸
グルコース 6-リン酸デヒドロゲナーゼ
酸化的リン酸化
電子伝達系
トランスアルドラーゼ
トランスケトラーゼ
ピルビン酸
ペントースリン酸回路

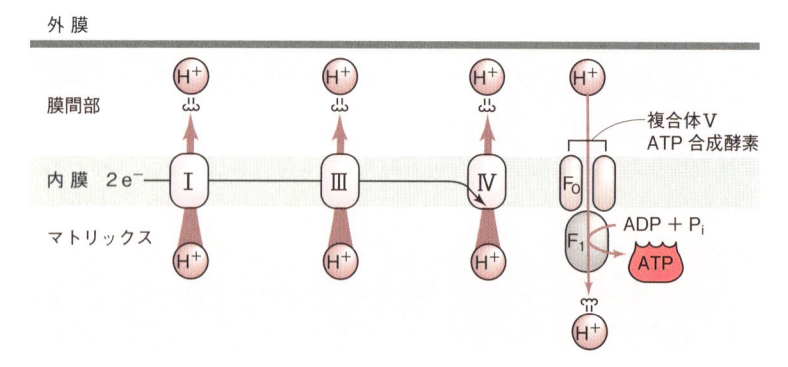

図 11・20 酸化的リン酸化

酸化的リン酸化反応を触媒するのが **ATP 合成酵素**である．これは複合体 V としてミトコンドリア内膜に結合したかたちで存在する．ATP 合成酵素は，F_1 と F_0 とよばれる二つの部分から成り，F_1 はマトリックス側へと出ている部分で強い ATP アーゼ活性をもち，F_0 は内膜を貫通している部分でプロトンの通過するチャンネルをもつ（図 11・20）．H^+ は膜間部から F_0（チャンネル）部分を通りマトリックスの F_1 部分で ATP が合成される*．

酸化的リン酸化による ATP の合成速度は，体内の ATP の需要によって制御される．つまり，ミトコンドリア内の [NADH]/[NAD^+] 比，[$FADH_2$]/[FAD] 比，[ATP]/[ADP][P_i] 比，またプロトン駆動力の大きさなどが影響する．

11・6 その他の糖代謝

1. グリコーゲンはグルコースがα1→4結合で連なった糖鎖に分枝をα1→6結合で出し，それも枝分かれして巨大な網状構造をしている．
2. グリコーゲンはグリコーゲンシンターゼと1,4-α-グルカン分枝酵素が順次働いて合成される．ほとんどすべての組織で合成されるが，肝臓と筋肉で特に盛んに合成される．
3. グリコーゲンは糖鎖末端からホスホリラーゼによりグルコース1-リン酸がつぎつぎに切り離される．分枝点からグルコースが4個になったところで脱分枝酵素が働き，三つのグルコース残基は他の糖鎖末端に転移し，分枝部のグルコース残基はグルコースとして遊離する．
4. グリコーゲンは合成と分解の経路が異なっていて，巧妙な代謝調節が行われている．合成系の律速酵素はグリコーゲンシンターゼであり，分解系の律速酵素はホスホリラーゼが律速酵素である．アドレナリンやグルカゴンによってこれらの酵素の活性化，不活性化が行われて代謝調節される．
5. ガラクトースは3種類の酵素（ガラクトキナーゼ，ガラクトース-1-リン酸ウリジルトランスフェラーゼ，UDPグルコース4-エピメラーゼ）の働きでUDPグルコースとなる．
6. フルクトースはケトヘキソキナーゼ，アルドラーゼの働きで，ジヒドロキシアセトンリン酸になり解糖系に入る．
7. マンノースは腸管から吸収されないので栄養にならない．しかし，細胞内でフルクトース6-リン酸から合成されたマンノースはタンパク質中のアスパラギン酸と結合して糖タンパク質となる．

11・6・1 グリコーゲンの合成と分解

a. グリコーゲンの構造　グリコーゲンはグルコースがα1→4結合で連なった糖鎖におよそ3単位おきに分枝をα1→6結合で出している．この分枝はグルコースが12～18個連なっているが，それも枝分かれして全体として巨大な網状

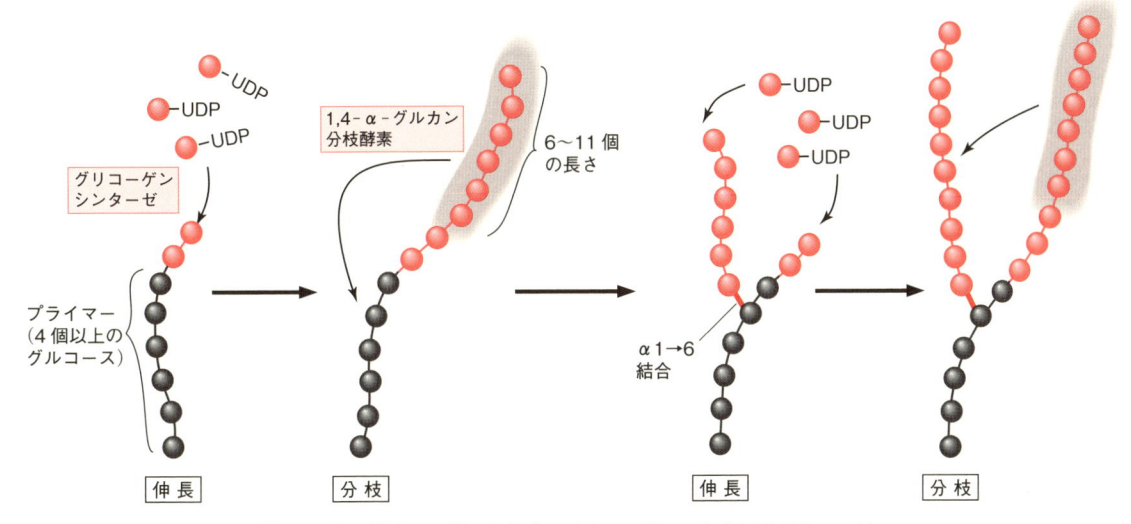

図11・21　グリコーゲンの合成　グリコーゲンの合成にはグリコーゲンシンターゼと1,4-α-グルカン分枝酵素が順次働いて行われる．

構造を形成している．およそ3万個のグルコースから成るので，分子量は500万に達し，電子顕微鏡で球状顆粒として見ることができる．

b. グリコーゲンの合成 グリコーゲンは**グリコーゲンシンターゼ**によって糖鎖がα1→4結合で伸びていく反応と，**1,4-α-グルカン分枝酵素**によるα1→6結合の分枝が形成される反応という，2種類の酵素の共同作用によって合成される（図11・21）．出発点ではグルコースがα1→4結合で4個以上付いたプライマーが必要である．グルコースはグルコース6-リン酸，グルコース1-リン酸を経てUTPと結合し，UDPグルコースとなってグリコーゲンに取込まれる．ほとんどすべての組織でグリコーゲンの合成が行われるが，肝臓と筋肉で特に盛んである．

UTP: ウリジン三リン酸
UDP: ウリジン二リン酸

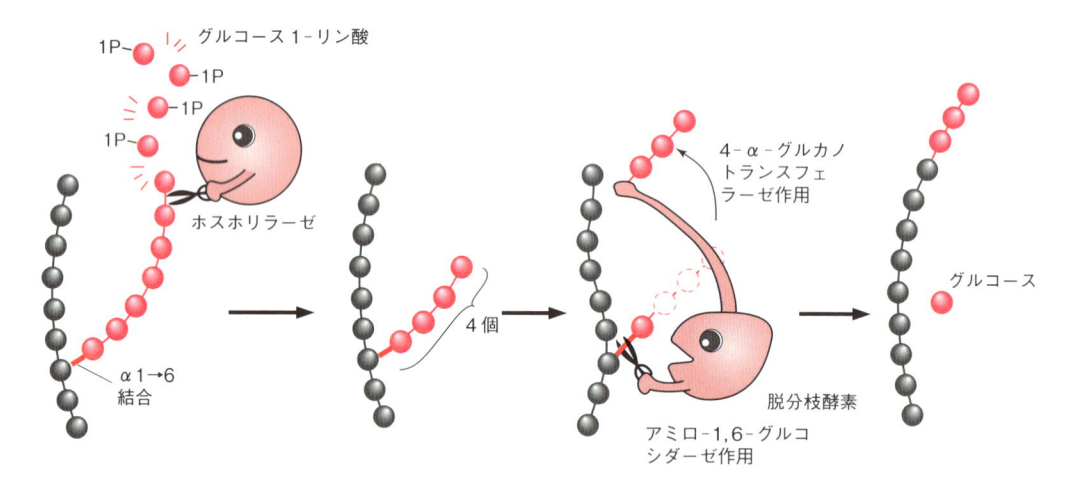

図11・22 **グリコーゲンの分解** ホスホリラーゼによりグリコーゲンは糖鎖末端からグルコース1-リン酸がつぎつぎに切り離される．分枝点からグルコースが4個になったところで脱分枝酵素が働き，3グルコース残基は他の糖鎖末端に転移し，分枝部のグルコース残基はグルコースとして遊離する．

肝臓と筋肉におけるグリコーゲン代謝の役割は違う: 肝臓のグリコーゲンは血糖値を一定に保つ貯水池のような役割をもつ．筋肉のグリコーゲンは解糖系を経てATPを生産することにより運動時のエネルギー源となっている．

c. グリコーゲンの分解 グリコーゲンは合成系とは別の経路で分解される（図11・22）．**ホスホリラーゼ**によって糖鎖の末端からグルコース1-リン酸が切り出されるが，分枝部にあるα1→6結合から4グルコース残基を残したところで停止する．ここでは4-α-グルカノトランスフェラーゼが働いて，3グルコース残基を主鎖の非還元末端に移してα1→4結合でつなぐ．残った枝はアミロ-1,6-グルコシダーゼによって分解され，1個のグルコースが遊離する．二つの活性は一つのペプチドの上に存在し，枝分かれをなくすのでこのタンパク質は**脱分枝酵素**とよばれる．分枝が消失すると再びホスホリラーゼが作用する．したがってグリコーゲンの分解は2種類の酵素タンパク質の共同作業である．グルコース1-リン酸は，肝臓ではグルコース6-リン酸になり，グルコースとなって血中に放出される．筋肉その他の組織ではグルコース6-リン酸からフルクトース6-リン酸を経て解糖系に入り，エネルギー産生に使われる．

律速酵素: 一連の反応において全体としての速度を決める段階を触媒する酵素．

d. グリコーゲンの代謝調節 グリコーゲンは合成と分解の経路が異なっていて，巧妙な代謝調節が行われている．合成系ではグリコーゲンシンターゼが律

速酵素で，リン酸化されると不活性型になり，脱リン酸により活性型に変わる．分解系ではホスホリラーゼが律速酵素であり，リン酸化されると活性型になり，脱リン酸により不活性型になる．**アドレナリンやグルカゴン**はグリコーゲンシンターゼを不活性型にし，ホスホリラーゼを活性型にすることによってグリコーゲンの分解を促進する*．

* §10・4・2 参照．

11・6・2 ガラクトースの代謝

a. ガラクトースの構造　ガラクトース（右図）はグルコースの構造異性体で4位のヒドロキシ基の付き方が異なっている．食物の中ではラクトースとして含まれているが，小腸の刷子縁のラクターゼ*によりガラクトースとグルコースに分解され，腸管壁細胞を通して吸収される．

b. ガラクトースからグルコースへの変換　ガラクトースは水に溶かしておいてもグルコースにはならない．**ガラクトキナーゼ，ガラクトース-1-リン酸ウリジリルトランスフェラーゼ，UDPグルコース4-エピメラーゼ**という3種類の酵素が共同して働く必要がある（図11・23）．

ガラクトースはガラクトキナーゼによってATPからリン酸基を受取って**ガラクトース1-リン酸**になる．ガラクトース-1-リン酸ウリジリルトランスフェラーゼはUDPグルコースのUDPとガラクトース1-リン酸のリン酸基を交換して，前者はグルコース1-リン酸，後者は**UDPガラクトース**になる．UDPガラクトースにUDPグルコース4-エピメラーゼが働くと4位のエピマー化が起こって**UDPグルコース**に変わる．この際，NADが補酵素として使われる．真の

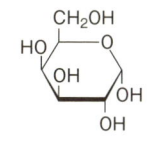

α-D-ガラクトピラノース

* ラクターゼ欠損症の乳児ではラクトースを分解できず，ガラクトースとして吸収することはできないため下痢を起こす．

ガラクトース血症

ガラクトースをグルコースに変換する3種類の酵素のいずれかが欠損すると血中のガラクトース濃度が上昇し，**ガラクトース血症**となる．先天性の代謝異常であり，ガラクトキナーゼ欠損症とガラクトース-1-リン酸ウリジリルトランスフェラーゼ欠損症が多い．UDPグルコース4-エピメラーゼの欠損症は臨床症状がほとんど出ないので，偶然見つかったものがあるにすぎない．

ガラクトキナーゼ欠損症ではガラクトースが利用できないことが主たる障害で，ガラクトースから産生されるガラクチトールが水晶体にたまって白内障をもたらす以外に支障はなく致命的ではない．

ガラクトース-1-リン酸ウリジリルトランスフェラーゼ欠損症ではガラクトース1-リン酸が蓄積して細胞毒性を示し，多彩な臨床症状を呈する．嘔吐，下痢，黄疸，肝臓肥大，溶血性貧血，アシドーシス，腎尿細管機能障害，知能障害などがみられる．ガラクチトール蓄積による白内障も認められる．

鑑別診断は血中のガラクトースとガラクトース1-リン酸の定量，赤血球における酵素活性の分析によって行われる．

治療はガラクトースを含まないミルクで育てる食事療法が有効である．ガラクトースを与えなくても，UDPグルコース4-エピメラーゼが正常であるガラクトキナーゼ欠損症やガラクトース-1-リン酸ウリジリルトランスフェラーゼ欠損症ではグルコースからUDPガラクトースが供給されるので，糖脂質や糖タンパク質の合成には支障をきたさない．

意味でガラクトースの構造がグルコースに変わるのはこの UDP グルコース 4-エピメラーゼの段階である．

この 3 段階の酵素反応の中間代謝産物である UDP ガラクトースはラクトースをはじめ，ガラクトースを含む糖脂質や糖タンパク質の合成に用いられる．UDP グルコースは再回転する中間体として重要な役割を果たしている．

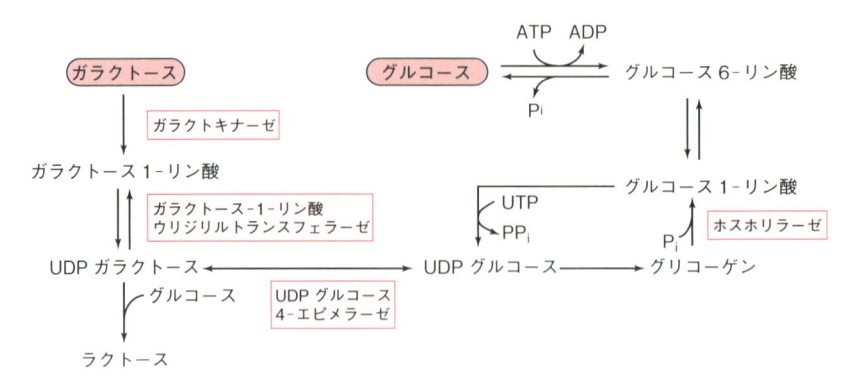

図 11・23　ガラクトースからグルコースへの変換

11・6・3　フルクトースの代謝

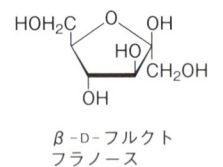

a. フルクトースの構造　フルクトース（左図）はケトヘキソースの一種で，代表的なケトースである．還元力があり，糖類としては最も甘味が強い．単糖としては果実，蜂蜜，哺乳動物の精漿中に存在するほか，成人血中にはグルコースの 1/10 くらい含まれている．二糖のスクロース，三糖や多糖のフルクタンなどとしても存在する．

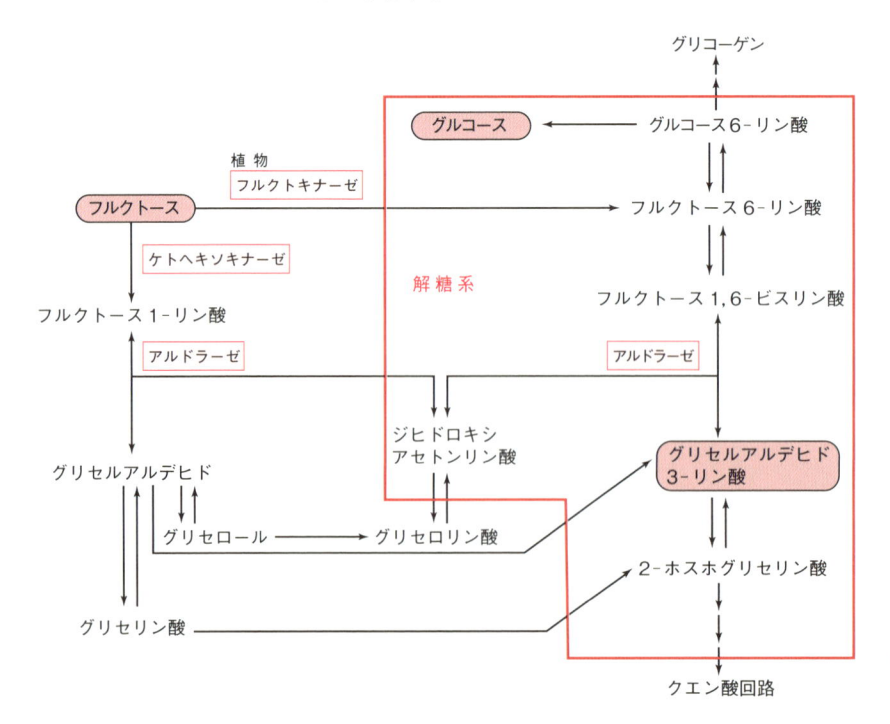

図 11・24　フルクトースからグルコースへの変換

によりフルクトースとグルコースに分解され，腸管壁細胞を通して吸収される．哺乳動物の摂取する炭水化物の 30〜60 % を占めている．食物の中ではスクロースとして含まれているが，小腸の刷子縁のスクラーゼ*1

b. フルクトースからグルコースへの変換　植物ではフルクトキナーゼによりフルクトース 6-リン酸となり，直接解糖系に入るが，動物では**ケトヘキソキナーゼ***2 によって**フルクトース 1-リン酸**となり，ついで**アルドラーゼ**でジヒドロキシアセトンリン酸とグリセルアルデヒドに分解されて解糖系に入る（図 11・24）．このトリオースはエネルギー産生が必要な状況ではクエン酸回路に向かうし，エネルギーが過剰な状況では糖新生経路を通ってグルコースになる．また，グルコース 6-リン酸からグリコーゲンの合成に向かうこともある．

アルドラーゼは解糖系におけるアルドラーゼと同一の酵素である．この酵素は四量体であるが，筋肉，肝臓，脳ではそれぞれ A 型，B 型，C 型アルドラーゼとよばれている．筋肉では細胞質タンパク質の 5 % はアルドラーゼである．A 型アルドラーゼは脳でも発現していて，C 型アルドラーゼと 1：1 の割合で存在する．

c. フルクトースの代謝異常　**特発性フルクトース尿症**ではケトヘキソキナーゼが欠損しているので，フルクトースの摂取後，血糖が高くなるが，そのほかは無症状である．

遺伝性フルクトース不耐症では B 型アルドラーゼが欠損していて，フルクトース摂取後に低血糖が起こり，頑固な嘔吐で体重増加が不良となる．乳幼児が長い間フルクトース摂取を続けていると死に至ることがある．肝臓における B 型アルドラーゼの欠損のためにフルクトース 1-リン酸が細胞内に蓄積し，無機リン酸と ATP の不足をきたす．

11・6・4　マンノースの代謝

マンノース（右図）はグルコースの構造異性体で 2 位のヒドロキシ基の付き方がグルコースと異なっている．食事としてはコンニャクマンナンのようなホモ多糖として摂取するが，加水分解されて単糖類となったマンノースは腸管から吸収されないので栄養にはならない．

一方，マンノースはタンパク質中のアスパラギン酸と結合して糖タンパク質となり，血液型物質となるなど，われわれの体内で大切な役割を果たしている．こ

*1 **スクラーゼ欠損症**の乳児ではスクロースを分解できず，フルクトースとして吸収することはできないため下痢を起こす．

*2 ケトヘキソキナーゼはフルクトキナーゼとよぶこともあるので，両者を混同しないよう注意する必要がある．

α-D-マンノピラノース

精子とフルクトース

精子はおもなエネルギー源としてフルクトースを用いている．精液中にはフルクトースが 12 mmol/L の濃度で血中のグルコース濃度に匹敵する．このフルクトースは植物由来のフルクトースではなく，精囊の細胞中でグルコースから二段階の酵素反応で合成されたものである．アルドースレダクターゼにより**ソルビトール**になり，ついでソルビトールデヒドロゲナーゼによってフルクトースに変換される．このようにしてできたフルクトースは精子以外の細胞はあまり利用できないので，精子が卵子に達するまでの運動に必要なエネルギーとして保存しておくことができる．

```
フルクトース ──→ フルクトース 6-リン酸
                      ↓
      マンノース 6-リン酸 ──→ マンノース 1-リン酸 ──→ GDP マンノース
                                                        ↓
                                                        ↓
                                                    糖タンパク質
```

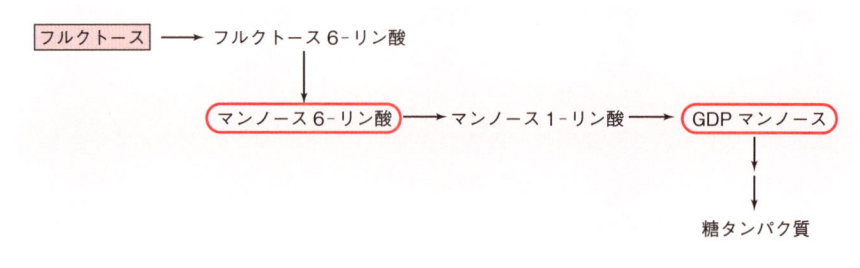

図 11・25 マンノースの利用

のマンノースは食事に由来するのではなく,細胞内でフルクトース 6-リン酸からイソメラーゼによりマンノース 6-リン酸となり,さらに **GDP マンノース**となって糖タンパク質の合成に用いられる(図 11・25).

重要な用語

アドレナリン
グリコーゲン
グリコーゲンシンターゼ
グルカゴン
1,4-α-グルカン分枝酵素
脱分枝酵素
ホスホリラーゼ

12 脂質の代謝

1. 脂肪酸とグリセロールからなるトリアシルグリセロール，リン脂質，コレステロールなどの脂質は，小腸で消化吸収された後，リポタンパク質に取込まれてリンパ管から生体内組織に運ばれ，利用される．
2. リポタンパク質は比重と大きさによってキロミクロン，超低密度リポタンパク質 (VLDL)，低密度リポタンパク質 (LDL)，高密度リポタンパク質 (HDL) に分けられ，食事として摂取した脂質を肝臓まで輸送したり，肝臓で合成された脂質を生体内の各組織に輸送したりする．
3. 脂肪組織では取込まれた脂肪酸はトリアシルグリセロールとなって貯蔵される．エネルギーが必要なときにはホルモン感受性リパーゼによりトリアシルグリセロールから脂肪酸に分解され，血中に放出されて必要な組織に運ばれる．
4. 脂肪酸は細胞のミトコンドリア内で酸化分解され，エネルギー源として使われる．脂肪酸のアシル基は，CoA とカルニチンを相互に受渡すことにより，ミトコンドリア膜を通過することができる．
5. ミトコンドリア内で脂肪酸アシル CoA は β 酸化によってアセチル CoA となる．アセチル CoA はクエン酸回路で完全に酸化される．
6. アセチル CoA が過剰に生成されると，ケトン体が生成される．ケトン体は心臓や骨格筋のエネルギー源として利用できる．脳は脂肪酸をエネルギー源として利用できないが，飢餓状態ではケトン体が重要なエネルギー源となる．
7. 脂肪酸の生合成は，サイトソルで行われ，炭素数 3 のマロニル CoA を縮合させることによって炭素数を二つずつ延長していく．
8. n-6 系のリノール酸と n-3 系のリノレン酸は，哺乳動物では生合成することができないため，食事からとらなくてはならない必須脂肪酸とよばれる．
9. コレステロールは，ヒドロキシメチルグルタリル CoA (HMG-CoA) 還元酵素を律速酵素として，アセチル CoA から合成され，細胞膜構成成分やステロイドホルモンの材料となる．

12・1 脂質の吸収と体内動態（図 12・1）

食物として摂取する脂質の大部分は**トリアシルグリセロール (TG)** で，そのほかに**リン脂質**や**コレステロール**，脂溶性のビタミンなどがある．これらは水に溶けないので，消化，吸収されて体内に入ると，リポタンパク質（図 8・4 参照）のかたちで運ばれる．

TG: triacylglycerol

食後，小腸に達したトリアシルグリセロールは，**胆汁酸**によって乳化されてミセルとなり，**膵リパーゼ**によって **2-モノアシルグリセロールと脂肪酸**に分解さ

表 12・1　ヒト血漿中のリポタンパク質の種類

リポタンパク質	比重	おもなアポリポタンパク質	組成（％） タンパク質	遊離コレステロール	コレステロールエステル	リン脂質	トリアシルグリセロール	脂質計
キロミクロン	＜0.95	B_{48}, E	2	1	3	9	85	98
VLDL	0.95〜1.006	B_{100}, E, CⅡ	8	7	12	18	55	92
LDL	1.006〜1.063	B_{100}	23	8	37	22	10	77
HDL	1.063〜1.210	AⅠ, AⅡ	55	2	15	24	4	45

アポリポタンパク質はリポタンパク質を構成するタンパク質部分で，その種類によってそのリポタンパク質の性質が決まる

リポタンパク質は比重によって分類される．脂質を多く含むほど比重が小さく粒子が大きい

れて小腸上皮細胞に取込まれる．取込まれた脂肪酸とモノアシルグリセロールは細胞内で再びトリアシルグリセロールに再合成されて，リン脂質，コレステロール，**アポリポタンパク質 B（アポ B）**とともに**キロミクロン**粒子を形成し，リンパ管へ放出され，左鎖骨下静脈から血流に入って各組織に運ばれる．血中のキロミクロンは脂肪組織や肝臓，心筋，骨格筋などの細胞表面に存在する**リポタンパク質リパーゼ**の作用を受け，キロミクロン中の約 90％ を占めるトリアシルグリセロールが分解され，生じた脂肪酸が細胞に取込まれる．一方，トリアシルグリセロールが減少したキロミクロンは**キロミクロンレムナント**となり，肝臓に存在する受容体を介して取込まれる．

肝臓では，トリアシルグリセロールとコレステロールを運ぶ**超低密度リポタンパク質（VLDL）**が合成される．VLDLもキロミクロンと同様に末梢細胞表面でリポタンパク質リパーゼにより分解され，**中間密度リポタンパク質（IDL）**を経て**低密度リポタンパク質（LDL）**となる．LDLは肝臓以外の組織細胞にも存在する受容体を介して取込まれる（表 12・1）．

一方，小腸や肝臓でつくられる**高密度リポタンパク質（HDL）**は，アポAⅠを主要アポリポタンパク質とする粒子サイズの小さなリポタンパク質である．末梢細胞から過剰なコレステロールを引抜き，コレステロールエステル転送タンパク質によってLDLとの間でコレステロールエステルとトリアシルグリセロールの交換を行うことによりコレステロール異化の唯一の場である肝臓へ運ぶ．このようなHDLによるコレステロールの肝臓への輸送をコレステロール逆転送系とよぶ．

VLDL: very low-density lipoprotein
IDL: intermediate density lipoprotein
LDL: low-density lipoprotein
HDL: high-density lipoprotein

12・2　脂肪酸の貯蔵と動員

食物をとると，糖質が脂質より優先してエネルギーに使われる．すぐに使わない脂肪酸は，リポタンパク質によって運ばれておもに脂肪組織に取込まれ，トリ

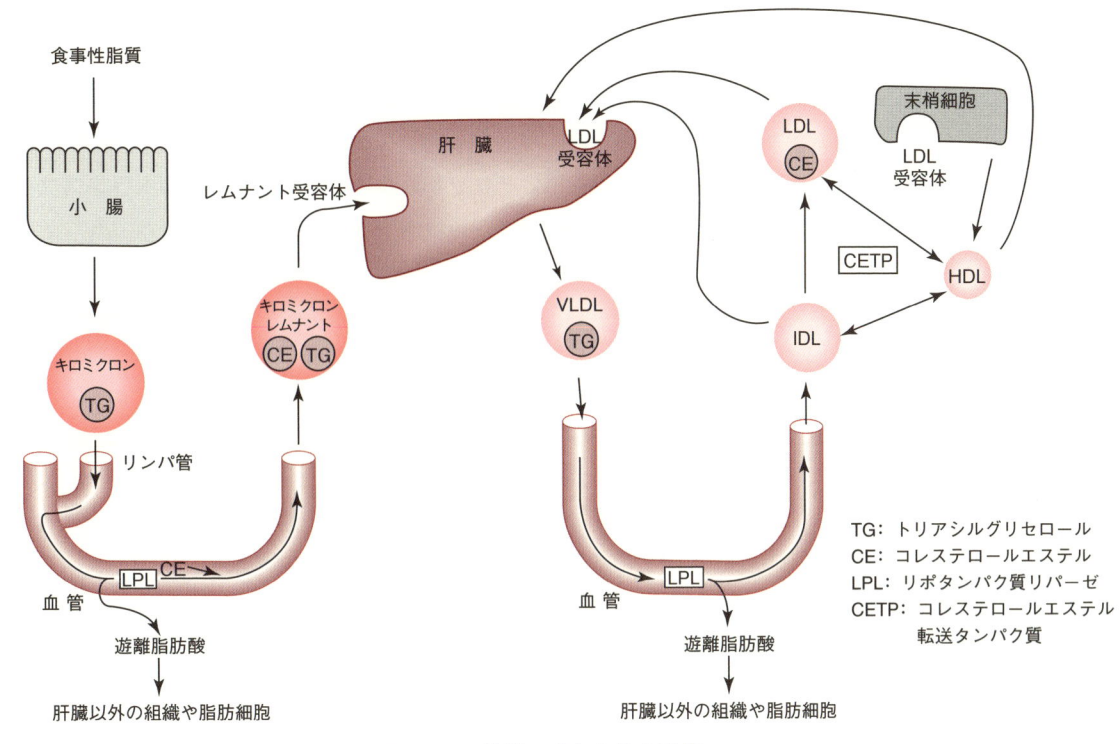

図12・1 脂質の吸収と体内動態

TG: トリアシルグリセロール
CE: コレステロールエステル
LPL: リポタンパク質リパーゼ
CETP: コレステロールエステル転送タンパク質

アシルグリセロールに再合成されて貯蔵される．また糖代謝が活発でエネルギーが過剰な場合には，余剰のアセチルCoAからも脂肪酸が生合成され，トリアシルグリセロールとして蓄えられる*．一方，空腹時などエネルギーの補給が十分でない場合には，脂肪細胞などに蓄えられていた脂肪酸が動員される．脂肪組織のトリアシルグリセロールは**ホルモン感受性リパーゼ**の作用により脂肪酸に分解され，血中に放出されてアルブミンと結合して各組織に運ばれ，エネルギー源として利用される．ホルモン感受性リパーゼはアドレナリン，グルカゴン，副腎皮質刺激ホルモン，甲状腺刺激ホルモン，成長ホルモンなどにより促進され，インスリンによって抑制される．

* 食事由来のキロミクロン中のトリアシルグリセロールは，エネルギーが十分補給されているときは脂肪細胞に蓄積されるが，エネルギーが十分でない場合には，肝臓，心臓，骨格筋などのリポタンパク質リパーゼ活性が上昇して，キロミクロンから遊離脂肪酸を得てエネルギー源にする．

12・3 脂肪酸の分解

12・3・1 脂肪酸の活性化

脂肪酸が体内で利用されるには，まず**アシルCoAシンテターゼ**によって高エネルギー結合をもつCoAエステルであるアシルCoAに変換される必要がある．アシルCoAシンテターゼはミトコンドリア外膜や小胞体膜に存在し，反応はサイトソルで行われる．

$$\text{R-COOH} + \text{CoA} + \text{ATP} \longrightarrow \text{R-CO} \sim \text{S-CoA} + \text{AMP} + \text{PP}_i$$
　　　（脂肪酸）　　　　　　　　　　　（アシルCoA）

12・3・2 ミトコンドリア内への脂肪酸の輸送（図 12・2）

脂肪酸からエネルギーを取出す β 酸化はおもにミトコンドリア内膜の内側で行われる．しかしサイトソルにあるアシル CoA はそのままではミトコンドリア内膜を通過することができないので，いったんアシル基を**カルニチン**に転移する．ミトコンドリア外膜と内膜にはそれぞれ**カルニチンパルミトイルトランスフェラーゼ I と II（CPT I，II）**があり，ミトコンドリア膜間腔で**アシルカルニチン**がつくられる．アシルカルニチンはミトコンドリアの内膜を通過した後，ミトコンドリア内で CPT II によってカルニチンのアシル基が CoA に移され，再びアシル CoA となる．内膜から遊離したカルニチンはミトコンドリア内膜を通って再利用される．

カルニチン：リシンとメチオニンから生合成されるアミノ酸誘導体で，生合成だけでは不足するので主として食事から摂取する必要がある．ただし中鎖脂肪酸はカルニチンを使わずにミトコンドリア内に入る．

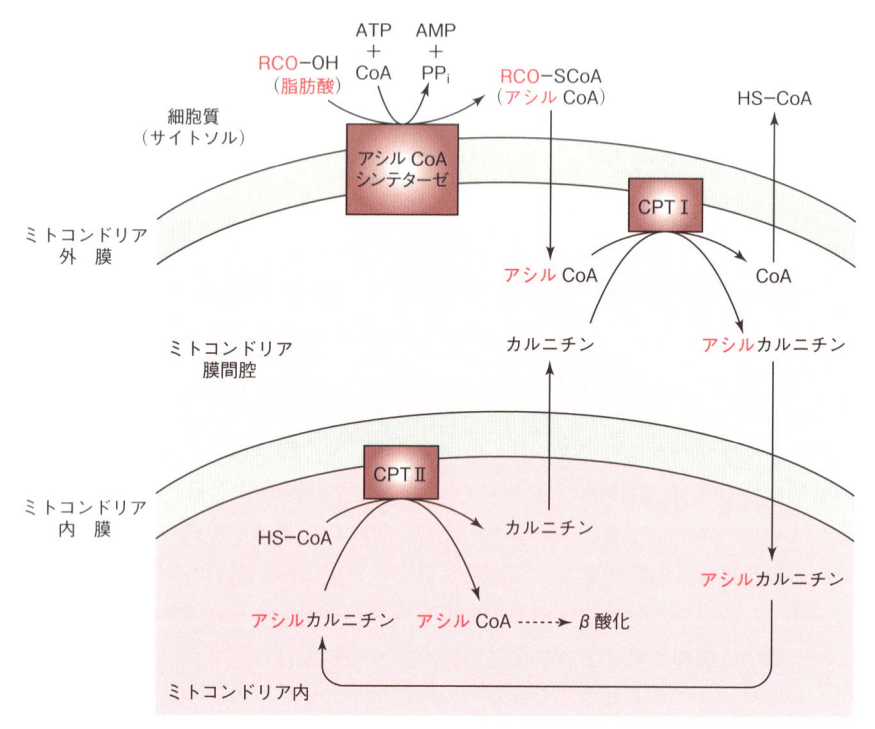

$(CH_3)_3 \overset{+}{N} CH_2 \underset{\underset{OH}{|}}{C}H CH_2 COOH$

図 12・2 脂肪酸のミトコンドリア内への輸送 脂肪酸のアシル基はサイトソルで CoA に渡されてアシル CoA のかたちでミトコンドリア外膜を通る．つぎにカルニチンに渡されてミトコンドリア内膜を通る．ミトコンドリア内で再び CoA に渡されてアシル CoA となり，β 酸化の経路に入る．

12・3・3 β 酸 化（図 12・3）

脂肪酸アシル CoA は，① アシル CoA デヒドロゲナーゼ，② エノイル CoA ヒドラターゼ，③ 3-ヒドロキシアシル CoA デヒドロゲナーゼ，④ アセチル CoA C-アシルトランスフェラーゼの 4 種類の酵素サイクルによる反応で酸化される．このサイクルが 1 回転することによってアシル CoA はアセチル CoA を 1 個放出して，炭素数の二つ少ないアシル CoA になる．この反応は β 位の炭素が酸化されるので，**β 酸化**とよばれる．このサイクルを繰返すことによってアシル CoA はすべてアセチル CoA となり，これはクエン酸回路で完全に酸化され，エネ

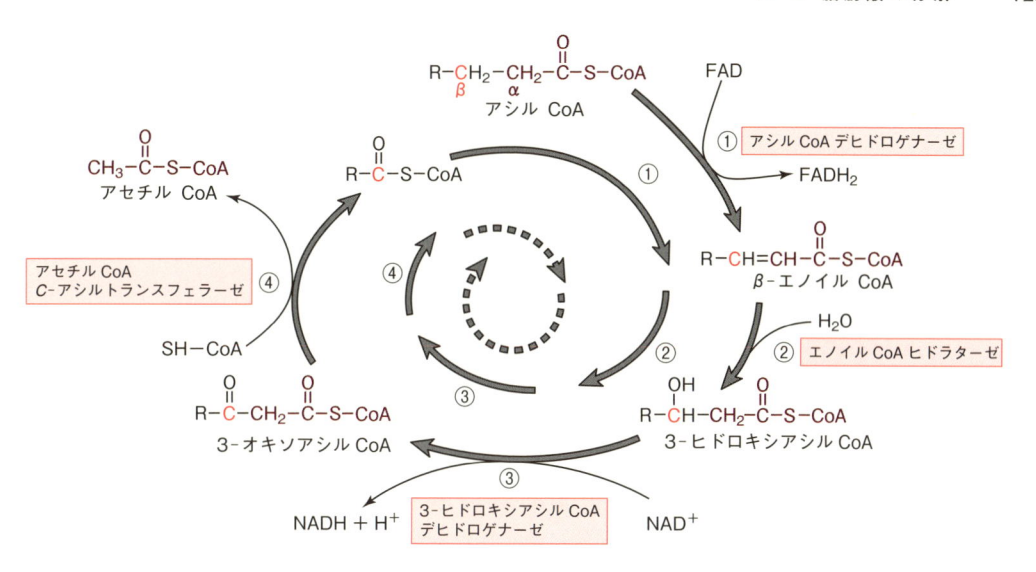

図 12・3　β 酸化による脂肪酸の分解　β 酸化のサイクルが 1 回転するごとに，もとのアシル CoA から 1 個のアセチル CoA が放出され，炭素数が二つ少ないアシル CoA になる．

図 12・4　不飽和脂肪酸の酸化

* 酸化的リン酸化でNADH 1分子から3分子のATP，FADH₂ 1分子から2分子のATPができるとするとパルミチン酸が図12・3の1サイクルで5分子のATPがつくられ，生じたアセチルCoAからクエン酸回路で12分子のATPがつくられる．パルミチン酸のアシル化と生じたAMPをATPに戻すのに，計2分子のATPを消費するので，正味生産されるのは，5×7+8×12−2＝129となる．

ギーとなる．

たとえば炭素数16個のパルミチン酸1分子がβ酸化で分解されると，7回のサイクルで8個のアセチルCoAができる．これらがクエン酸回路で酸化分解されると合計で正味129個のATPが産生されることになり*，36個のATPが産生されるグルコース1分子に比べて大きなエネルギーが得られることがわかる．

β酸化はミトコンドリアだけでなく，ペルオキシソームでも起こるが，アシルCoAはペルオキシソーム膜をそのまま通過できるので，カルニチンを必要としない．代謝はミトコンドリアと同じだが，アシルCoAデヒドロゲナーゼの代わりにアシルCoAオキシダーゼが働く．ペルオキシソームでは，主として炭素数20個以上の長鎖脂肪酸が酸化される．

12・3・4 不飽和脂肪酸の酸化

不飽和脂肪酸も同様に酸化されるが，二重結合の位置によってシス-トランスイソメラーゼとエピメラーゼが働き，飽和脂肪酸と同じようにβ酸化が進行する（図12・4）．

12・3・5 ケトン体の生成

オキサロ酢酸などのクエン酸回路の中間体の量が十分でない場合には，脂肪酸のβ酸化でできるアセチルCoAが過剰になり，肝臓や腎臓ではケトン体を生成

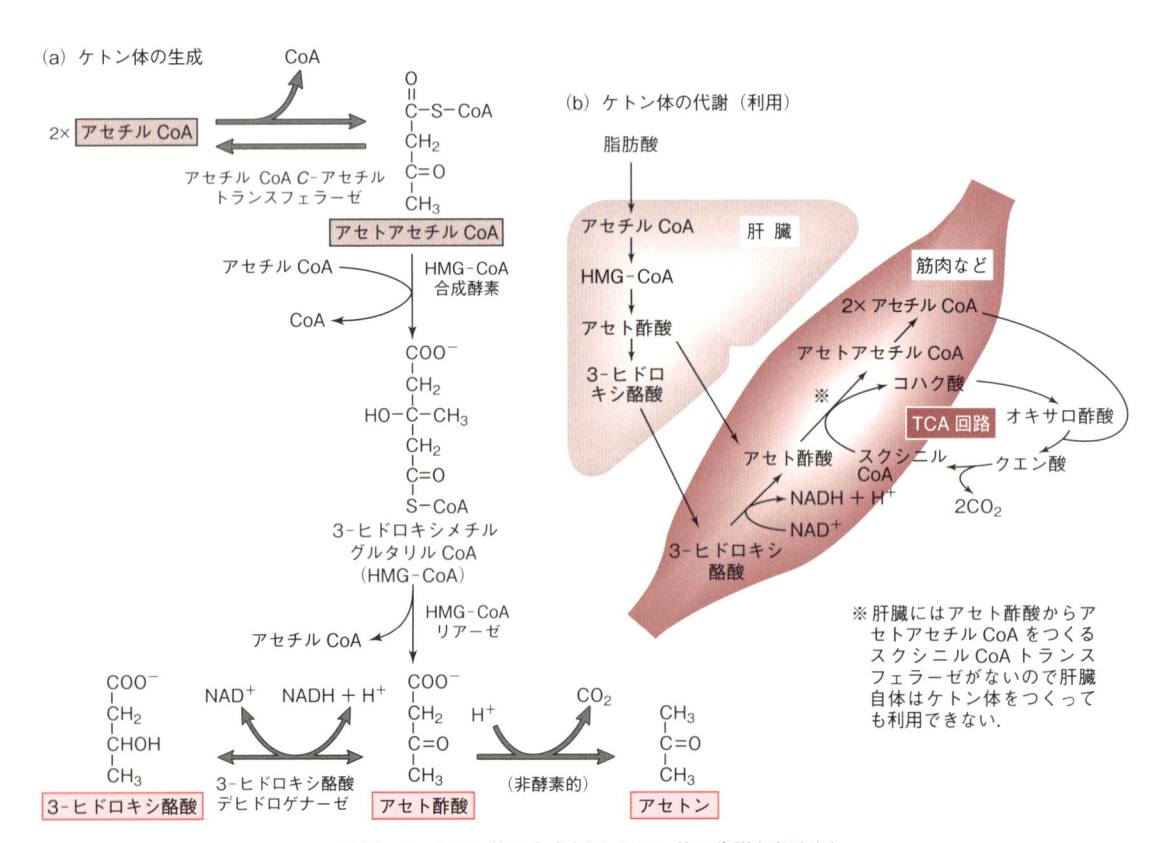

図12・5 ケトン体の生成(a)とケトン体の代謝(利用)(b)

する（図12・5a）．ケトン体とは**アセト酢酸**，**D-3-ヒドロキシ酪酸**とアセトンのことで，これらは各組織に運ばれ，心臓や骨格筋の重要なエネルギー源となる（図12・5b）．特に，脳は通常，脂肪酸をエネルギー源として利用できないが，飢餓状態では脂肪酸分解によるケトン体を重要なエネルギー源とする．

糖尿病ではインスリンが不足しているので糖質が細胞に十分に取込まれず，細胞はエネルギー源として糖質より脂肪酸を利用するため，血中のケトン体が増えて**ケトーシス**となる．さらに悪化すると**アシドーシス**になる．

12・4 脂肪酸の生合成

脂肪酸の生合成はβ酸化の逆反応ではなく，異化と同化は別経路である．脂肪酸の合成はサイトソルで行われ，アセチル CoA を直接利用するのではなく，

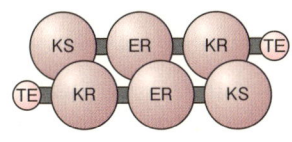

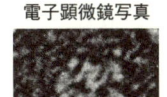

(a) 脂肪酸合成酵素二量体の立体構造

電子顕微鏡写真

KS: オキソアシルシンターゼ
　　（ケトアシルシンターゼ）
KR: オキソアシルレダクターゼ
　　（ケトアシルレダクターゼ）
ER: エノイルレダクターゼ
TE: チオエステラーゼ

(b) 脂肪酸の合成反応

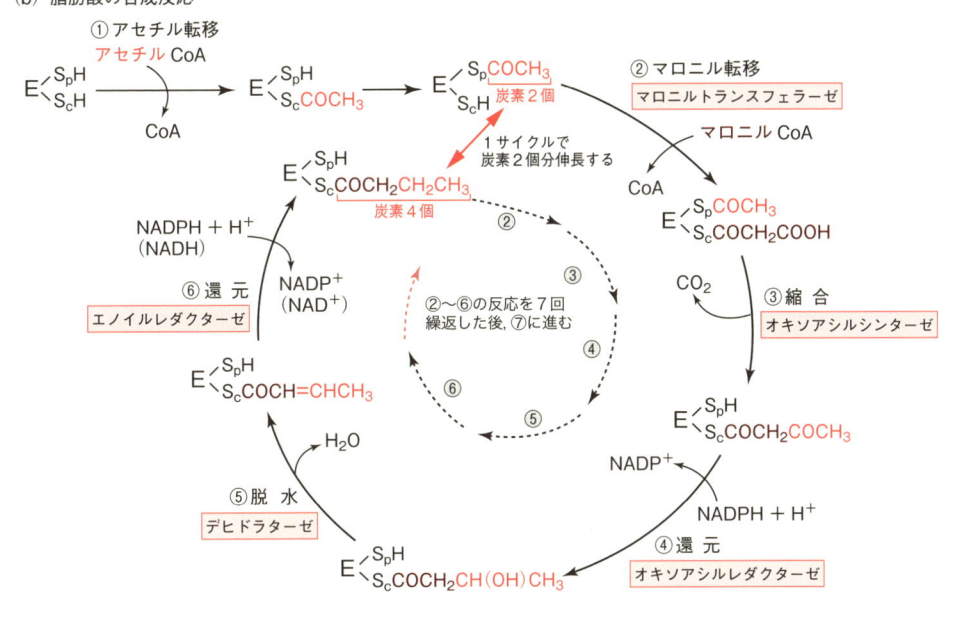

図 12・6　脂肪酸合成酵素二量体の立体構造(a)と脂肪酸の合成反応(b)　(a) 脂肪酸合成酵素は，1本のペプチド鎖の上に7種類の酵素活性部位が連なった複合酵素である．(b) 最初のアセチル基が酵素複合体（E）の中心部 SH 基（S_c）に転移したところから脂肪酸合成が始まる（①）．アセチル基をいったん周辺部 SH 基（S_p）にあずけ，S_c にマロニル基が転移する（②）．以下，複合体の酵素活性部位をつぎつぎと使って②〜⑥の反応を繰返すことで，脂肪酸の尾が伸びていく．必要な数だけ伸びたら，チオエステラーゼ（TE）部分で切り離す．

アシルキャリヤータンパク質（ACP）ドメイン：セリン基にパンテテイン基がリン酸結合しており，マロニル基はパンテテイン基のSHとチオエステル結合する．

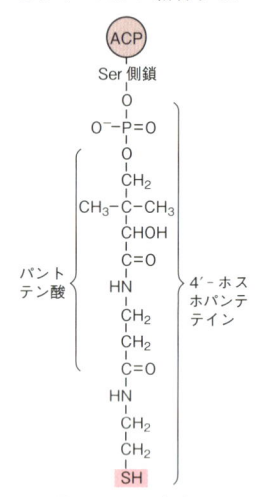

図12・6bのSc部分．

＊ §11・3参照．

いったんカルボキシ化されてマロニルCoAをつくり，CO_2を放出して炭素数2の炭素鎖を脂肪酸鎖に縮合する．β酸化の補酵素NAD^+とは異なり，還元反応の補酵素には，ペントースリン酸回路とリンゴ酸酵素（$NADPH^+$依存性リンゴ酸デヒドロゲナーゼ）による反応で得られたNADPHを使う．

一連の反応は脂肪酸合成酵素によって行われる．哺乳類の脂肪酸合成酵素は一つのペプチド鎖に酵素活性部位が領域（ドメイン）として分布した分子量272,000の多機能タンパク質である．脂肪酸合成酵素は反応にかかわる7種類の酵素活性部位をもつ巨大タンパク質である（図12・6a）．脂肪酸合成酵素は単量体では脂肪酸合成活性をもたず，互い違いに向き合いホモ二量体となることで，脂肪酸を合成する機能をもつことができる．脂肪酸合成酵素の中央領域のセリン残基にはパントテン酸の誘導体である4′-ホスホパンテテインが結合しているアシルキャリヤータンパク質（ACP）ドメインがあり，そのチオール基（SH基）にアシル基がついたまま反応が進む（図12・6b）．

12・4・1 脂肪酸の合成反応

脂肪酸合成の主原料はマロニルCoAである．アセチルCoAカルボキシラーゼにより，ビオチンの存在下でアセチルCoA（C_2基）にHCO_3^-（重炭酸イオン）を炭酸固定して，マロニルCoA（C_3基）を生成する．

脂肪酸合成酵素は図12・6bのように作用する．まず，①アセチルCoAの酵素への転移，②マロニルCoAの酵素への転移，③アセチル基とマロニル基を縮合し，アセトアセチル体（β-ケト酸）を生成する．この際にマロニル基からCO_2が外れることが，この縮合反応の駆動力となる．さらに④ケト基を還元，⑤トランス体への脱水，⑥ブチロイド体へ還元する．これらの一連の反応によって炭素が二つ結合される．さらに②以降を7サイクル繰返して，最後に⑦チオエステラーゼによりACPのチオエステルを切断すると，炭素数16の飽和脂肪酸であるパルミチン酸が生成される．

アセチルCoAはミトコンドリア内で，ピルビン酸の脱炭酸や脂肪酸のβ酸化によって生成される．脂肪酸合成の場はサイトソルであるが，その原料となるアセチルCoAはミトコンドリア膜を出ることができない．そこで図12・7のように，アセチルCoAから生成したクエン酸がミトコンドリア膜を通り，サイトソル側でATP-クエン酸リアーゼの作用によりアセチルCoAに戻る．このとき生じたオキサロ酢酸はNADH型リンゴ酸デヒドロゲナーゼでリンゴ酸に還元され，ついで，リンゴ酸酵素によってピルビン酸に変わる．この反応で生成するNADPHも脂肪酸の合成に利用される．脂肪酸合成に必要なNADPHのうち，約40％がリンゴ酸酵素，不足分がペントースリン酸経路＊から供給される．

脂肪酸の合成は厳密に調節されており，アセチルCoAからマロニルCoAをつくるアセチルCoAカルボキシラーゼが律速酵素である．アセチルCoAカルボキシラーゼはパルミトイルCoAによるフィードバック抑制を受け，クエン酸によってアロステリックに活性化される（図12・7）．また，インスリンシグナルによって活性化され，グルカゴンやアドレナリンによって不活性化される．

一方，脂肪酸の酸化は，CPT I（図 12・2 参照）が反応速度調節の役割を果たしており，これはマロニル CoA によって不活性化される．このように，脂肪酸の合成と分解は同時に起こらないように調節されている．

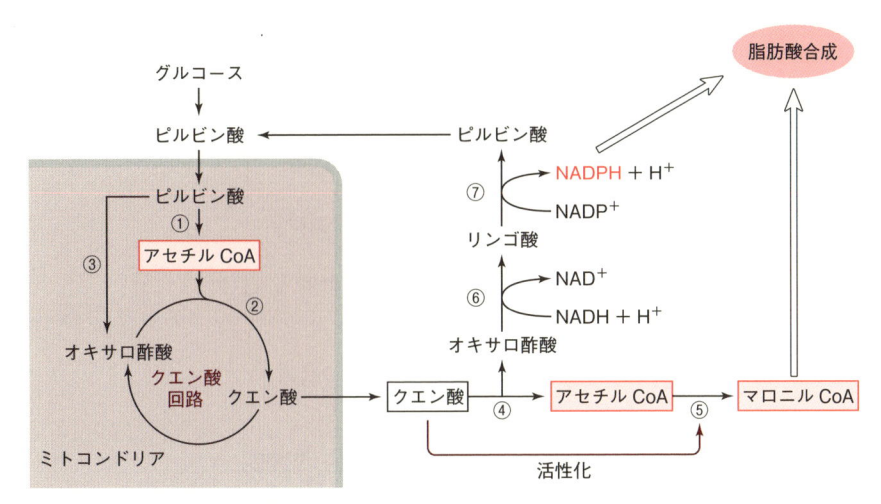

図 12・7　脂肪酸合成のためのアセチル CoA と NADPH の供給と制御　①ピルビン酸デヒドロゲナーゼ複合体，②クエン酸シンターゼ，③ピルビン酸カルボキシラーゼ，④ ATP-クエン酸リアーゼ，⑤アセチル CoA カルボキシラーゼ，⑥ NADH 型リンゴ酸デヒドロキナーゼ，⑦リンゴ酸酵素．

12・5　多価不飽和脂肪酸の代謝と機能

12・5・1　脂肪酸の鎖長延長と不飽和化

サイトソルで生合成されるのは，おもに炭素数 16 個のパルミチン酸までであるが，生体内にはさらに炭素数の多い脂肪酸や，分子内に二重結合をもつ不飽和脂肪酸がある．これら種々の脂肪酸は小胞体で鎖長延長反応や不飽和化反応によって生成される．アセチル CoA から生合成されたパルミチン酸は，鎖長延長酵素によってステアリン酸（18:0）となり，Δ^9 不飽和化酵素によってオレイン酸（18:1 n-9）が生成される．また，生体に重要な機能をもつアラキドン酸（20:4 n-6）はリノール酸（18:2 n-6）から，エイコサペンタエン酸（EPA，20:5 n-3）やドコサヘキサエン酸（DHA，22:6 n-3）は α-リノレン酸（18:3 n-3）から，それぞれ図 12・8 のように，不飽和化と鎖長延長を繰返して生成される．

アラキドン酸やエイコサペンタエン酸は細胞膜中のリン脂質の生理活性物質に変換され，生理機能を発揮する．ドコサヘキサエン酸は脳や網膜などに多く含まれ，神経細胞の機能の維持に重要な脂肪酸である．しかし，ヒトなど哺乳動物の不飽和化酵素は，二重結合を導入する場所が限定されているため，リノール酸や α-リノレン酸を生成することができない．したがって，これらを食物から摂取しなくてはならない**必須脂肪酸**とよぶ．

脂肪酸のN末端から6番目に二重結合をもつものを，n-6系，3番目にもつものをn-3系の脂肪酸とよぶ．哺乳類の不飽和化酵素は脂肪酸のΔ位の（C末端から）9，6および5番目にしか二重結合を入れることができない．図12·7に示した代謝経路は，N末端からの二重結合の位置には左右されないため，n-6系列の脂肪酸とn-3系列の脂肪酸は相互に入れ替わることはないが，同じ酵素で代謝されるため，両者の代謝は拮抗する．

n-9系
グルコース
↓
アセチルCoA
↓
脂肪酸合成
↓
パルミチン酸 16:0
鎖長延長
↓
ステアリン酸 18:0
Δ⁹不飽和化
↓
オレイン酸（18:1）

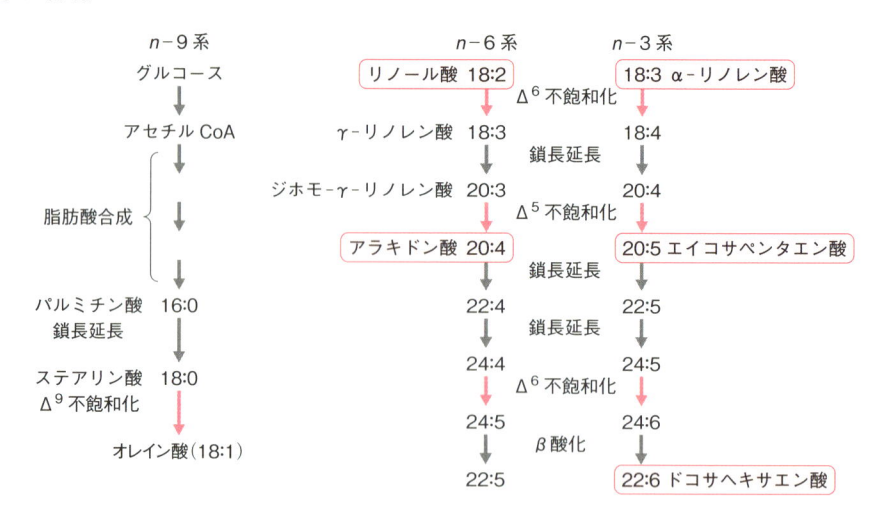

n-6系
リノール酸 18:2
↓ Δ⁶不飽和化
γ-リノレン酸 18:3
↓ 鎖長延長
ジホモ-γ-リノレン酸 20:3
↓ Δ⁵不飽和化
アラキドン酸 20:4
↓ 鎖長延長
22:4
↓ 鎖長延長
24:4
↓ Δ⁶不飽和化
24:5
↓ β酸化
22:5

n-3系
18:3 α-リノレン酸
↓ Δ⁶不飽和化
18:4
↓ 鎖長延長
20:4
↓ Δ⁵不飽和化
20:5 エイコサペンタエン酸
↓ 鎖長延長
22:5
↓ 鎖長延長
24:5
↓ Δ⁶不飽和化
24:6
↓ β酸化
22:6 ドコサヘキサエン酸

図12·8 多価不飽和脂肪酸の代謝

12·5·2 多価不飽和脂肪酸の代謝産物と生理機能

食事から摂取したり，代謝されたりしてできたアラキドン酸やエイコサペンタエン酸などの不飽和度の高い脂肪酸は，おもにグリセロリン脂質，特にホスファチジルコリンやホスファチジルエタノールアミンの2位の炭素に結合し，生体膜の構成成分となっている．ホスホリパーゼはリン脂質から不飽和脂肪酸を加水分解する酵素で，種類によって切り出す位置が異なる（図12·9）．ホスホリパーゼA₂は2位についたアラキドン酸や，エイコサペンタエン酸など切り出し，これにシクロオキシゲナーゼが作用し，その後の種々の酵素反応を受けると，図12·

ホスホリパーゼ：動物組織にはホスホリパーゼA₁，A₂が存在しており，ホスファチジルコリンやホスファチジルエタノールアミンは主としてこれらによって分解される．ホスホリパーゼCはホスファチジルイノシトール代謝と細胞内情報伝達に関与する．

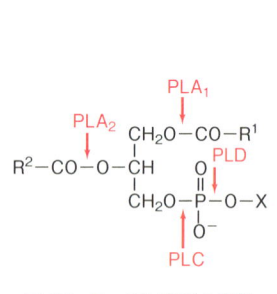

```
        PLA₁
PLA₂  ↓
  ↓  CH₂O—CO—R¹
R²—CO—O—CH    O    PLD
        CH₂O—P—O—X
              ‖
              O⁻
              ↑
             PLC
```

図12·9 リン脂質の分解
リン脂質の各結合を特異的に分解するホスホリパーゼA₁（PLA₁），A₂，C，Dが存在する．X：コリン，エタノールアミンまたはセリン．

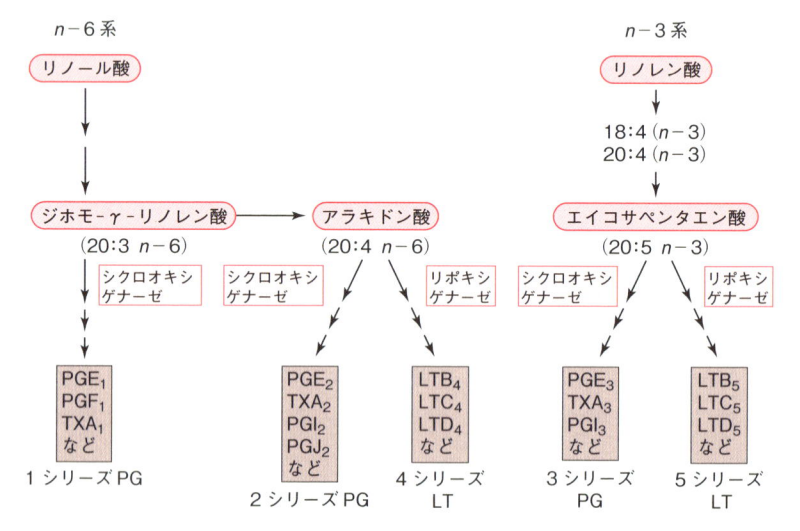

n-6系
リノール酸
↓
ジホモ-γ-リノレン酸 (20:3 n-6) → アラキドン酸 (20:4 n-6)
↓シクロオキシゲナーゼ ↓シクロオキシゲナーゼ ↓リポキシゲナーゼ
PGE₁／PGF₁／TXA₁ など   PGE₂／TXA₂／PGI₂／PGJ₂ など   LTB₄／LTC₄／LTD₄ など
1シリーズPG   2シリーズPG   4シリーズLT

n-3系
リノレン酸
↓
18:4 (n-3)
20:4 (n-3)
↓
エイコサペンタエン酸 (20:5 n-3)
↓シクロオキシゲナーゼ   ↓リポキシゲナーゼ
PGE₃／TXA₃／PGI₃ など   LTB₅／LTC₅／LTD₅ など
3シリーズPG   5シリーズLT

図12·10 エイコサノイドの合成 エイコサは20の意味で，エイコサノイドは炭素数20の脂肪酸からできる生理活性物質をさし，プロスタグランジン（PG），ロイコトリエン（LT），トロンボキサン（TX）の総称である．A～Iは構造の違い，下付きの数字は二重結合の数の違いを示している．二重結合四つをもつアラキドン酸からできるPGは2シリーズ，エイコサペンタエン酸（五つ）とジホモγ-リノレン酸（三つ）からできるものはそれぞれ3シリーズ，1シリーズとなる．

10のような，さまざまなプロスタグランジンやトロンボキサンが生成する．リポキシゲナーゼが作用すると，ロイコトリエンができる．これらの脂肪酸代謝産物をエイコサノイドとよび，局所ホルモン様作用をもつ重要な生理活性物質である．トロンボキサン A_2 は強い血小板凝集促進や血管収縮作用があり，プロスタグランジン E_2 には血管拡張や平滑筋弛緩作用，プロスタグランジン I_2 には血小板凝集抑制作用がある．一方，エイコサペンタエン酸からできるトロンボキサン A_3 の血小板凝集作用は弱いなど，生理作用や強さがアラキドン酸由来のものとは異なっている．必須脂肪酸としてのおもな生理機能はこれら種々のエイコサノイドの材料となることであり，その個々の脂肪酸の量は，摂取量とその代謝にかかわるため，リノール酸と α-リノレン酸の摂取比率（$n-6/n-3$ 比）が栄養学的には問題となる．

12・6 トリアシルグリセロールと複合脂質の合成

脂肪酸は遊離のかたちで大量に細胞内に存在することはなく，通常，トリアシルグリセロールやリン脂質に結合したかたちで存在する．

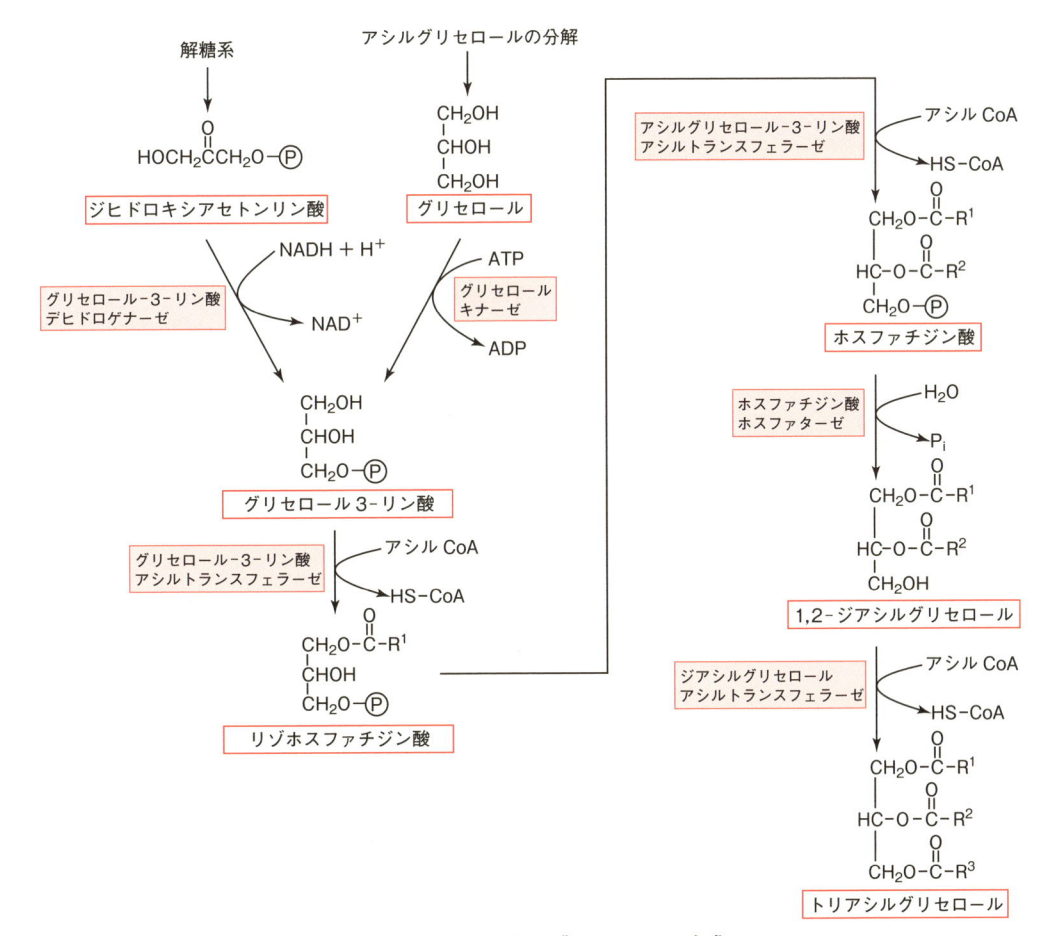

図 12・11 トリアシルグリセロールの合成

12・6・1 トリアシルグリセロールの合成

グリセロール骨格は解糖系から供給される**ジヒドロキシアセトンリン酸**とアシルグリセロールの分解で生じた**グリセロール**からつくられるグリセロール 3-リン酸が，2種類のアシルトランスフェラーゼによって1位と2位に脂肪酸の付加した**ホスファチジン酸**がつくられる（図 12・11）．さらに 3 位のリン酸基がとれたジアシルグリセロールにアシル基がついてトリアシルグリセロールができる．

12・6・2 リン脂質の合成

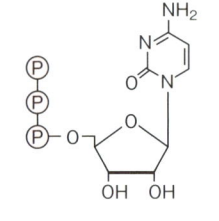

リン脂質の合成には**シチジン 5′-三リン酸（CTP）**が必要である．エタノールアミンやコリンはまず ATP でリン酸化され，これが CTP と反応し CDP エタノールアミンまたは CDP コリンとなる．これがジアシルグリセロールと反応してそれぞれホスファチジルエタノールアミンあるいはホスファチジルコリンができる（図 12・12）．ホスファチジルイノシトールの合成は，ホスファチジン酸にCTP が作用した CDP ジアシルグリセロールにイノシトールが付加することによって行われる．

シチジン 5′-三リン酸 (CTP)
リボヌクレオチドの一つで塩基としてシトシンを含む．

12・7 コレステロールの代謝

コレステロールは細胞膜を構成する重要な成分であり，**ステロイドホルモン**や**胆汁酸**の前駆物質でもある．

12・7・1 コレステロールの生合成

コレステロールはアセチル CoA 由来で，ケトン体の中間体である**ヒドロキシメチルグルタリル CoA（HMG-CoA）**からできる（図 12・13）．これから**メバロン酸**ができるが，この反応を触媒する **HMG-CoA 還元酵素**がコレステロール生合成の律速酵素で，最終産物のコレステロールによるフィードバック抑制を受ける．メバロン酸（C_6）からイソペンテニル二リン酸（C_5）ができ，これが 6 個縮合したスクアレン（C_{30}）が環化してラノステロールができる．ここから三つのメチル基が取除かれ，コレステロール（C_{27}）が合成される．

日本発のコレステロール低下薬

コレステロールの合成は，アセチル CoA から HMG-CoA を経ていくつものステップで行われるが，この律速酵素となっているのが，HMG-CoA からメバロン酸への代謝を触媒している HMG-CoA 還元酵素である．1973 年に遠藤章は，青カビから HMG-CoA 還元酵素を阻害する物質コンパクチンを発見した．コンパクチンの構造はメバロン酸とよく似ており，HMG-CoA 還元酵素を競合阻害する．現在，コンパクチンの構造を変化させた 7 種類のスタチンが，血中コレステロールを低下し，虚血性心疾患を防ぐ最も有効な薬剤として，世界中で使われている．

12・7 コレステロールの代謝   133

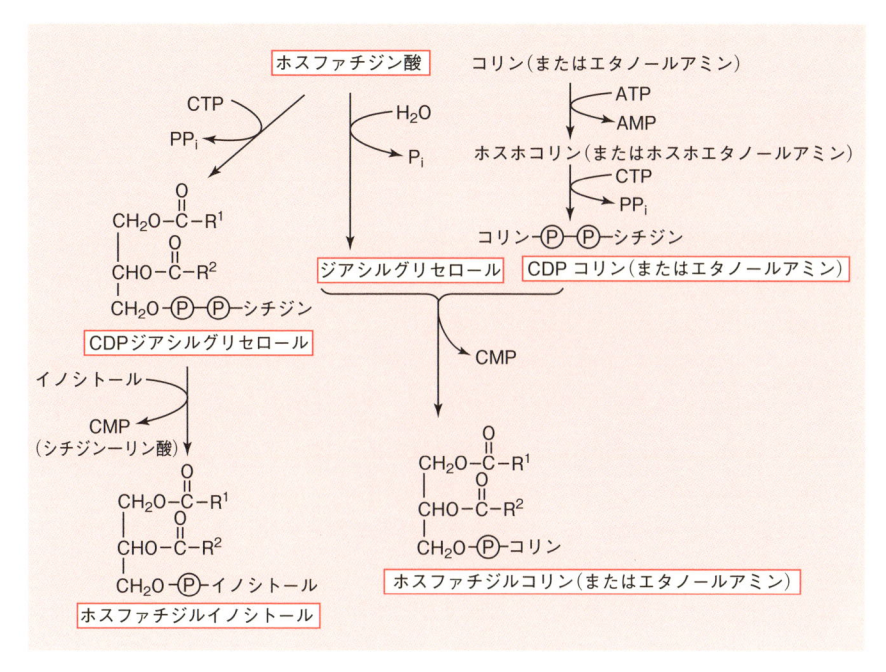

図12・12 リン脂質の合成

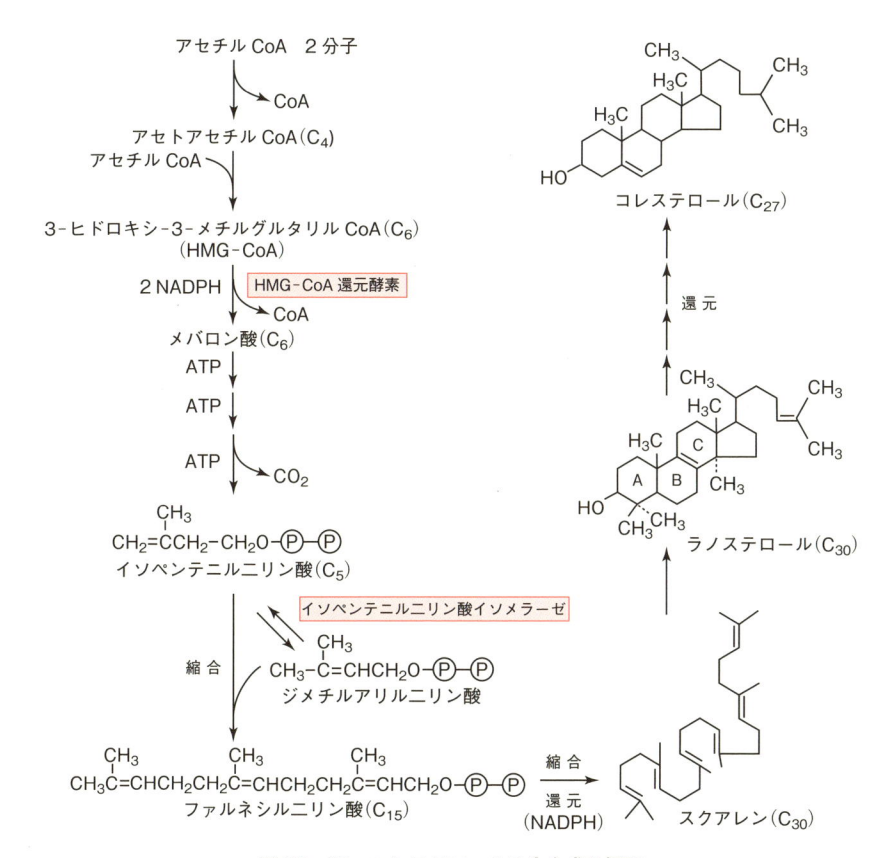

図12・13 コレステロールの生合成の概要

12・7・2 胆汁酸の生合成

　肝臓で合成されたコレステロールの多くは胆汁酸に変換され，胆汁の成分として胆嚢から分泌されて，脂肪の吸収を助ける乳化剤として働く．

　コレステロールから胆汁酸を合成する最初のステップは，7位をヒドロキシ化する反応で，これを触媒するコレステロール7α-ヒロドキシラーゼは胆汁酸合成の律速酵素である（図12・14）．その後の反応によりコール酸とケノデオキシコール酸が生成する．これらを一次胆汁酸とよぶ．一次胆汁酸は肝臓から分泌される前に，グリシンかタウリンの抱合を受けて，それぞれ，グリココール酸，グリコケノデオキシコール酸，タウロコール酸，タウロケノデオキシコール酸となる．これらは両親媒性で乳化作用の強い一次胆汁酸抱合体であり，胆汁として分泌される．一方，腸管では，腸内細菌がグリシンやタウリンを除いて一次胆汁酸に再生したり，デオキシコール酸やリトコール酸，ウルソデオキシコール酸に変換する．腸内細菌によって生成されるこれらの胆汁酸を二次胆汁酸という．

　腸管に分泌された胆汁酸塩や一次および二次胆汁酸は90％以上がおもに回腸で再吸収されて，門脈から肝臓に運ばれ，再利用される．これを**腸肝循環**という．

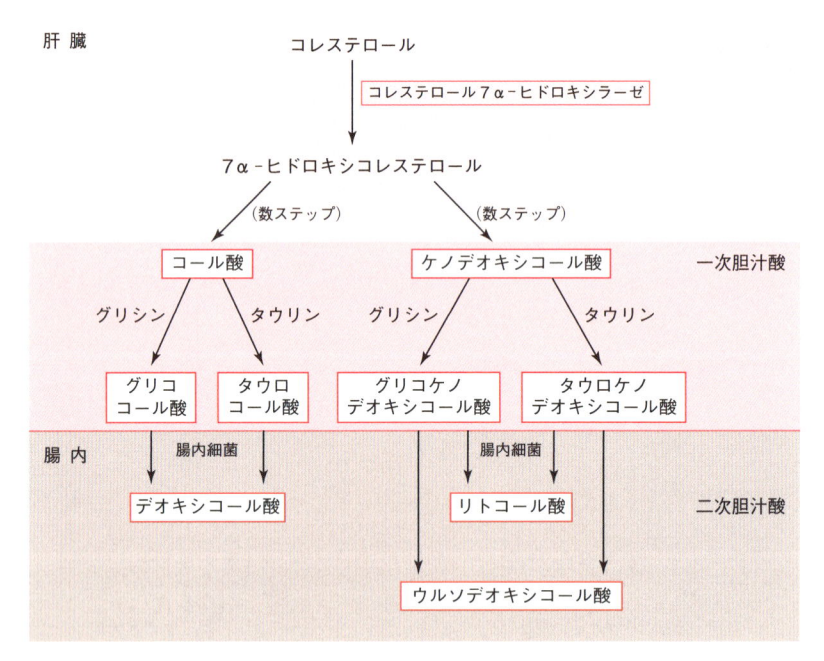

図12・14　胆汁酸の生合成の概略

12・7・3　ステロイドホルモンの合成（図12・15）

　ステロイドホルモンはコレステロールを前駆体とするホルモンである．まずプレグネノロンが生成され，**コルチコイド**は副腎皮質で，**アンドロゲン**は精巣で，**プロゲステロン**や**エストロゲン**などは卵巣および胎盤でおもにつくられる．

　カルシウムやリン酸の代謝に重要な脂溶性ビタミンである**ビタミンD**もコレ

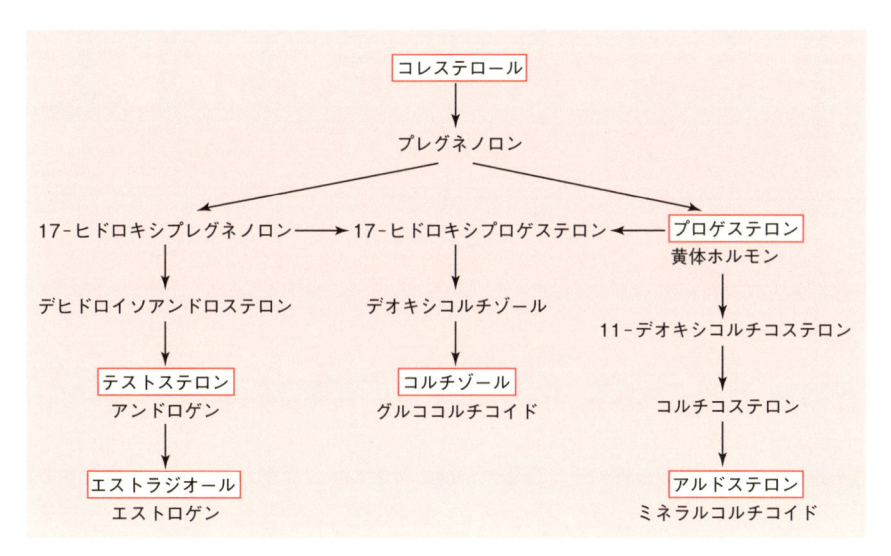

```
                    コレステロール
                         ↓
                    プレグネノロン
           ↙             ↓             ↘
17-ヒドロキシプレグネノロン → 17-ヒドロキシプロゲステロン ← プロゲステロン
           ↓                  ↓                      黄体ホルモン
デヒドロイソアンドロステロン   デオキシコルチゾール              ↓
           ↓                  ↓                 11-デオキシコルチコステロン
      テストステロン         コルチゾール                    ↓
       アンドロゲン         グルココルチコイド           コルチコステロン
           ↓                                             ↓
      エストラジオール                                 アルドステロン
       エストロゲン                                 ミネラルコルチコイド
```

図 12・15 ステロイドホルモンの生合成

ステロールの誘導体である．7-デヒドロコレステロールが皮膚内で紫外線照射を受けてビタミン D_3 となり，腎臓に運ばれて活性型の 1,25-ジヒドロキシビタミン D_3 になる．

重要な用語

エイコサノイド
ケトン体
コレステロール
脂肪酸合成酵素
脂肪酸の合成
脂肪酸の動員
ステロイドホルモン
胆汁酸
腸肝循環
必須脂肪酸
β 酸化
リポタンパク質
リン脂質

13 アミノ酸，タンパク質の代謝

1 体内のアミノ酸は食物タンパク質の分解，または体を構成するタンパク質の分解により生じる．

2 食物タンパク質は，胃，十二指腸，小腸で酵素により分解される．体を構成するタンパク質の分解は，リソソームあるいは細胞質で行われる．リソソームではプロテアーゼにより，細胞質ではプロテアソームにより分解される．

3 アミノ酸は，肝臓においてアミノ基転移反応と酸化的脱アミノ反応により代謝される．この反応で遊離した有害なアンモニアは，尿素回路で無害な尿素に変換する．

4 尿素回路に障害があると高アンモニア血症になり，意識障害が起こる．

5 アミノ酸の炭素骨格は，クエン酸回路で代謝されて，二酸化炭素と水になる．栄養状態に応じて，グルコースやケトン体になる．前者は糖原性アミノ酸，後者はケト原性アミノ酸である．

6 個々のアミノ酸の代謝を理解する．

7 アミノ酸に由来する生理活性ペプチドと特殊生成物の機能を理解する．後者には，タウリン，S-アデノシルメチオニン，ポリフィリン，ヘム，一酸化窒素，クレアチン，生理活性アミンなどがある．

8 アミノ酸代謝異常症を理解する．

アミノ酸は，摂取した食物のタンパク質から由来するか，体を構成するタンパク質の分解により生じる（図 13・1）．アミノ酸は，アミノ基（$-NH_2$）とカルボキシ基（$-COOH$）をもち，体タンパク質（コラーゲン）の合成に利用される．また，アミノ酸は分解されて，アミノ基の窒素（N）部分は，尿素合成の素材として利用される．炭素骨格（C, H, O）部分は，エネルギー源となるか，糖質，脂質，核酸（プリンとピリミジン），アミン，ヘム，クレアチン，ホルモン，神経伝達物質などの材料となる．

13・1 タンパク質の分解

13・1・1 食物タンパク質の分解

口から入った食物タンパク質は，胃から小腸へと運ばれる間にさまざまなプロテアーゼ（タンパク質分解酵素）で分解される．まず，胃で**ペプシン**により大ざっぱに分解される．ペプシンは強酸性の胃液中で働ける酸性プロテアーゼある．ついで，十二指腸では膵液に存在する**エラスターゼ，トリプシン，キモトリプシン，カルボキシペプチダーゼ**によりさらに短い断片に分解される．小腸にはアミ

ノペプチダーゼ，ジペプチダーゼが存在し，さらに分解され，アミノ酸となって吸収される．一部はペプチドのまま吸収される．

13・1・2 体を構成するタンパク質の分解

体内（細胞内）では，タンパク質は常に合成と分解がある速度で起こっており，平衡状態が保たれている．この現象は**代謝回転**（ターンオーバー）とよばれている．個々のタンパク質は寿命が異なり，半減期（半分量が入れ替わる時間）は，1時間から数日である．細胞内での分解は，**リソソーム**あるいは細胞質で行われる．リソソームは，細胞小器官の一つで，プロテアーゼであるカテプシンを多く含み，タンパク質を分解する．細胞質では，タンパク質のリシン残基がユビキチンに結合し，**プロテアソーム**により認識されて，ATP存在下でエネルギー依存的に分解される*．

カテプシン: リソソームに局在する酸性プロテアーゼの総称．

プロテアソーム: 細胞質および核に存在するタンパク質多量体からなる高分子プロテアーゼ．酵母からヒトまで普遍的に存在する．

* 詳細は §18・5 参照．

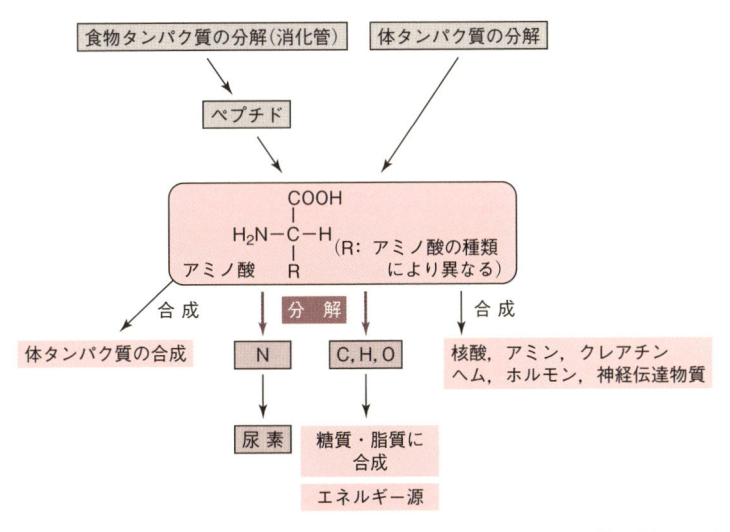

図 13・1 アミノ酸代謝 アミノ酸は食物タンパク質か体タンパク質の分解により生じ，再び体タンパク質の合成に利用されるほか，代謝されて核酸，アミン，クレアチンなどの合成にも使われる．アミノ酸は分解され，アミノ基の窒素は尿素として排泄され，炭素骨格は糖質，脂質の合成に用いられる．

13・2 アミノ酸の代謝 ── アミノ基から尿素への代謝

アミノ酸の分解，アミノ基から尿素への代謝の概略を図 13・2 に示す．
アミノ酸の分解は，脱アミノ反応により始まり，アミノ基が離脱する．アミノ基の離脱はアミノ基転移反応と酸化的脱アミノ反応により起こる．

13・2・1 アミノ基転移反応

アミノ酸のアミノ基を 2-オキソグルタル酸（アミノ基受容体）に転移し，2-オキソ酸とグルタミン酸ができる反応をアミノ基転移反応という．アミノ基転移酵素が，この反応を触媒する．**ピリドキサールリン酸**（または**ピリドキサール 5′-リン酸**）は，補酵素の一つで，ビタミン B_6 の活性型である．ピリドキサー

ピリドキサール 5′-リン酸

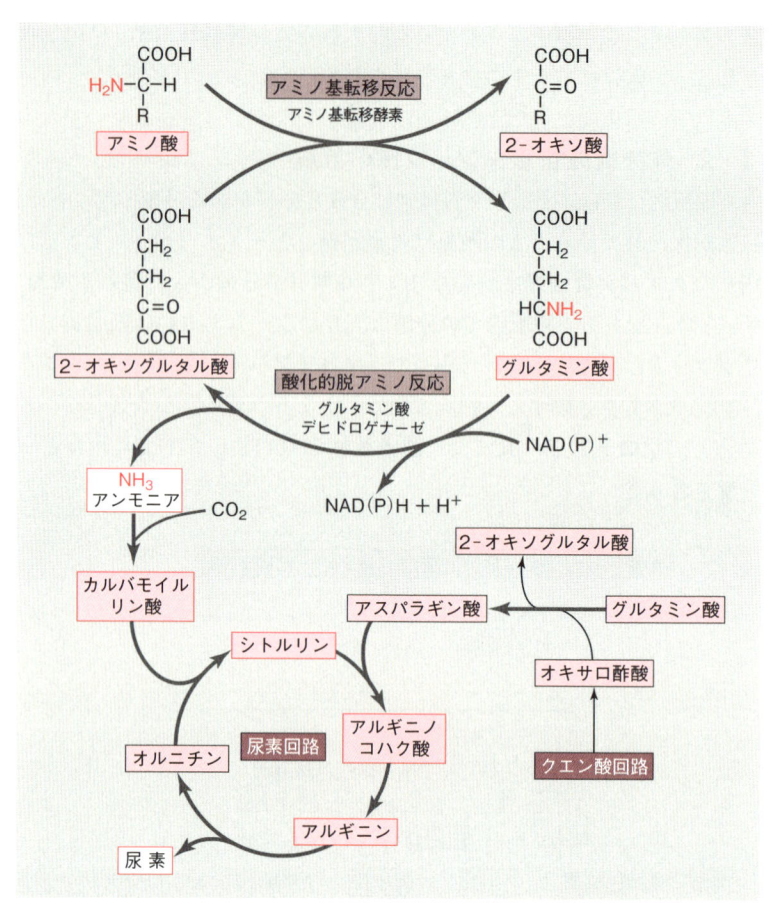

図13・2 アミノ酸のアミノ基の代謝 アミノ酸の分解はアミノ基転移反応と酸化的脱アミノ反応によりアミノ基がアンモニアとして遊離する．アンモニアは尿素回路で尿素に変換される．

ルリン酸はアミノ酸のすべてのアミノ基転移，いくつかの脱炭酸および脱アミノ反応に関与する．

13・2・2 酸化的脱アミノ反応

酸化によりアミノ基を離脱させ，アンモニアが生じる反応を酸化的脱アミノ反応という．この反応を触媒するのが，アミノ酸脱水素酵素（代表的なものとして，グルタミン酸デヒドロゲナーゼ）あるいは酸化酵素である．アミノ基が，アンモニア（NH_3）として遊離する．アンモニアは毒性（神経毒）があるため，直ちに尿素回路で尿素に変換されて尿中に排泄される．

13・2・3 尿素回路

遊離したアンモニアは，鳥類や爬虫類では，尿酸に変換されて，またヒトなどの動物では，肝臓で尿素に変換されて血中を運ばれ尿中に排泄される．アンモニアを尿素に変換する代謝経路を**尿素回路**（**オルニチン回路**ともいう）という（図13・3）．アミノ酸のアミノ基は，アミノ基転移反応により，グルタミン酸の一部となり，さらに酸化的脱アミノ反応によりアンモニア（NH_3）となる．このアン

モニアを処理するために，肝臓のミトコンドリアで，ATPを使って，二酸化炭素と反応させ，カルバモイルリン酸となる．カルバモイルリン酸は，オルニチンと反応してシトルリンとなる（カルバモイル基をオルニチンに転移する）．シトルリンは肝臓の細胞質でアスパラギン酸と反応してアルギニノコハク酸となり，アルギニノコハク酸は，フマル酸とアルギニンに分解される．アルギニンがアルギナーゼで加水分解されるときに，尿素が生成され，オルニチンが再生される．

尿素回路で触媒作用をつかさどるカルバモイルリン酸シンターゼ，オルニチンカルバモイルトランスフェラーゼ，アルギニノコハク酸シンターゼ，アルギニノコハク酸リアーゼ，アルギナーゼなどの酵素が遺伝的に欠損したり，肝臓病で酵素の働きが低下したりするとアンモニアを尿素に変換できず，アンモニアが血液中に増加する（高アンモニア血症）．高アンモニア血症になると，アンモニアの神経毒作用が出現し，意識障害などの脳症状が現れる．

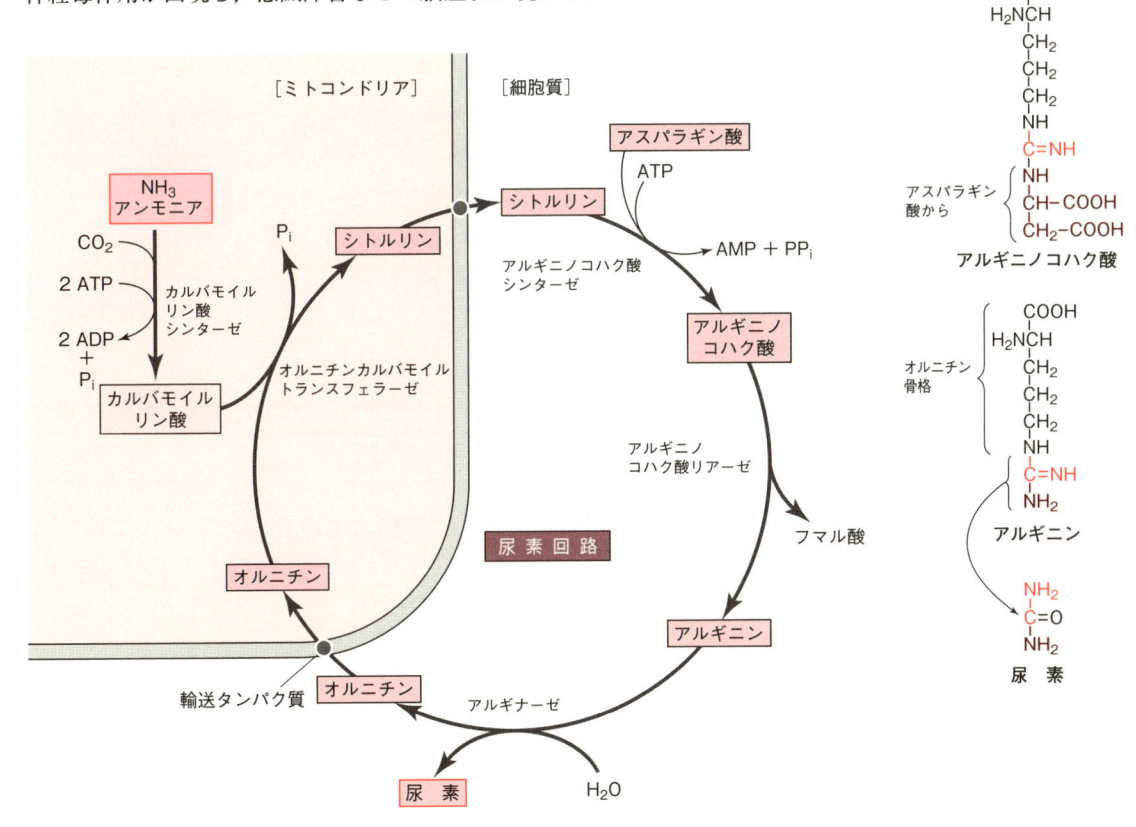

図 13・3 尿素回路 アンモニアを無毒の尿素に変換する回路．尿素回路が1回転すると，アンモニア由来の NH_2 とアスパラギン酸由来の NH_2 の，つごう2個の NH_2 が尿素として排出される．オルニチンは尿素回路を回す基本骨格で，1回転すると再生される．

13・3 アミノ酸の代謝 ── 炭素骨格の代謝

アミノ酸の代謝，炭素骨格の代謝の概略を図13・4に示す．脱アミノ反応後，アミノ酸の炭素骨格は，**クエン酸回路**（TCA回路）で代謝されて，二酸化炭素と水になる．栄養状態によってはグルコース，脂肪酸，ケトン体に変換される．

クエン酸回路: 糖，脂肪酸，アミノ酸などの炭素骨格を完全に酸化する代謝回路（§11・4・3参照）．

アセチルCoA: アセチル補酵素A. CoAのアセチル誘導体. アセチル基の供与体. 糖・脂質の分解およびステロイド合成に役割を果たす.

代謝されてピルビン酸やクエン酸回路の構成要素となるものはグルコース，グリコーゲンになりうるので，**糖原性アミノ酸**という．アラニン，セリン，アスパラギン酸，グルタミン酸などである．アセチルCoAを生成するものはケトン体を生成しうるため，**ケト原性アミノ酸**という．ロイシンとリシンがそれである．クエン酸回路の構成要素となったり，アセチルCoAを生成したりするものは，糖原性かつケト原性アミノ酸で，イソロイシン，トリプトファン，チロシン，フェニルアラニンなどがある．

個々のアミノ酸の主たる代謝は以下の通りである．

① **リシン**：必須アミノ酸の一つで，ほとんどがタンパク質合成に利用される．分解は，グルタリルCoAを経て，アセトアセチルCoAを生成する．

② **トリプトファン**：トリプトファンは重要な神経伝達物質セロトニンの材料である．分解は，キヌレニンとアラニン経由で行われる．キヌレニンからNADが合成される．

③ **バリン，ロイシン，イソロイシン**：この三つを分枝鎖アミノ酸といい，最初の異化反応（アミノ基転移反応）は共通である．ついで，炭素骨格は，それぞれ別な経路で代謝される．代謝産物の構造から，ロイシンがケト原性，バリンが糖原性，イソロイシンが糖原性かつケト原性であることが決定される．

④ **フェニルアラニン，チロシン**：フェニルアラニンがヒドロキシ化されてチロシンが生じ，さらにドーパ，ドーパミン，ノルアドレナリン，アドレナリンが

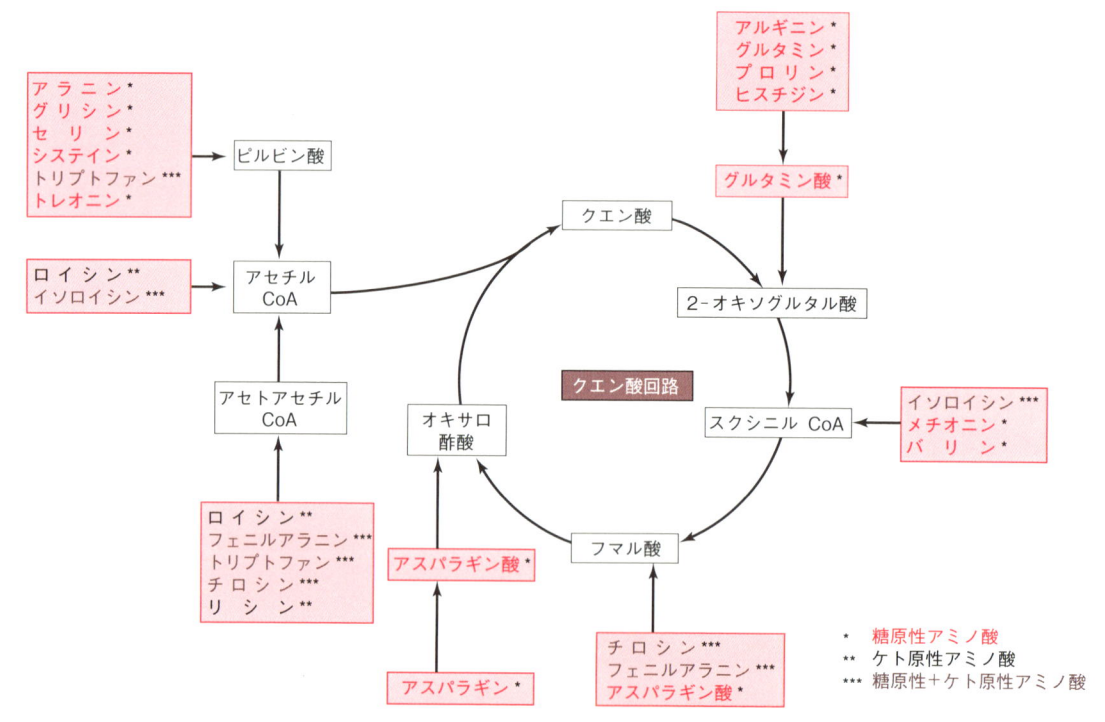

図13・4　アミノ酸の炭素骨格の代謝　アミノ酸の炭素骨格はクエン酸回路で代謝されて二酸化炭素と水になる．代謝されてピルビン酸やクエン酸回路の構成要素となるものは糖原性アミノ酸で，アセチルCoAを生成するものはケト原性アミノ酸である．

* 糖原性アミノ酸
** ケト原性アミノ酸
*** 糖原性＋ケト原性アミノ酸

合成される（図13・8参照）．分解されるとフマル酸とアセト酢酸が生じる．

⑤ **メチオニン，システイン**：メチオニンはメチル基供与体としてメチル化合物の生合成に利用される．システインはシステアミン，タウリンの材料となり，分解されるとピルビン酸を生じる．

⑥ **アスパラギンとアスパラギン酸**：アスパラギンはアスパラギナーゼによりアスパラギン酸となり，さらにアミノ基転移酵素によりオキサロ酢酸を生成する．

⑦ **グルタミンとグルタミン酸**：グルタミンがグルタミナーゼによりグルタミン酸となり，さらにアミノ基転移酵素により 2-オキソグルタル酸となる．

⑧ **プロリン**：プロリンは酸化されてデヒドロプロリンとなり，水が付加してグルタミン酸 γ-セミアルデヒドが生じる．さらに，酸化されてグルタミン酸と

アミノ酸代謝異常症

アミノ酸代謝異常症の研究は，アミノ酸代謝経路の解明に大きく貢献した．多くのアミノ酸代謝異常症が知られているが，大部分は先天性の疾患で，アミノ酸代謝経路の酵素異常が原因である．出現頻度は低いが，発見が遅れると知能障害を起こす疾患が多いため，早期に発見し治療することが肝要である．また，近年の遺伝子治療法の進歩により今後治療が可能となる可能性もあり，アミノ酸代謝異常症を理解し，早期発見することは重要である．以下，代表的なアミノ酸代謝異常症について記載する．尿素回路のアミノ酸代謝異常症は§13・2・3を参照のこと．

a. フェニルケトン尿症　フェニルアラニンをチロシンに変換するフェニルアラニン 4-モノオキシゲナーゼの欠損により，フェニルアラニンが血中で上昇し，知能障害をひき起こす疾患で，常染色体劣性遺伝病である．フェニルアラニンを除いた，あるいは含有量の少ないミルクによる食事療法が必要で，生後すぐに治療を始めないと，知能障害を起こす．

b. ヒスチジン血症　肝臓のヒスチジンアンモニアーリアーゼの活性低下により，ヒスチジンからウロカニン酸への変換が阻害される常染色体劣性遺伝病である．患者の一部に，知能障害がみられるが，多くは症状がない．

c. かえで糖尿症（メープルシロップ尿症）　バリン，ロイシン，イソロイシンを分枝鎖アミノ酸と総称する．分枝鎖アミノ酸由来の 2-オキソ酸の代謝を触媒する 2-オキソ酸デカルボキシラーゼ欠損による先天性代謝異常症である．尿がメープルシロップに似たにおいがするためこの名称がついた．治療しないと 1 年以内に死亡する．バリン，ロイシン，イソロイシンを除いた食事療法で治療する．

d. チロシン血症　チロシンは下図のような経路で代謝されてアセチル CoA と酢酸になる．この経路に関与する酵素欠損（①〜④）により，チロシン血症 II 型，新生児チロシン血症，アルカプトン尿症，チロシン血症 I 型の疾患が発症する．チロシン含量の低い食事療法を行う．

e. 高プロリン血症　二つの高プロリン血症が存在する．I 型はプロリンデヒドロゲナーゼの障害，II 型はグルタミン酸-5-セミアルデヒドデヒドロゲナーゼの障害による，常染色体劣性遺伝病である．半数に精神遅滞が出現する．

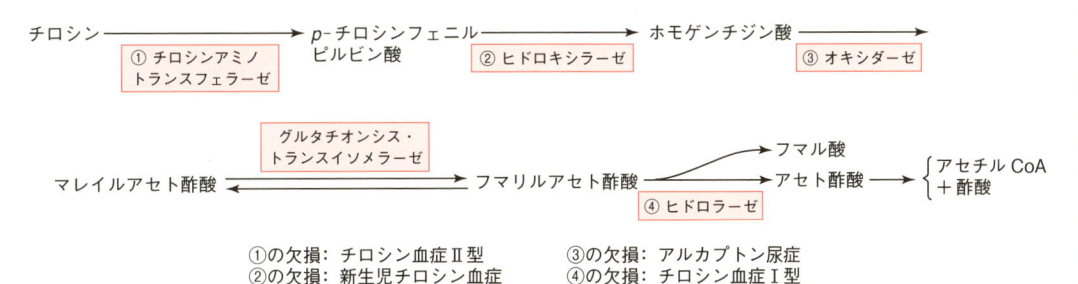

チロシン ──[① チロシンアミノトランスフェラーゼ]──→ p-チロシンフェニルピルビン酸 ──[② ヒドロキシラーゼ]──→ ホモゲンチジン酸 ──[③ オキシダーゼ]──→

マレイルアセト酢酸 ⇌[グルタチオンシス・トランスイソメラーゼ] フマリルアセト酢酸 ──[④ ヒドロラーゼ]──→ フマル酸／アセト酢酸 ──→ アセチル CoA ＋ 酢酸

①の欠損：チロシン血症 II 型　③の欠損：アルカプトン尿症
②の欠損：新生児チロシン血症　④の欠損：チロシン血症 I 型

チロシン代謝とチロシン血症　チロシンは代謝されて，アセチル CoA と酢酸になる．この代謝経路の酵素欠損により，チロシン血症，アルカプトン尿症などのアミノ酸代謝異常症となる．

なり，アミノ基転移反応により 2-オキソグルタル酸になる．

⑨ **グリシン，セリン，アラニン，トレオニン**: これら四つの炭素原子は，すべてピルビン酸を生成する．トレオニンでは炭素原子の 2 個のみがピルビン酸を生成する．ピルビン酸はついでアセチル CoA に変換される．

13・4 アミノ酸に由来する生理活性ペプチドと特殊生成物

アミノ酸からは，生理的に活性のある物質，生理活性ペプチドと特殊生成物が生じる．

13・4・1 生理活性ペプチド

アミノ酸の脱水，縮合反応により生じるペプチドには生理活性をもつものがある．代表例が**グルタチオン**で，グルタミン酸，システイン，グリシンの三つのアミノ酸より成るトリペプチドである（図 13・5）．SH がシステインのスルフヒドリル基で，これがグルタチオンの反応に関与している．グルタチオンは，細胞内で生じてくる有害な過酸化物を除去するなど，酸化還元反応で重要な役割を果たしている．そのほかに，視床下部，下垂体前葉・後葉ホルモンがある（表 21・1 参照）．

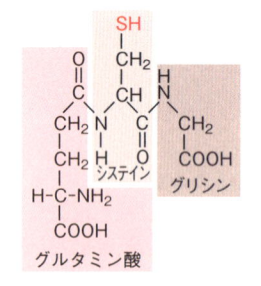

図 13・5 グルタチオン
アミノ酸の脱水・縮合反応でペプチドが生成される．グルタミン酸，システイン，グリシンからグルタチオンが生成される．グルタチオンは酸化還元反応で重要な役割を果たしている．

* §21・4・2 参照．

13・4・2 特殊生成物

① **タウリン**: システインの主たる酸化生成物である．胆汁中に大量に含まれ，コール酸と縮合したタウロコール酸として存在する．

② ***S*-アデノシルメチオニン**: メチオニンは主たるメチル基の供給源で，ATP と反応して *S*-アデノシルメチオニンとしてメチル化反応*に供される．

③ **ポルフィリン**: ピロールが四つ合わさった環状構造をもつ有機化合物で，ビタミン B_{12} の部分構造となる．

④ **ヘム**: ヘムは，クエン酸回路由来のスクシニル CoA とグリシンから生合成される．ポルフィリンの鉄錯体で，ヘモグロビンの中で酸素の受け渡しをする部分である．分解してピルビン酸になる．

⑤ **一酸化窒素（NO）**: アルギニンと酸素から，血管内皮細胞，マクロファージ，神経細胞などで一酸化窒素合成酵素（NOS）により生合成される．細胞内のシグナル伝達に関与する．血管内皮細胞で産生された NO は平滑筋を弛緩させて血管を拡張し，血圧を低下させる．

アミジノ基: $-C(=NH)NH_2$

⑥ **クレアチン**: クレアチンは，グリシン，アルギニンを材料として生合成される．図 13・6 に示すように，アルギニンからグリシンにアミジノ基を転移して，グアニジノ酢酸が生成され，さらに *S*-アデノシルメチオニンによりメチル化されてクレアチンとなる．筋肉運動のエネルギー源は ATP で，筋肉運動で分解されて ADP とリン酸になる．ADP はクレアチンリン酸からのリン酸により ATP に再生される．クレアチンリン酸は，筋肉内で，非酵素的にクレアチニンになる．

つまり，クレアチンは筋肉内にクレアチンリン酸のかたちで，ATPに供給するためのリン酸を蓄えている．

⑦ **クレアチニン**: 筋肉におけるエネルギー供給源であるクレアチンリン酸の代謝産物である（図13・6）．クレアチニンの生産量は筋肉の量に比例して一定であり，尿中への排泄量は糸球体濾過量に比例しているので，クレアチニンの血中濃度は腎臓機能の指標となる．

糸球体濾過量: 単位時間（分）当たりに腎臓の糸球体により濾過される血漿量（mL）をいう．クレアチニンは，糸球体で濾過された後，ほとんど吸収されないため，糸球体濾過量を反映する．

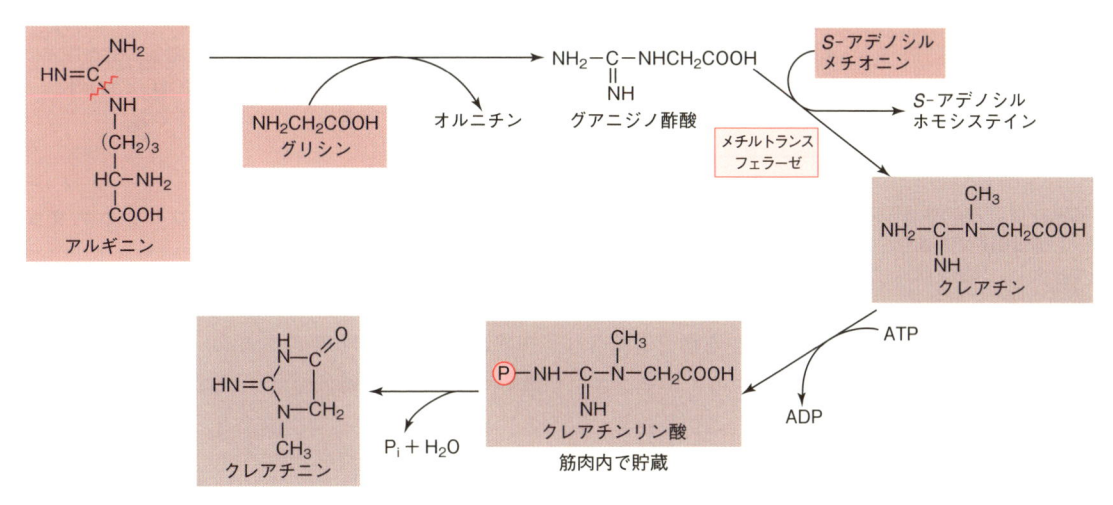

図13・6 **クレアチン，クレアチニンの生合成** クレアチンはグリシン，アルギニンを材料として生合成される．クレアチンは筋肉中にクレアチンリン酸として蓄えられる．クレアチンリン酸はクレアチニンに変換される．

⑧ **生理活性アミン**: アミノ酸から脱炭酸酵素によりアミンが生成される．図13・7に示すように，ヒスチジンからヒスタミンが，トリプトファンからセロトニンが生成される．

⑨ **ドーパミン，アドレナリン，ノルアドレナリン**: チロシンは，ヒドロキシ化酵素反応によりドーパを生成し，さらに芳香族L-アミノ酸デカルボキシラーゼによる反応でドーパミンを生成する．ドーパミンからは，ドーパミンβ-モノオキシゲナーゼ反応によりノルアドレナリンが生成し，さらにメチル化反応でア

ヒスタミン: 平滑筋収縮作用，血管拡張作用，分泌促進作用を有するアミン．アレルギー反応をひき起こす物質でもある．

図13・7 **アミンの生成** アミノ酸から脱炭酸酵素によりアミンが生成される．ヒスチジンからヒスタミンが，トリプトファンからセロトニンが生成される．

体内時計

ヒトには約 24.2 時間の周期で変動する概日リズムとよばれる生理現象（ホルモン分泌，自律神経調節，血圧変動など）が存在する．概日リズムでは，光や摂食など外界からの刺激で修正される．概日リズムをコントロールしている中枢が，脳の視交叉上核に存在する体内時計である．体内時計は，あらゆる臓器・細胞にも存在し，視交叉上核の体内時計の支配を受けている．朝の光刺激は，網膜経由で視交叉上核の体内時計をリセットする．その結果，松果体からのメラトニンの分泌の抑制，交感神経の活性化，副腎皮質ステロイドホルモンの分泌が誘導される．夜になると，体内時計の指令でメラトニンの分泌，副交感神経の活性化，副腎皮質ステロイドホルモンの分泌抑制が起こり，睡眠へと導く．体内時計の乱れは，時差ぼけ，睡眠障害，高血圧，躁うつ病などの疾患の原因となりうる．体内時計の本体は，PERIOD, CLOCK, BMAL, CRY などのタンパク質であり，その量を増減させてリズムをつくる．

アドレナリン，ノルアドレナリン：副腎髄質で合成されるホルモン．交感神経末端を興奮させて血管収縮，心拍数増加，血圧上昇，平滑筋弛緩をひき起こす．また肝臓でグリコーゲンからのグルコースの生成を促進．

ドーパミン：副腎髄質や脳の線条体，尾状核に存在する．

ドレナリンが生成される（図13・8）．ドーパミン，アドレナリン，ノルアドレナリンは，ホルモンや神経伝達物質として重要である．

⑩ **セロトニン**：トリプトファンから生成される神経伝達物質．主として小腸クロム親和性細胞で生成され，一部は神経細胞でも生成される．小腸では腸管の動きを促進するホルモンとして働く．多様な生理機能があり，睡眠，生体リズム，体温調節などの生理機能に関与し，またうつ病や統合失調症などの病態にも関与する．

⑪ **GABA（γ-アミノ酪酸）**：グルタミン酸由来のアミノ酸の一つで，抑制性の神経伝達物質である．海馬，小脳，脊髄などに存在する．なお，グルタミン酸は興奮性の神経伝達物質である．

⑫ **ポリアミン**：非タンパク質性の窒素化合物で，プトレッシン，スペルミン，

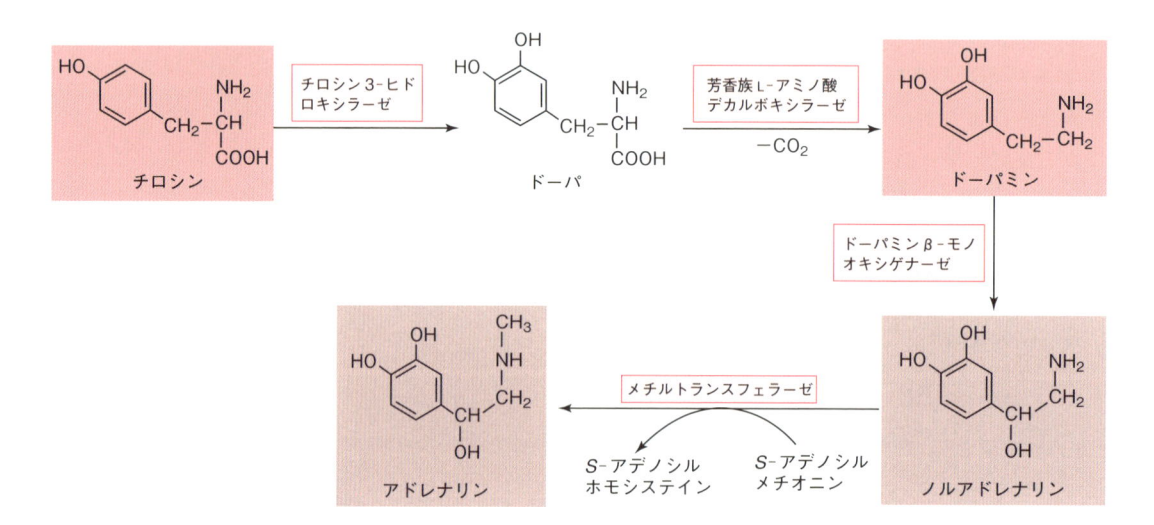

図13・8 アドレナリン，ノルアドレナリンの生合成　チロシンは，ヒドロキシ化反応でドーパに，ドーパは脱炭酸反応でドーパミンになる．ドーパミンはさらにノルアドレナリン，アドレナリンになる．ドーパミン，アドレナリン，ノルアドレナリンはホルモンや神経伝達物質として重要な役割を果たす．

スペルミジンがある．尿素回路のオルニチンから，オルニチン脱炭酸酵素によりプトレッシンが生成され，さらにスペルミン，スペルミジンが生成される．DNAのリン酸陰性電荷をヒストン，Mg^{2+}とともに中和し構造を安定化する．

⑬ **メラトニン**：トリプトファンから生合成される．松果体から分泌され，概日リズム*に関与する．

* 左ページコラム参照．

重要な用語

アミノ基転移反応	酸化的脱アミノ反応	糖原性アミノ酸	尿素回路
アミノ酸	生理活性ペプチド	特殊生成物	プロテアーゼ
アンモニア	タンパク質の分解	尿素	プロテアソーム
ケト原性アミノ酸			

14 核酸の代謝

1. 核酸の構造を理解する．
2. 核酸代謝は，プリン塩基やピリミジン塩基の生合成や分解により行なわれる．食事により摂取された核酸は消化・分解されて，ヌクレオチドを経て最終的には糖，リン酸，塩基になり吸収される．
3. ヌクレオチドの生合成には，新生経路とプリン塩基，ピリミジン塩基およびヌクレオシドを再利用する経路の二つがある．
4. プリンヌクレオチドの代謝を理解する．過剰のプリン塩基は尿酸として排泄される．
5. ピリミジンヌクレオチドの代謝を理解する．ピリミジン塩基はβ-アラニン，β-アミノイソ酪酸に分解される．

5-フルオロウラシル：$C_4H_3FN_2O_2$，抗がん剤．生体内で，リボシル化およびリン酸化されて，5-フルオロ-2′-デオキシウリジン 5′-リン酸となり，チミジル酸シンターゼを阻害する．その結果，DNA合成を阻害する．

スポンゴシチジン：シトシンアラビノシド，アラビノフラノシルシトシンともいう．白血病治療に用いられる．生体内でリン酸化され，三リン酸となり，DNAポリメラーゼを阻害する作用により抗がん作用を示す．

すべての生物は，情報を親から子に伝える遺伝という仕組みをもつ．この遺伝情報は，高分子化合物である核酸（DNA）に書かれており，その情報はやはり核酸であるRNAに転写され，さらにタンパク質合成が行われる．DNAとRNAは，ヌクレオチド（塩基，糖，リン酸）が多数連結（重合）したものである．DNAは，主として核に存在する（一部はミトコンドリアにも存在する）．一方，RNAは核と細胞質に存在し，DNAの遺伝情報を受取って，タンパク質合成の場であるリボソームに伝達し，さらにアミノ酸を運搬する役目を担っている．

芳香族環状塩基であるプリンおよびピリミジンは，核酸の構成素材であるだけではなく，生体での重要な機能をもつ．たとえば，エネルギー反応をつかさどるATPなどのヌクレオシド三リン酸のリン酸転移反応がある．また，糖の生合成で，UDPグルコース，UDPガラクトースは，高エネルギー中間体として働く．ヌクレオチドは，NAD，NADP，FAD，補酵素Aなどの補酵素の構成成分である．ADPは酸化的リン酸化を調節し，サイクリックAMPなどは，細胞内情報伝達系のメッセンジャーとしての役割を担う．病気という観点からもプリン代謝は重要である．プリン代謝の障害により，尿酸が関節などに蓄積する病気が痛風である．合成プリン体（アロプリノール）は，痛風の治療に有効で，5-フルオロウラシルやスポンゴシチジンなどは，細胞増殖阻害剤としてがん治療に用いられる．

14・1 核酸とは

　核酸は，**プリン塩基**あるいは**ピリミジン塩基**，ペントース（五炭糖），リン酸から成る**ヌクレオチド**を単位とする．糖がリボースかデオキシリボースかにより，それぞれ**リボヌクレオチド**，**デオキシリボヌクレオチド**という．DNAのチミンの代わりに，RNAではウラシルをもつ*．

＊ 詳細は第9章参照．

　ヌクレオチドのリン酸が糖の3′と5′位炭素間にジエステル結合で結ばれ重合したものが**ポリヌクレオチド**で，DNAやRNAの基本構造である．糖がリボースかデオキシリボースかにより**リボ核酸**（RNA）と**デオキシリボ核酸**（DNA）になる．

14・2 核酸の分解・吸収

　核酸の代謝は，プリン塩基やピリミジン塩基の生合成や分解により行われる．ヒトは核酸を含有する食物（肉類，魚介類，穀物，豆類など）を摂取する．摂取された核酸は消化管で消化，分解されて，ヌクレオチド，糖，リン酸，塩基になり吸収されるが，吸収されたプリン塩基やピリミジン塩基の大部分はヌクレオチド生合成に利用されずに分解されて排泄される．

　分解産物の一部と，アミノ酸や二酸化炭素などから合成された新生塩基はヌクレオチド生合成に利用される．ヌクレオチド生合成には**新生経路**と**再利用経路**（**サルベージ経路**）がある．

14・3 プリンヌクレオチドの代謝

　プリン塩基の骨格は，複雑な新生経路を経て合成される（図14・1）．まず，グルコース代謝経路の一つであるペントースリン酸回路によって合成されたリボース5-リン酸からホスホリボシル1-二リン酸（PRPP）が合成される．この

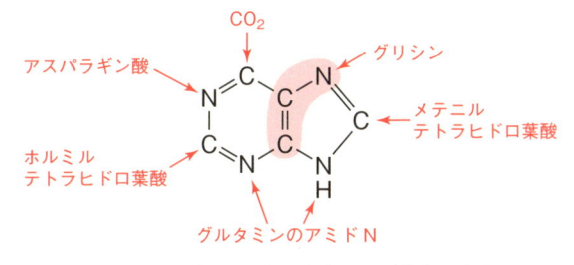

図14・1　プリン骨格の炭素および窒素の由来

PRPPをもとに，グリシン，グルタミン，アスパラギン酸，二酸化炭素から，イノシン一リン酸（IMP）が合成される（図14・2）．イノシン一リン酸はさらに代謝され核酸合成の材料となるプリンヌクレオチド（アデノシン一リン酸，グアノシン一リン酸）になる．プリンヌクレオチドは核酸の分解で生じたプリン塩基の再利用によっても合成される（図14・3）．

図 14・2　プリンヌクレオチドの生合成

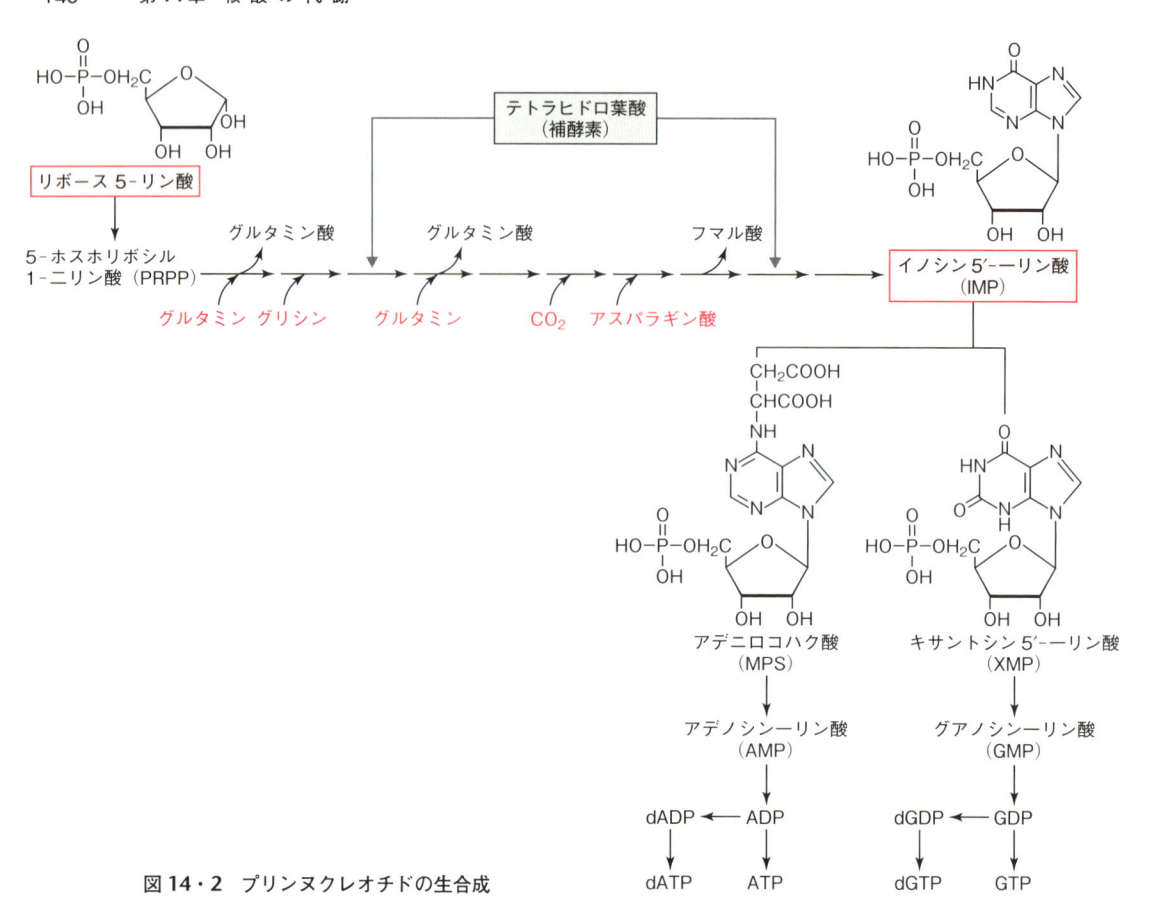

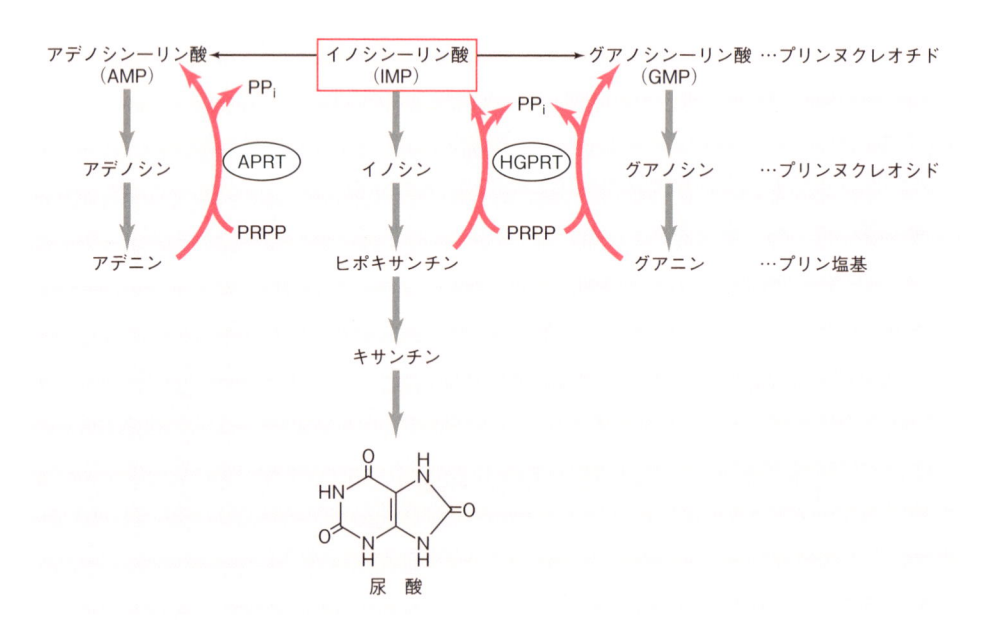

図 14・3　プリン塩基の分解と再利用経路　分解を →で，再利用経路を →で示す．PRPP: 5-ホスホリボシル 1-二リン酸，APRT: アデニンホスホリボシルトランスフェラーゼ，HGPRT: ヒポキサンチン-グアニンホスホリボシルトランスフェラーゼ．

過剰のプリン塩基はヒポキサンチン，キサンチンを経て，ヒトなどでは**尿酸**として尿中に排泄される（図 14・3）．尿酸の腎臓からの排泄低下，あるいは尿酸が過剰に生成されて血液中で尿酸値が高くなり，関節などに蓄積され炎症をひき起こす病気が，**痛風**である．痛風の治療は，食事療法（低プリン食）および尿酸合成の阻害剤であるアロプリノールの服用である．痛風のほか，プリン代謝異常症として，レッシュ・ナイハン症候群，アデノシンデアミナーゼ欠損症がある．

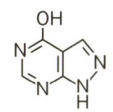

アロプリノール: 痛風の治療剤．ヒポキサンチンからキサンチン，キサンチンから尿酸を生成する酵素キサンチンオキシダーゼを阻害することにより尿酸合成を抑制する．

14・3・1 葉 酸

葉酸は体内で合成できないため，食物からの摂取が必要である．消化管から吸収された葉酸は図 14・4 のように代謝される．まず，葉酸レダクターゼが作用して還元され，ジヒドロ葉酸になる．さらに，ジヒドロ葉酸レダクターゼが作用して還元され，**テトラヒドロ葉酸**になる．テトラヒドロ葉酸は補酵素として核酸合成に関与する（図 14・2 参照）．

葉 酸 →（葉酸レダクターゼ）→ ジヒドロ葉酸 →（ジヒドロ葉酸レダクターゼ）→ テトラヒドロ葉酸

メトトレキセート（ジヒドロ葉酸レダクターゼを阻害）

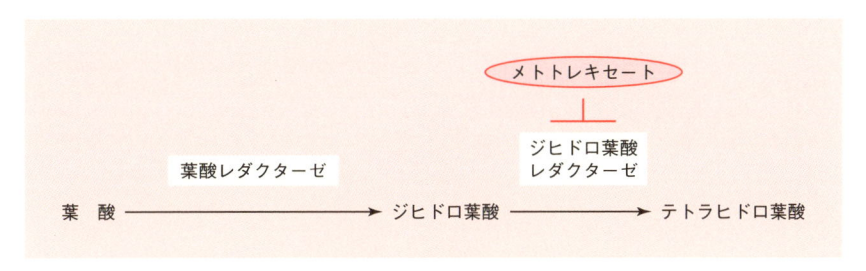

図 14・4 葉酸の代謝

ジヒドロ葉酸レダクターゼを阻害すると，テトラヒドロ葉酸をつくることができなくなる．すなわち，プリン合成が阻害され，細胞増殖が抑制される．このようにジヒドロ葉酸レダクターゼを阻害することで抗がん作用を示す薬としてメトトレキセートが開発された．

プリン代謝異常症

- **レッシュ・ナイハン症候群**　プリン再利用経路の酵素であるヒポキサンチン－グアニンホスホリボシルトランスフェラーゼ（HGPRT）の活性が欠如して，5-ホスホリボシル 1-二リン酸（PRPP）が代謝されず，細胞内濃度が上昇して，プリンの過剰生産となる．その結果，高尿酸血症，尿酸結石，自咬（自分で自分の体を咬む）症状が出現する．
- **アデノシンデアミナーゼ（ADA）欠損症**　アデノシンデアミナーゼは，細胞内で核酸（プリン）代謝にかかわる酵素で，アデノシンあるいはデオキシアデノシンのイノシンあるいはデオキシイノシンへの変換（脱アミノ）を触媒する．腸管粘膜，胸腺，脾臓，扁桃，リンパ球で活性が高い．ADA の欠損により，リンパ球（T 細胞および B 細胞）の機能が低下し，複合型の免疫不全が起こる．また，日本で最初の遺伝子治療が行われた疾患で，欠損した *ADA* 遺伝子をウイルスベクターに組込み治療し，成功した．

* カルバモイルシンターゼ（CPS）II（グルタミン加水分解）は尿素回路で働くCPS I（アンモニアの解毒）とは異なる．CPS I はミトコンドリアに，CPS II は細胞質に局在している．

14・4　ピリミジンヌクレオチドの代謝

図14・5にピリミジンヌクレオチドの代謝を示す．ピリミジン塩基の骨格は，複雑な新生経路を経て合成される．まず，グルタミン，ATP，CO_2からカルバモイルリン酸シンターゼII*の働きでカルバモイルリン酸が合成される．つぎにア

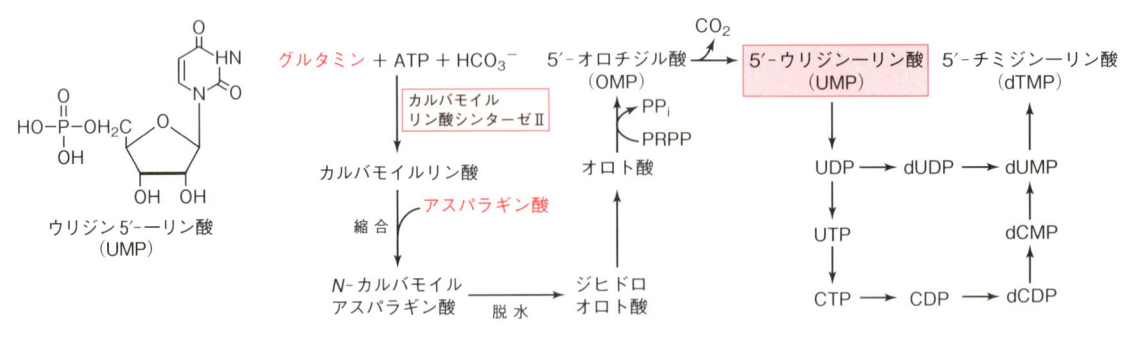

図14・5　ピリミジンヌクレオチドの生合成

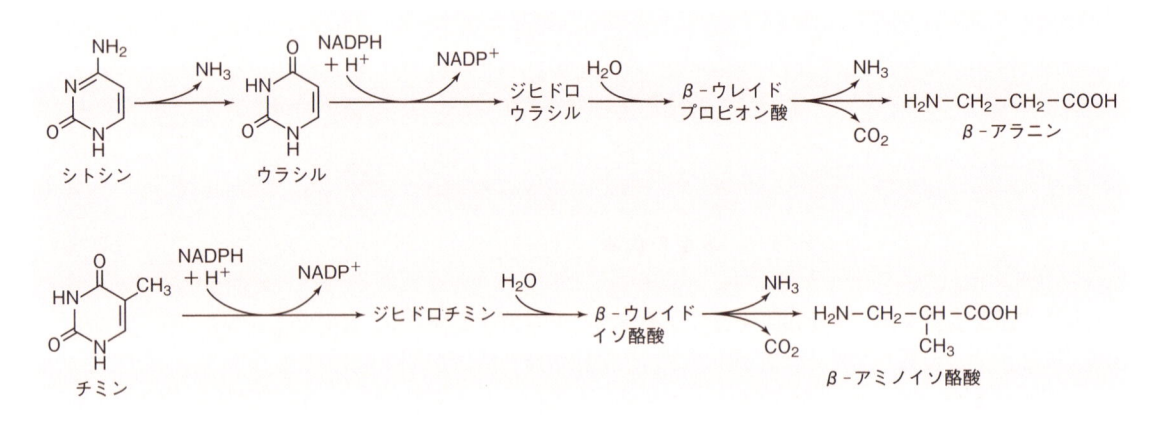

図14・6　ピリミジンの分解過程

スパラギン酸の縮合により N-カルバモイルアスパラギン酸が生じる．さらに脱水による閉環反応で，ジヒドロオロト酸が，脱水素反応によりオロト酸が生成される．5-ホスホリボシル1-二リン酸（PRPP）のリボースリン酸部分の転移で5′-オロチジル酸（OMP）が生じ，さらに脱炭酸反応により5′-ウリジン一リン酸（UMP）が生成される．UMPはさらに代謝されて核酸合成の材料となるピリミジンヌクレオチドとなる．

ヒトでは分解されないプリン環とは異なり，過剰のピリミジンは分解されて排泄される．図14・6にピリミジンの分解過程を示す．シトシン，ウラシルはβ-アラニンになり，チミンはβ-アミノイソ酪酸となる．β-アラニンおよびβ-アミノイソ酪酸は，それぞれ，アセチルCoAおよびスクシニルCoAとなって代謝される経路もある．

重要な用語

核酸
塩基
再利用経路
サルベージ経路
痛風
糖
尿酸
ヌクレオチド
ピリミジンヌクレオチド
プリンヌクレオチド
リン酸

15 光合成

1. 光合成は細菌から高等植物がもつエネルギー獲得系であり，同時に基本的な物質合成系である．地球上のすべての生命は，一部の細菌を例外として，光合成による太陽エネルギー利用によって支えられている．
2. 光合成の行われる場所は葉緑体である．葉緑体内部には水溶性の部分（ストロマ）と複雑な膜構造（チラコイド）が存在する．
3. 光合成は2段階の反応，すなわち光エネルギーによって水分子が開裂し，NADPHとATPを生成する光反応と，それらの生成物を利用してCO_2を糖分子に還元・同化する炭酸固定反応からなる．
4. カルビン回路で固定された炭素は葉緑体ではデンプンに変換・貯蔵され，細胞質ではスクロースに変換されていろいろな反応に利用される．
5. 植物は炭酸固定の経路の違いにより大きくC_3植物とC_4植物に分けられる．
6. 葉緑体はグリセルアルデヒド3-リン酸として有機炭素，ATP，還元力を細胞質に供給するほか，すべての脂肪酸，数種のアミノ酸も合成する．

　光合成は細菌から高等植物まで広く備わったエネルギー獲得系であり，同時に基本的な物質合成系である．
　図15・1は，葉緑体で行われる光合成の模式図である．クロロフィルが光のエネルギーを吸収すると水の酸化と酸素の発生が電子伝達反応に伴って起こり（光反応），そのとき得られたATPとNADPHを利用して**炭酸固定反応**によりCO_2から炭水化物をつくり出す．全体の反応は$n\,H_2O + n\,CO_2 \longrightarrow (CH_2O)_n + n\,O_2$で表される．光合成産物のグリセルアルデヒド3-リン酸は，葉緑体内で一時的にデンプンとして蓄えられるか，細胞質に運ばれてスクロースに変えられ，各所に運ばれて利用される．
　植物とシアノバクテリアは**光合成**によりCO_2，硝酸塩，硫酸塩などの無機物から自分の細胞構成物質を自分でつくることができるので**光独立栄養生物**である．
　これに対し動物や大半の微生物は，炭水化物や他の有機物質を食物から得ているので**従属栄養生物**である．動物の生命活動に必要なエネルギーは植物がつくったバイオマスを酸化してはじめて得られ，その際に酸素を消費してCO_2を発生する．このように地球の化石燃料貯蔵層も含めたすべてのバイオマス，大気中の酸素までが，植物とシアノバクテリアの光合成によってつくられている．したがって，植物の捕捉した太陽の光エネルギーが，化学独立栄養細菌を除く地球上の全生物のエネルギー源になっている．

炭酸固定反応：炭素還元反応ともよぶ．暗反応と長い間よばれていたが，ストロマで行われるこの反応は光化学反応の生産量に依存し，光によって直接制御されるものもあることからこのようによぶ方が適切である．

バイオマス：①エネルギー源または工業原料として利用できる生物体．②単位面積または単位体積当たりの生体の質量または生態系で産生される物質量．

化学独立栄養細菌：無機化合物の酸化によりエネルギーを得ている細菌．このエネルギーを使ってCO_2を固定する．

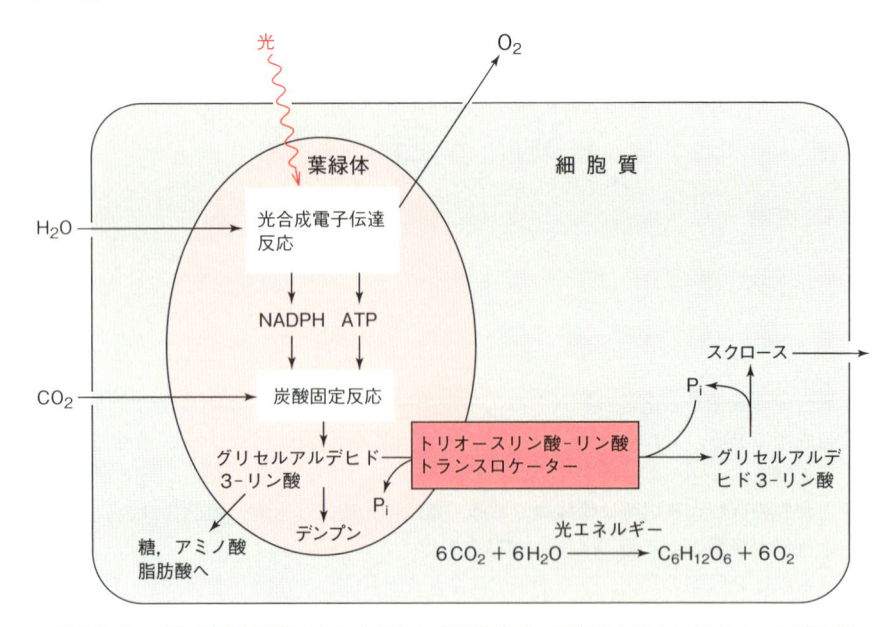

図15・1 植物の葉肉細胞で行われる光合成の模式図 反応中心のクロロフィルの電子が太陽の光エネルギーを獲得し電子伝達系を移動する間に水の酸化と酸素の発生が起こる．この電子伝達反応に伴ってATPとNADPHが生成する．このATPとNADPHを利用して光合成炭酸固定反応が葉緑体内で行われる．生成された光合成産物のグリセルアルデヒド3-リン酸は葉緑体内でデンプンのかたちで一時的に蓄えられるか，葉緑体外に運び出されて細胞質でスクロースに変換される．スクロースは細胞質または他の組織に運ばれ，いろいろな反応に利用される．

15・1 葉緑体（クロロプラスト）

15・1・1 葉緑体の構造

藻類と高等植物は光合成のための特殊な細胞内小器官として**葉緑体（クロロプラスト）**を細胞内に1〜数百個もっている．葉緑体は色素体の一つで，通常凸レンズ型か楕円型の粒子で，長軸は5〜10 μmである（図15・2a）．

葉緑体は透過性の外膜と不透過性の内膜で囲まれ，その間に狭い膜間部がある（図15・2b）．内膜の内側には小さな粒子を含む水溶性の部分と複雑な膜構造がある．水溶性の部分は**ストロマ**とよばれ，糖の合成にかかわる酵素，葉緑体タンパク質の一部を合成するDNA, RNA, リボソームなどがある．

ストロマ内の膜構造（**チラコイド**）は電子顕微鏡では層状に集合した部分とそれらの連結部分が見られる（図15・2a, b）．層状部分は**グラナ**とよばれ，積み重なった硬貨のような図で表されることが多いが（図15・2c），実際は連結部分も含め厳密に内側と外側のある一枚の袋が複雑に折りたたまれたものであると考えられている．チラコイド膜には光エネルギーの捕捉，電子伝達，ATP合成などを行うタンパク質複合体が集積している．

15・1・2 光合成色素

植物に限らず，光合成を行うすべての生物は光合成色素をもっている．光合成色素のなかで最も基本的なものは**クロロフィル**で，グロビンやシトクロム*のヘ

葉緑体はエネルギーの面で独立していること，遺伝学的に半自立的な複製機能を備えていることなどから，光合成細菌が原始的な真核細胞に取込まれ内部共生し進化したと考えられている．

クロロフィル: 光合成細菌以外の光合成生物はクロロフィル a をもっている．緑色植物には a 以外に b が，藻類には c が，シアノバクテリアには d が含まれている．

* §11・5参照．

15・1 葉緑体（クロロプラスト）

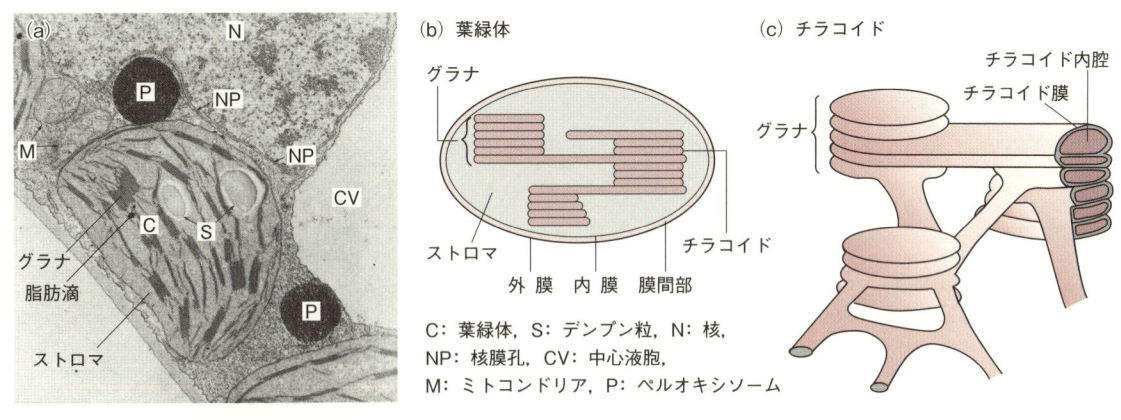

図15・2　タバコ葉緑体の電子顕微鏡写真（a）と葉緑体（b）およびチラコイド（c）の模式図　(a) ストロマの生合成系で合成されたデンプン粒（S）や脂肪滴がストロマ内に見える．[S.E. Frederick, E.H. Newcomb, *J. Cell Biol.*, **43**, 343 (1969) より] (b, c) 葉緑体は 3 種類の膜（外膜，内膜，チラコイド膜）で膜間部，ストロマ，チラコイドに区別されている．電子顕微鏡でチラコイドは押しつぶされた袋が重なった部分（グラナ）と，グラナの間をつなぐ連結部分が観察されるが，おそらく膜が複雑にたたみ込まれたものであろうと考えられている．

ムに似た環状テトラピロール化合物であり，環の中央に中心原子として Mg^{2+} をもっている．クロロフィルは a から d まで知られており，a と b の化学構造式を図 15・3 に示す．ピロール環Ⅳのプロピオニル基にイソプレノイド誘導体がエステル結合しており，この長い側鎖のためにクロロフィルはきわめて脂溶性となり，膜内で安定に存在できる．

クロロフィル a は主要光合成色素で，光合成細菌以外のすべての光合成生物に含まれており，光合成の初期反応が起こる**光化学反応中心**の構成要素となっている．

葉緑体にはクロロフィル以外にも光を吸収する物質が含まれている．これらの**補助色素**はクロロフィルが強く吸収できない波長の光を吸収し，アンテナ色素複合体の吸収スペクトルをカバーする（図 15・4）．カロテノイドはすべての緑色植物と多くの光合成細菌に含まれる代表的補助色素で，カロテン類の **β-カロテ**

テトラピロール環は進化の途中でさまざまな機能を獲得した．

中心原子	
Mg	クロロフィル類
Co	コバラミン（ビタミン B_{12}）
Fe	ヘム類（グロビン，シトクロム）

新しいクロロフィルの発見: 1996 年，中心原子が亜鉛 Zn のクロロフィルが光合成細菌で発見された．

クロロフィル a　R=CH₃
クロロフィル b　R=CHO

フィチル側鎖　　　β-カロテン

図15・3　クロロフィル類およびβ-カロテンの構造の比較　クロロフィル a と b を比較すると R の位置についた基が異なるだけである．また，イソプレノイド（フィチル基）の側鎖があるので，脂溶性となり膜内で安定に存在できる．β-カロテンも，共役イソプレノイド鎖により脂溶性である．

ン(図15・3)やキサントフィル類のビオラキサンチンなどが含まれる．カロテノイドのもう一つの役割は光化学系が過剰に励起されることに対する保護作用である．

15・1・3 葉緑体のその他の働き

葉緑体は光合成のほかにいろいろな生合成を行う．細胞の必要とするすべての脂肪酸と数種のアミノ酸はストロマの酵素が合成する．また，光反応で得られた還元力を利用して亜硝酸，硫酸（亜硫酸），アンモニアの還元と同化を行い，アミノ酸やヌクレオチド合成の原料を供給している．

> クロロフィル類は進化の過程で驚くほど変化しなかった．30億年以上も前に現れた紅色細菌はすでにバクテリオクロロフィル a をもっていた．これはクロロフィル a と少ししか違わない．
>
> **アンテナ複合体**: 多数の異なる膜タンパク質複合体に多くのクロロフィル a や補助色素が結合し，光化学反応中心の周りに存在している．これらのアンテナ色素が光エネルギーを集め，光化学反応中心に集める（§15・2・1参照）．
>
> シアノバクテリアや紅藻は，直鎖テトラピロールからなる補助色素とタンパク質が結合したアンテナ色素複合体の赤いフィコエリトリンや青いフィコシアニンなどをもつ．また，珪藻や褐藻はフコキサンチンを補助色素としてもつ．これらはクロロフィル類とは違って，タンパク質と結合してはじめて強く光を吸収できる．ワカメや海苔を加熱するとそれぞれフコキサンチンやフィコエリトリンが退色してクロロフィルの色が残り緑色となる．
>
> **必須脂肪酸**: 植物がすべての脂肪酸を合成できるので，動物は自分が合成できないリノール酸などを植物性食品からとらねばならない．

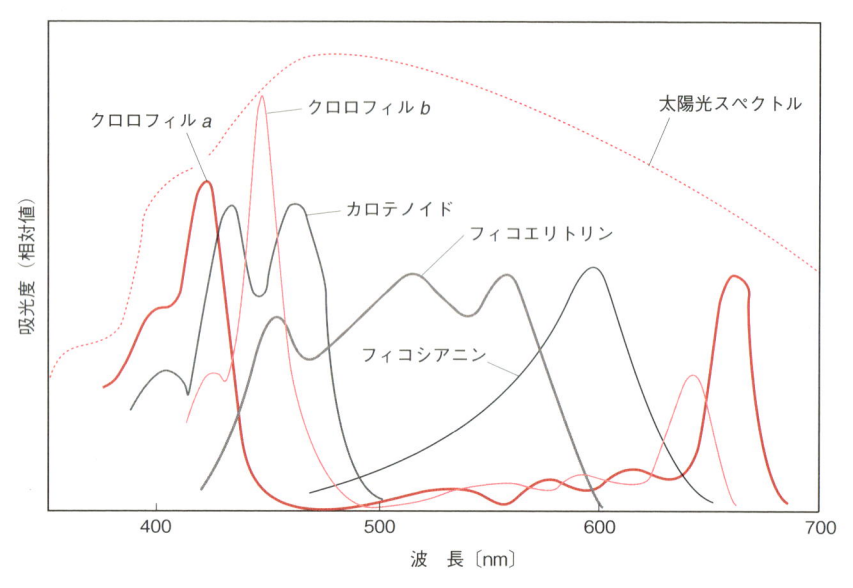

図15・4 クロロフィル類および補助色素の吸収スペクトル 比較のため，太陽光のスペクトルも示した．フィコエリトリンとフィコシアニンはシアノバクテリアや紅藻など水生植物のアンテナ色素複合体であるが，水深10 m以上では450～550 nm以外の光は水に吸収されるため，水中に届く光を利用できるようになっている．

15・2 光 反 応

光反応の基本は光化学反応と電子伝達反応である．

15・2・1 光化学反応

> **プランクの法則**:
> $E = h\nu = hc\lambda^{-1}$
> $h = 6.626 \times 10^{-34}$ J·s（プランク定数），ν は振動数，$c = 3 \times 10^8$ m·s^{-1}（光の速さ），λ は波長を示す．

電磁波（光）はプランクの法則で与えられるエネルギー E をもつ量子（**光子**）として伝わる．クロロフィル a 分子が光子に出会うと，光子エネルギーによって励起される．励起されたクロロフィル a 分子は不安定で元の非励起状態に戻ろうとするが，それはつぎの三つの過程で起こる．1) エネルギーを熱や蛍光として放出，2) 共鳴エネルギー移動（アンテナ複合体），3) 励起クロロフィル分子がエネルギーを利用して化学反応を起こす（光化学反応中心）．

光合成の初期反応は光化学反応中心で行われるが，強い直射日光のもとでも光化学反応中心が直接捕捉できる光子は毎秒1個程度で，効率良い光合成のために

は光子エネルギーを捕捉して光合成反応中心に効率よく運ぶ**アンテナ色素**が必要となる．葉に存在するクロロフィル分子のうち実際の反応中心となるのはその数千分の一で，残りはすべてアンテナ複合体に含まれる．植物のアンテナ複合体は**集光複合体（LHC）**とコア複合体から成り立っている．

集光複合体のアンテナ色素（クロロフィル a）と補助色素が光で励起されると，そのエネルギーは**共鳴エネルギー移動**によってつぎつぎと迅速に転移し，最後に光化学反応中心にある1対の特別なクロロフィル分子に到達する．これは純粋に物理的な過程であり化学反応は含まない（電子の移動もない）．

光化学反応中心は膜貫通型のタンパク質とクロロフィル分子の複合体で，光によって励起された1対の特別なクロロフィル a 分子はエネルギーの高い電子を放出して近くの電子受容体に渡し，酸化還元反応が開始する．つまり，光エネルギーが化学エネルギーのかたちで光合成反応系に移る．**光酸化**されたクロロフィル$^+$は隣接した電子供与体から電子を得て基底状態に戻る．

15・2・2　植物とシアノバクテリアの電子伝達系（非循環的電子伝達）

光化学中心は H_2O を酸化する**光化学系 II（PS II）**と $NADP^+$ を還元する**光化学系 I（PS I）**にあり，各光学系は別々に活性化されて電子は PS II から PS I に流れる*．PS II と PS I が連続して働くと H_2O の酸化と $NADP^+$ の還元が共役する．図 15・5 はシアノバクテリアと植物の光化学反応の模式図（光合成の **Z スキーム**）である．

PS II では反応中心にある1対の特別なクロロフィル分子（P680）が光子を吸収すると励起され，電価の分離が起こる．励起状態の電子は反応中心のタンパク質複合体内でクロロフィル分子に隣接して配置している一連の電子受容体を迅速に伝達され，さらに**プラストキノン（Q）**，**シトクロム b_6f 複合体**へと移動し，最終的には**プラストシアニン（PC）**に渡される．シトクロム b_6f 複合体はミトコンドリアのシトクロム bc_1 複合体と同様に電子伝達がプロトン輸送と共役しており，電子の移動の間に，チラコイド膜を介してチラコイド内腔に H^+ がくみ出される．そしてミトコンドリアと同様にプロトン濃度勾配を解消することで ATP シンターゼが ATP を産生する．

PS II の最も大事な機能は，水の分解と酸素の発生である．

$$2H_2O \longrightarrow 4H^+ + 4e^- + O_2$$

光によって励起された電子を失ったクロロフィル分子（P680$^+$）は，水の分解によって生じた電子を渡され再び元の構造（P680）に戻る．水の分解によって生じた酸素は葉緑体の外に放出される．

PS I の反応中心もまた1対のクロロフィル（P700）をもち，光によって励起されて電子を放出する．P700 から放出された電子は中間電子伝達系を経て，フェレドキシンに渡され，フェレドキシン-NADP レダクターゼの働きによって $NADP^+$ を NADPH に還元する．シトクロム b_6f 複合体に還元されたプラストシアニンはチラコイド内腔を拡散し，PS I で光酸化された P700$^+$ に電子を伝達し，元の構造に戻す．生成物の NADPH は ATP とともに葉緑体のストロマで行われ

集光複合体(light harvesting complex, LHC)：アンテナ複合体の外側周辺部にあり，数百のクロロフィル分子と補助色素がタンパク質で結ばれた集合体で光を集める働きをする．チラコイド膜に固定されている．

コア複合体：アンテナ複合体の内側にあり，集光もするが反応中心の構成要素の一部となって，外部アンテナが集めた励起子を光合成反応中心に渡す役割をする．

共鳴エネルギー移動：密に並んだアンテナ色素分子集団内でエネルギーが移動し反応中心に集まる．反応中心のクロロフィル a はアンテナクロロフィル a より励起状態のエネルギーが少し低いので励起状態がトラップされる．

光化学系：先に発見されたものを I としたので，反応の順番ではない．

*　PS II，PS I はチラコイド膜上で空間的に分離されている．

P680：PS II の反応中心色素．680 nm に吸収極大をもつクロロフィル2分子と推測されている．PS I の反応中心色素は P700 とよばれる．

電子伝達系：プラストキノン，プラストシアニンは可動性の電子伝達体である．

フェレドキシン：酸化還元電位が $-0.42V$ ときわめて低いので，生体中で広く利用される $NADP^+$ に2個電子を渡して NADPH とすることができる．

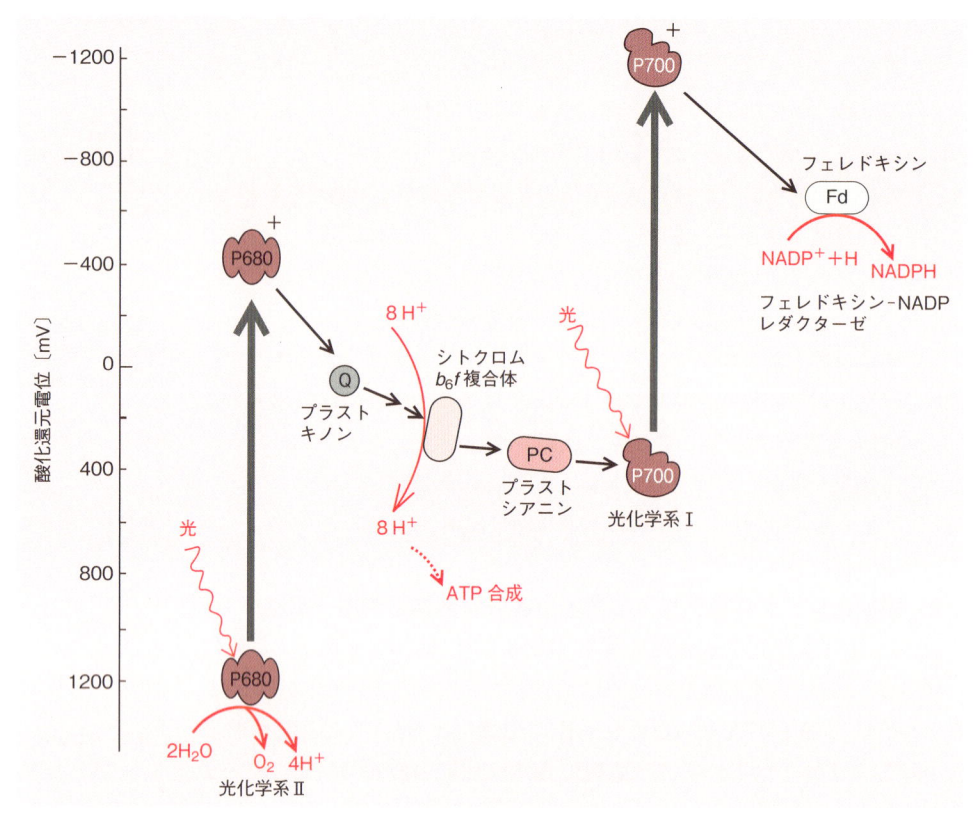

図15・5 植物とシアノバクテリアの光合成電子伝達系模式図（Zスキーム） 光子吸収によりPSⅡのP680が電子を放出すると，水から電子が引き抜かれてこれを補う．その結果O_2と4個のH^+が生成する．放出された電子はプラストキノン（Q）を経てシトクロムb_6f複合体に伝達されると，プロトンがチラコイド内腔に移動する．シトクロムb_6f複合体は電子をプラストシアニン（PC）に渡す．プラストシアニンはPSⅠで光酸化されたP700を還元する．P700から放出された電子は中間電子伝達体を経て，フェレドキシン（Fd）に渡され，$NADP^+$をNADPHに還元する．

シトクロムb_6f複合体：プラストキノール―シトクロムc_6レダクターゼ．複数のサブユニットといくつかの補欠分子団からなる大きなタンパク質．プラストキノンとプラストシアニンとの間で電子輸送を行う．

Zスキーム：図15・5は光合成の酸化還元電位の変化を表したもので，Zスキームとよばれる．電子は低還元電位から高還元電位へ流れるが，電子がジグザグに流れるのはH_2Oから$NADP^+$へ電子を伝えるためPSⅡ，PSⅠの光化学反応が必要だからである．

るカルビン回路（§15・3・1参照）での炭酸固定やさまざまな生合成反応のエネルギー源となる．

　植物やシアノバクテリアでは電子供与体として水を利用する．その結果酸素が放出されるので，**酸素発生型光合成**と表現される．また水の分解から発生した電子が直列に連なった反応中心PSⅡ，PSⅠを経由して$NADP^+$に受け渡されていくので非循環的電子伝達経路とよぶ．

　一方，紅色光合成細菌ではPSⅠを経た後，再びシトクロムbc_1複合体に戻る電子の流れが知られており，これを**循環的電子伝達経路**とよぶ．

15・3　炭酸固定反応

　多くの植物ではCO_2同化の主産物はデンプンとスクロースである．

　炭酸固定反応は**炭素還元反応**ともいう．光化学電子伝達反応で生成したATPとNADPHがそれぞれエネルギー源と還元力として働き，CO_2を炭水化物に変換する．

　光反応と炭酸固定反応は別の反応過程であるが，生合成をバランス良く行うた

めに，この二つの過程は巧妙なフィードバック機構で結合している．たとえば細胞のATPやNADPHの要求度が変化すると，これらの分子のチラコイド膜での生産量が調節される．また，炭酸固定に関与する葉緑体酵素のいくつかは暗所で不活性化されるが，光で促進される電子伝達系により再活性化される．

15・3・1 カルビン回路（還元的ペントースリン酸経路）

CO_2 を炭水化物に変換する一連の反応は**カルビン回路（還元的ペントースリン酸回路***）とよばれ，三つの基本的段階に分かれる（図15・6）．

第一段階はリブロースビスリン酸カルボキシラーゼ（RuBisCO）によって触媒される**炭酸固定**反応である．この酵素は地上で最多量のタンパク質で，3分子のリブロース1,5-ビスリン酸（五炭糖：C_5）と3分子のCO_2を縮合し6分子の3-ホスホグリセリン酸（三単糖：C_3）に転換する．第二段階はこの有機酸を，ATPとNADPHを消費して，三炭糖のグリセルアルデヒド3-リン酸に**還元**する反応である．第三の段階では生成された6分子のグリセルアルデヒド3-リン酸のうち5分子を起点にして，炭素鎖の組換えによりリブロース5-リン酸3分子を生成し，これをATPによってリン酸化して，CO_2の受容体であるリブロース1,5-ビスリン酸3分子を**再生**する反応である．

全体としては3分子のCO_2を固定して1分子のグリセルアルデヒド3-リン酸を得る．

* カルビン回路を構成するほとんどの反応は，動物細胞などでみられる糖新生や酸化的ペントースリン酸回路と同じ部分反応であるので，還元的ペントースリン酸回路ともよばれる．カルビン回路のみにみられる独自の反応は最初の炭酸固定の反応とリブロース1,5-ビスリン酸の再生である．

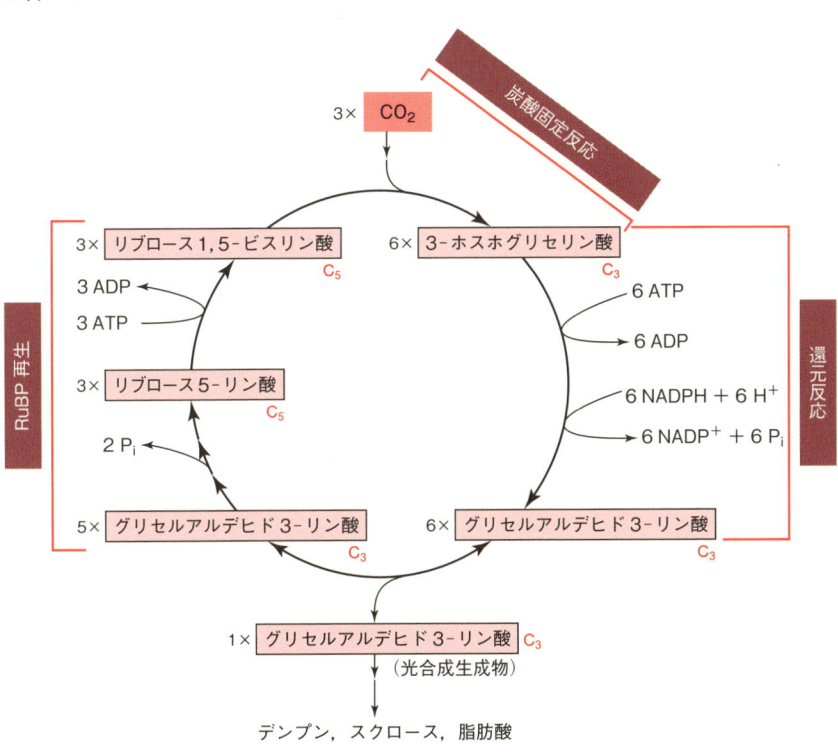

図15・6　カルビン回路（還元的ペントースリン酸回路）　3分子のCO_2が固定されると9分子のATPと6分子のNADPHを消費して，1分子のグリセルアルデヒド3-リン酸を生成する．グリセルアルデヒド3-リン酸とリブロース5-リン酸の間には多数の中間体が介在するが，ここでは省略してある．おもな中間生成物の構造式を欄外に示す．

スクロースの生合成: UDP結合により活性化したグルコースがフルクトース6-リン酸に転移される．生成したスクロース6-リン酸が加水分解されるので反応全体は不可逆である．

UDP グルコース
↓ フルクトース6-リン酸
↓ UDP
スクロース6-リン酸
↓ Pi
スクロース

$$3\,CO_2 + 9\,ATP + 6\,NADPH + H_2O \longrightarrow$$
$$\text{グリセルアルデヒド3-リン酸} + 8\,P_i + 9\,ADP + 6\,NADP^+$$

葉緑体内に生成されたグリセルアルデヒド3-リン酸の大半は細胞質に運ばれ，解糖の逆反応でフルクトース6-リン酸とグルコース1-リン酸に変換される．グルコース1-リン酸は **UDP グルコース** に変換され，フルクトース6-リン酸と結合してスクロース6-リン酸となり，ついでスクロースを得る．動物でのグルコースのように，植物ではスクロースが維管束を通して各部に運ばれ，種々の有機分子の合成材料や成長のためのエネルギー源として使われる．

光合成能が過剰なとき葉緑体中に残ったグリセルアルデヒド3-リン酸は，ストロマで解糖系の逆反応でデンプンに変換され顆粒のかたちで蓄えられる．デンプンはグルコースの重合体で動物細胞でのグリコーゲンのような役割をもつ．暗所では，このデンプンは二つの経路で分解され，最終的にはホスホグリセリン酸として葉緑体外へ輸送され，他の細胞区画へ炭素源を供給する．

15・3・2　C_3植物とC_4植物

カルビン回路のみでCO_2を固定する植物は，CO_2が固定されて最初にできる安定な物質が炭素数3の3-ホスホグリセリン酸であるのでC_3光合成植物あるいは**C_3植物**という．イネ，ダイズ，コムギをはじめ大部分の植物がC_3植物である．

デンプンの生合成: 葉緑体内で行われる．ADP結合により活性化されたグルコースがグルカン鎖の末端グルコース基に転移される．ADPグルコース生成時に生じたピロリン酸が加水分解されるので反応は不可逆となる．

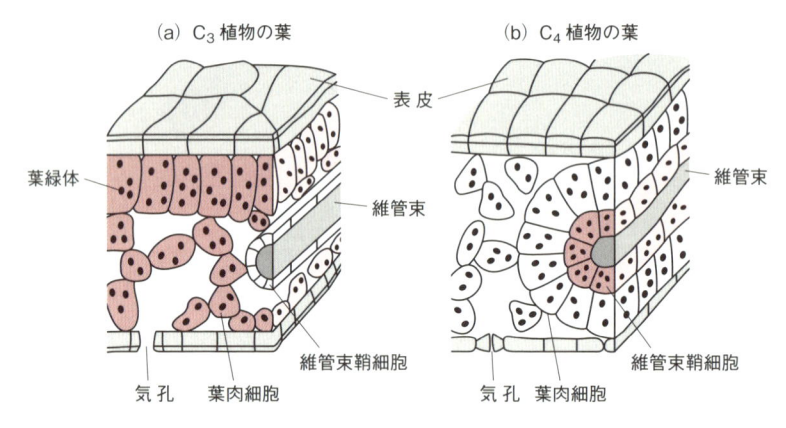

グルコース1-リン酸
↓ ATP
↓ PPi → 2Pi
ADP グルコース
↓ α-1,4-グルカン
↓ ADP
デンプン

図15・7　C_3植物とC_4植物の葉の組織の比較　赤で示した細胞で炭酸固定が行われる．典型的なC_3植物の葉の断面を見ると，葉肉細胞とよばれる葉緑体をもった細胞が見られるのに対し，C_4植物の葉では葉緑体をもつ二つの異なる細胞，葉肉細胞と維管束鞘細胞が見られる．維管束鞘細胞のみでカルビン回路が働いている．

これに対しトウモロコシやサトウキビのように高温乾燥環境で生育する植物の多くはCO_2（HCO_3^-）が四炭素化合物の形で取込まれるので，**C_4植物**という．

高温で乾燥した環境にある植物では，水分の過剰な蒸散を防ぐため気孔を閉じると，葉中のCO_2濃度が急速に低下して**光呼吸**が起こりやすくなる．C_4植物はこうした条件に順応して葉が特殊化している（図15・7）．炭酸固定回路は特別

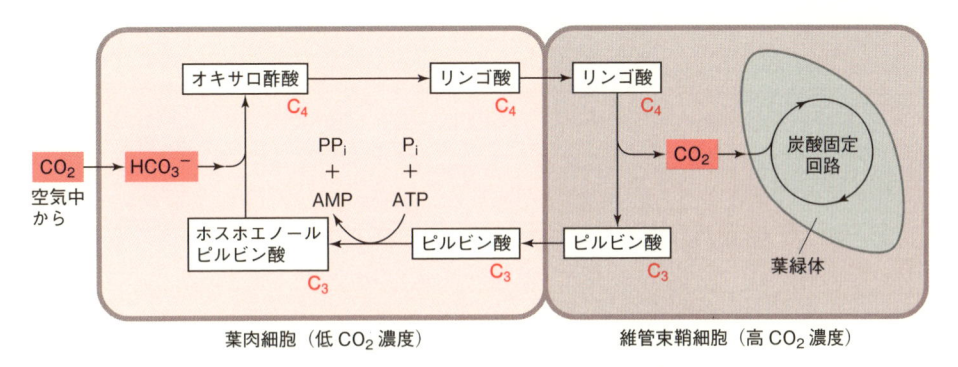

図 15・8 C₄ 植物の CO₂ 取込みと濃縮　C₄ 植物では，葉肉細胞は炭酸固定は行わず，ATP のエネルギーを利用して CO₂ の取込みを行うように特殊化している．取込んだ CO₂ を濃縮して維管束鞘細胞に送り込む．これにより，維管束鞘細胞の CO₂/O₂ 比は高くなる．

な維管束鞘細胞の葉緑体にしか存在せず，RuBisCO もすべてここにある．周囲の葉肉細胞層が CO₂ を濃縮して維管束鞘細胞の RuBisCO に高濃度の CO₂ を供給するので，光呼吸をほぼ完全に防ぐ（図 15・8）．C₄ 植物の光合成能は C₃ 植物よりはるかに高いので，種類は少ないが世界の農業にとって重要である．

光呼吸: RuBisCO はリブロースビスリン酸に選択的に CO₂ を添加するが，CO₂ 以外にも O₂ も基質として使えるので，CO₂ 濃度が低いと代わりに O₂ を添加してしまう．この過程は**光呼吸**とよばれる反応経路の最初の段階であり，反応全体として O₂ を使って CO₂ を放出する．多くの植物では固定した CO₂ の約 3 分の 1 が光呼吸のために再び CO₂ に戻って失われる．

重要な用語

カルビン回路	光化学反応	C₄ 植物	炭酸固定反応	補助色素
クロロフィル	C₃ 植物	ストロマ	チラコイド	葉緑体

第 IV 部
遺伝子とゲノム

16 染色体と遺伝情報

1. ヒトゲノムは 22 対の相同染色体と 2 本の性染色体をもち,全体の大きさは約 3.0 Gbp である.
2. ゲノムの塩基配列は個人ごとに違いがあり,一塩基多型,マイクロサテライト,欠失,重複などの遺伝子多型がある.
3. 真核細胞の DNA はヒストンタンパク質に巻かれ,非常にコンパクトなクロマチンとして核に詰め込まれている.
4. DNA の情報が mRNA へ転写され,タンパク質に翻訳されることをセントラルドグマとよぶ.セントラルドグマに従わない,RNA から DNA への合成(逆転写)もある.
5. ヒトの病気や,薬に対する反応性にかかわる遺伝子を発見するための基盤となる研究が国際 HapMap 計画で行われている.

16・1 ヒトゲノム

　1953 年に J.D.Watson と F.H.C.Crick が DNA が二重らせんでできていることを発表してからほぼ半世紀たった 2001 年に**ヒトゲノム**の概要が公表された. AGCT の四つの塩基の並びの全体像から,何がわかるのだろうか.まずゲノム全体の大きさは約 3.0 Gbp であり 46 本の染色体に分かれて存在している.そのうちの約 1.2〜1.3 % がタンパク質をコードしているだけで,DNA のほぼ半分は反復配列だった[1].ゲノム全体で GC 塩基対の多い領域と AT 塩基対が多い領域がある.GC 塩基対の多い領域は遺伝子密度が高く,イントロン[2] の平均サイズが小さい.ヒトゲノムの中には約 20,000 個のタンパク質をつくる遺伝子があると見積もられており[3],この約 20,000 個という数字は大腸菌の 4289 個,酵母の約 6000 個,ショウジョウバエの約 14,000 個,線虫の約 19,000 個と比べるとそう大きくは違わない.線虫などに比べてヒトは複雑な生き物であることは間違いないが,その複雑さは遺伝子の数の多さによってもたらされたものではないことを,この事実は示している.たとえば,ヒトの 1278 種のタンパク質を調べたところ,そのうち脊椎動物に特徴的なものはたかだか 94 種類で,残りは進化の過程で遠い昔の原始の細胞からそのままの形で保たれてきたようだ.ヒトと他の生物の違いは何かということはゲノムの違いだけではなく,タンパク質の形やスプライシング[2] の変化,発現調節の仕方などを含めて今後の研究が待たれる.

　タンパク質をコードしている以外の塩基配列の機能については,ほとんどが意

Gbp: ギガ塩基対.
1 Gbp=10^9 bp,3.0 Gbp は 30 億 bp.

[1] 反復配列は DNA が RNA に読み取られた後,逆転写酵素により DNA が合成され,隣に組込まれたと考えられている.

[2] §18・2 参照.

[3] ヒトの遺伝子の数がいくつかははっきりしていない.約 20,000〜27,000 の間と考えられている.

*1 §18・1参照．
*2 §19・2参照．

味のないものと考えられてきたが，実は約80％には意味があり，70,000のプロモーター領域*1と，400,000のエンハンサー領域*2があると見積もられている．また，かなりの部分がタンパク質非コードRNA（ノンコーディングRNA）として転写され，細胞の機能の調節に重要な役割を果たしていることが明らかとなっている．

ヒトには塩基配列が個人ごとに異なる場所があり遺伝的多型とよんでいる．全遺伝子で見るとかなりの変異が存在する．この塩基配列の違いは，タンパク質の構造，発現，分解それぞれの多様性を生み，ひいては栄養素や生活習慣に対する個々人の応答性の多様性を生む．個人の外見や性格，病気のなりやすさ，さらには薬の効き方や副作用も決めることになる．その結果，栄養素の消化，吸収，代謝などの個人差も遺伝子レベルで説明することが可能となりつつある（ニュートリゲノミクス）．遺伝的多型には一塩基多型，マイクロサテライト，コピー数多型，欠失，重複などがある．

SNP: single nucleotide polymorphism

一塩基多型（SNP）とは，ある人と別の人で遺伝子のある1箇所の塩基が異なることである．ゲノムの中の全領域にわたって存在しており，平均500〜1000塩基に1箇所はSNPが存在している．

STR: short tandem repeat

マイクロサテライト（STRともいう）は2〜7塩基が2回から数十回反復している箇所で，DNA全領域にわたりかなり多くの箇所に存在する．たとえばCAの繰返し配列は数回から数十回みられる．個人によって反復数が異なることから多型分析にも用いられる．また疾病に関連した遺伝子の近くにある反復回数の違いが疾病に関係する例も知られている*3．数塩基〜数十塩基のやや長い塩基配列が反復しているところもある．マイクロサテライトのゲノム中の分布は一様で頻度も高く，SNPについでよくみられる遺伝子多型である．

*3 筋緊張性ジストロフィーは，ミオトニンプロテインキナーゼの3′非翻訳領域にCTGの繰返しが正常では5〜37であるが，100以上ある．また，脆弱X症候群では，FMR1の5′上流にCGGの繰返しが正常では6〜52であるが，200〜300ある．

これに比べて1遺伝子分そのものが反復していて，その数に違いがあるのが**コピー数多型**（CNV）とよばれるものである．コピー数が多くなればその分発現するタンパク質も多くなる．コピー数多型は多くの疾病で見つかっている．

CNV: copy number variation

栄養と関係したコピー数多型には唾液中のα-アミラーゼの例がある．日本人のようなデンプン質の食事を多くとっている人々と，ヤクート人のようなデンプン質の食事をほとんどとらずにタンパク質と脂質の多い肉や魚をおもに摂取している人とで，アミラーゼ遺伝子のコピー数を比べてみたところ，デンプン食を多くとる人の平均は約6.7コピーであったのに対して，デンプン食の少ない人たちは約5.4コピーであった．コピー数と唾液の中のアミラーゼ量は比例しており，食生活の違いが遺伝子のコピー数に影響を与えていると考えられる．

国際HAPMAP計画は，ヒトの病気や薬に対する反応性にかかわる遺伝子を発見するための基盤を整備するプロジェクトである．これにより全ゲノム領域の一塩基多型に基づいて個人の記憶や運動能力などの背景や，食べ物による疾病への感受性などの違いが明らかにされてくると思われる．個人の違いをあれこれ推測する代わりに，遺伝的に受け継いだものによって生活習慣を変えることで人生を変えていくことができる時代になるとともに，ある程度は遺伝的に受け継いだものを変えることができる遺伝子治療時代もくるかもしれない．

16・2 染色体とクロマチン

　真核細胞の遺伝子は DNA とヒストンタンパク質で構成されており，**クロマチン**（染色質）という名称でよばれる．**ユークロマチン**は緩やかな構造で，**ヘテロクロマチン**はコンパクトに凝集された構造をとっている．ヒストンには H1, H2A, H2B, H3, H4 の 5 種類があり，H2A, H2B, H3, H4 各 2 分子ずつで構成されるタンパク質複合体（八量体）の周りを 146 塩基対の DNA が取囲んでいる．これを**ヌクレオソーム**という．ヌクレオソームとヌクレオソームの間は 50〜60 塩基対の DNA があり，このヌクレオソーム単位の間に H1 がリンカーとして結合している．この構造が集合して，30 nm 繊維をつくる．この繊維が細胞分裂期になると足場タンパク質に結合しさらにコンパクトになり染色体構造をとる（図 16・1）．ヒトは 22 対の**常染色体**と，女性では X 染色体が 2 本，男性では Y 染色体 1 本と X 染色体 1 本の**性染色体**をもつ．

　真核細胞では 30 nm 繊維がほどけヒストンが離れてから DNA の転写が起こる．ヒストンタンパク質はリシン，アルギニンの塩基性アミノ酸に富み，酸性の DNA と強く結合しているが，ヒストンと DNA の相互作用はヒストンのリシン残基などがアセチル化やメチル化されることにより弱くなる．そのほか，トレオニン残基のリン酸化や ATP 依存性のクロマチンリモデリングによっても相互作

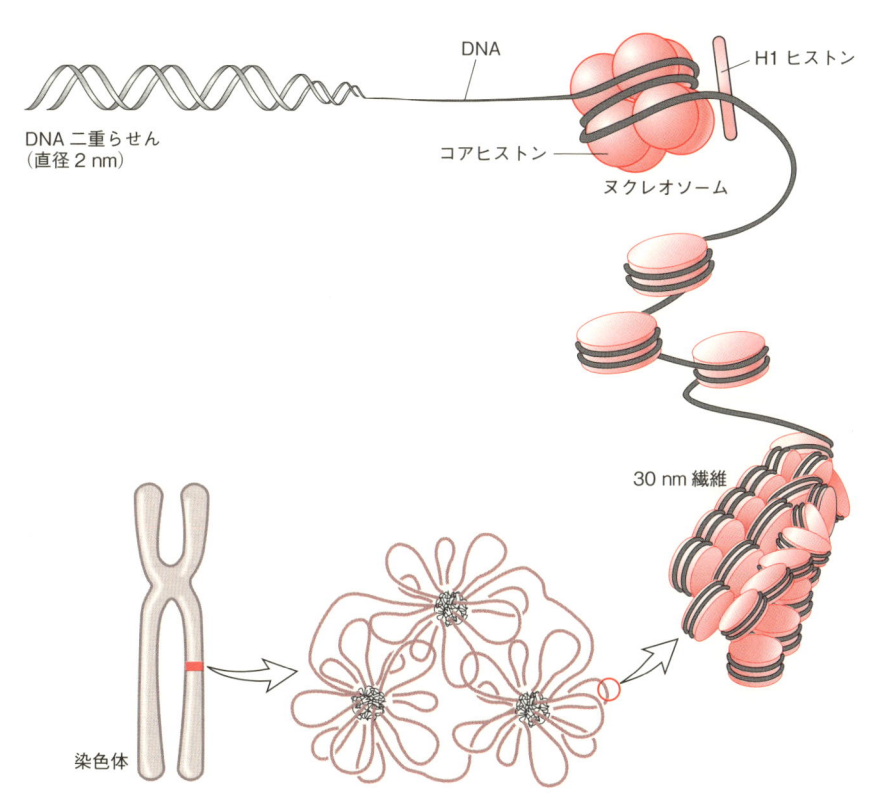

図 16・1　ヌクレオソーム構造　[G. Karp, "Cell and Molecular Biology", 4th Ed., John Wiley & Sons (2005) の図 12・14 を改変]

用は弱くなる．

一方，DNAとヒストンの相互作用を強める反応もあり，DNA中の特にCG繰返し配列中のシトシン5′位がメチル化を受けるとヒストンデアセチラーゼを連れてきて，クロマチンの凝集と遺伝子のサイレンシング（不活性化）が起こる．DNAのメチル化は世代を越えて保存される場合もあるので，エピジェネティックな遺伝の原因といわれている．

16・3 セントラルドグマ

親から受け継いだ遺伝情報は核の中のDNAにすべて記載されている．DNAは自己複製を繰返しその情報を保存している．このDNAの塩基配列の情報はmRNAへと読み取られ，そのmRNAの塩基配列情報をもとにタンパク質がアミ

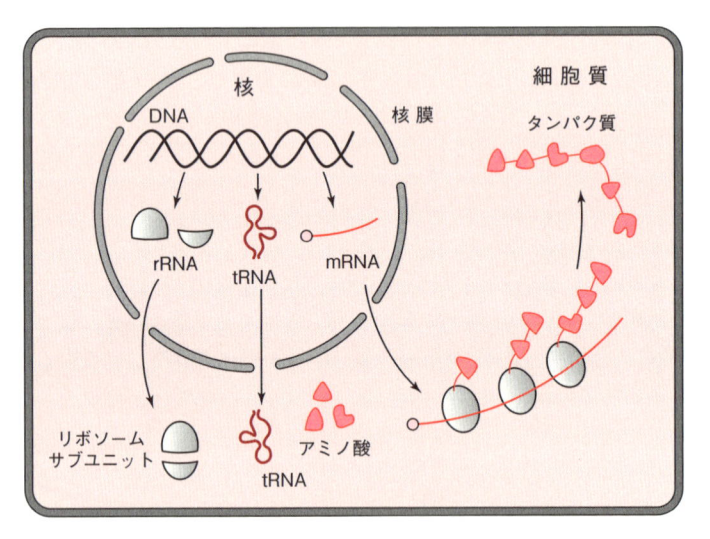

図 16・2 セントラルドグマ DNAの遺伝情報はRNAに正確に転写され，さらにタンパク質に正確に翻訳される．後述するが別のRNAも最近見つかった．

エピジェネティクス（後成説）

セントラルドグマによるとすべての情報はDNAにあり，DNAの塩基配列が変化しない限り表現型は変わらない．しかし，発生の過程で組織ごとに遺伝子の働きが変わったり，後天的に獲得した形質が次世代にも遺伝していると思われる例が見つかり，DNAの塩基配列の変化なしに獲得した形質が少なくとも細胞から細胞へ伝えられる仕組みがあると考えられる．これをエピジェネティクスという．その仕組みとして，DNAのメチル化，ヒストンのアセチル化，クロマチンの構造変化が関与していると考えられている．一般に後天的に獲得した性質は細胞分裂時には受け継がれ，同じ組織の細胞が同じような挙動をとるようになる．一方，精子と卵子になる段階でこのように獲得した性質はリプログラミングされると考えられているが，ごく少数の遺伝子ではそのまま受け継がれることもある．iPS細胞はこのリプログラミングが遺伝子4個で起こることを利用したものである．

> **ゲノム刷込み**
>
> 哺乳類では1対の染色体の対立遺伝子のうち，父親か母親かどちらの親由来かによって，一方しか発現しない遺伝子があることが知られている．これは雌雄の配偶子遺伝子のどちらかがメチル化を受けて不活性しているためで，この現象をゲノム刷込みとよぶ．単為発生を防ぐための機構と考えられている．
>
> プラダー・ウィリ症候群（四肢の縮小，肥満，知的障害）は父親由来の第15染色体のある特定の場所の欠失で起こり，アンジェルマン症候群（知的障害）では母親のほぼ同じ場所の欠失で起こる．
>
> レット症候群はほとんど女性にのみみられる神経疾患で，X染色体上のメチルシトシン結合タンパク質2の遺伝子の異常で起こることが知られている．この遺伝子産物はDNAのメチルシトシンに結合し転写にかかわることが知られているが，どのようにして神経疾患の原因になるかは不明である．

ノ酸よりつくられる．DNAからmRNAがつくられる過程を**転写**とよび，mRNAの情報をもとにタンパク質がつくられる過程を**翻訳**とよんでいる．このようにすべてのもとはDNAであるということをCrickは分子生物学の**セントラルドグマ**と提唱した（図16・2）．しかしセントラルドグマを覆す事実も見つかっている．すなわち転写には逆反応があり，逆転写酵素によってRNAからDNAがつくられる．しかし翻訳の逆反応は見つかっていない．また触媒作用をもったRNA（リボザイム）も発見された．

原始の生命は自己複製できるRNAから始まり，その触媒機能はタンパク質が担い，自己複製する遺伝情報は安定なDNAが担うようになり現在の生命の姿となったとする**RNAワールド仮説**が生命の起源として提唱されている．

重要な用語

一塩基多型（SNP）
クロマチン
国際HAPMAP計画
コピー数多型（CNV）
セントラルドグマ
ヒストン
ヒトゲノム
マイクロサテライト（STR）

17 DNAの複製と修復

1. 遺伝情報はDNAが担っており，その情報はDNAの複製によって維持される．
2. DNAは細胞分裂の際，2本のDNA鎖のそれぞれが鋳型となって半保存的に複製される．DNAはDNAポリメラーゼにより合成されるが，この酵素はプライマーを必要とし，常に$5'→3'$方向に合成する．
3. DNAの複製にはDNAポリメラーゼのほか，ヘリカーゼやリガーゼなど多くの酵素が協調して働いている．
4. DNAの複製には二つの段階があり，はじめに二重らせんがほどけて鋳型となる鎖が切り離され，その後それぞれの鋳型の塩基に相補的なヌクレオチドがつぎつぎと合成され伸長する．
5. 複製のもととなる二つの鋳型DNAの伸長方法は異なっており，連続的に合成されるリーディング鎖と，不連続に岡崎フラグメントが合成されるラギング鎖がある．
6. 正常細胞ではDNAの複製（細胞分裂）のたびにDNA鎖の$5'$側にあるテロメアが削られ，最後には細胞分裂が止まる．
7. 私たちの生活環境にはDNAの塩基構造を変える紫外線や活性酸素などの物質があり，DNAの損傷を起こす．そのままにしておくと突然変異の原因になるが，塩基除去修復や組換え修復により，その箇所を修復する機構が働く．

17・1 DNAの複製，組換え，修復

DNAは二重らせん構造をしている．大きい方の溝を主溝といい，小さい方の溝を副溝という（図17・1）．このDNAは細胞が増殖・分裂していくときにまっ

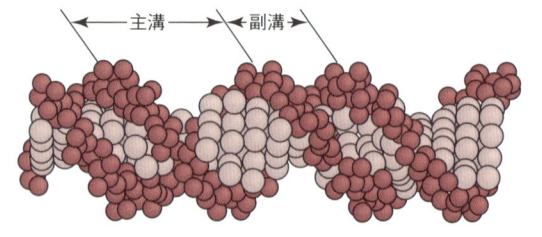

図17・1 DNAの構造

たく同じ物が複製され遺伝情報が伝えられていく．ヒトなどの哺乳類ではDNA鎖は染色体1本すべてを構成する非常に大きな遺伝子である．DNA合成のスピードは秒速50塩基程度と遅いので，複製の始まる複製開始点は約100,000塩基に1箇所存在し，細胞分裂周期のS期に複製開始点から複製が行われる．複

細胞分裂周期：一つの細胞が分裂し二つの娘細胞になるまでのサイクル．G_1 → S（合成期）→ G_2 → M（分裂期）の4期に分けられる．

製は複製開始点から両方向に進む（図17・2）．鋳型になるもとのDNA（黒）から相補的なDNA（赤）が複製されまったく同じものが2対できあがる（半保存的複製）．また，細胞分裂前期には染色体に**セントロメア**ができ紡錘糸が結合し，細胞分裂後期には染色体を両極に分ける．

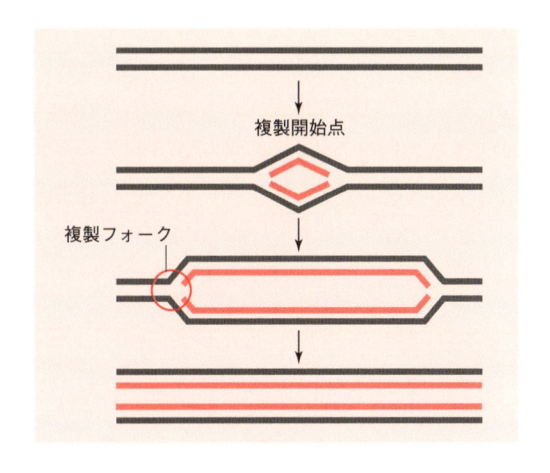

図17・2 複製開始

17・2 DNAポリメラーゼ

DNAの複製を行う酵素はDNAポリメラーゼである．原料となるデオキシアデノシン三リン酸（dATP）などのデオキシリボヌクレオシドリン酸を，鋳型となる一本鎖DNAの塩基に相補的にかつ忠実にDNA鎖の3′側に追加していく．最初に見つかった大腸菌DNAポリメラーゼⅠはおもに修復に関与していることがわかった．大腸菌でDNAの複製を行っているのはDNAポリメラーゼⅢである．このDNAポリメラーゼには3′→5′エキソヌクレアーゼ活性もあり，間違えて付加した塩基が相補鎖をつくれないときに分解し正しい塩基を追加する修正機能を担っている*．哺乳類では14種類のDNAポリメラーゼが見つかっており，そのうちのαとδおよびεがおもに遺伝子の複製に関与していると考えられている．

* 複製の正確さの確保はDNAポリメラーゼδの酵素活性の特徴にもよる．この酵素は基質となる塩基が鋳型DNAの塩基とワトソン・クリック型塩基対をつくってから酵素活性が上がるようになっている．またミスマッチはすぐに3′→5′エキソヌクレアーゼ活性で除去される．しかしながらαにはこの活性がない．しかしαはRNAプライマーからのDNA合成を行っており，この部分はRNAプライマーとともに分解されるので突然変異とはなりにくい．

17・3 複製の仕組み

DNAの複製を行うためには，はじめに二重らせんを巻き戻して一本鎖に分離しなければならない（図17・3①）．そして巻き戻されたものが再び元に戻るのを妨げておく必要もある．巻き戻すタンパク質を**ヘリカーゼ**，一本鎖になったものがくっつかないようにするタンパク質を一本鎖DNA結合タンパク質（**SSB**）という．DNAポリメラーゼは自分自身だけではDNAの複製を開始できず前駆体となるRNAかDNAが必要である．そのためにまずDNAの鋳型をもとにプライマーゼという酵素により短いRNA鎖（**RNAプライマー**）がつくられる．このRNAプライマーの3′端にDNAポリメラーゼがつぎつぎに相補的なDNAを合成していく（②）．親鎖に相補的な鎖を3′側に伸ばしていく場合（③），一度RNA

ヘリカーゼ: さまざまな種類があり，トポイソメラーゼとよばれる種類のものでは微生物とヒトとでは性質の異なるものも多いため，薬剤のターゲットとなっている．

SSB: single-strand(ed) DNA-binding protein

がつくられるとDNAポリメラーゼεにより合成が最後まで進む．これを**リーディング鎖**という．一方，もう一方の鎖の複製は少し複雑である．親鎖に相補的な鎖を5′側に伸ばしていく場合（④），DNAポリメラーゼの合成方向（5′→3′）とは逆になってしまう．この仕組みを解き明かしたのが岡崎令治で，短いDNA鎖をつぎつぎにつなげていることを見いだした．まずはじめにRNAプライマーがつくられ，このプライマーから，3′方向に短いDNA鎖（**岡崎フラグメント**）を合成していく（④）．すでにできあがったDNA鎖までくるとそこで合成は終了し前につくられたDNA鎖と新しくつくられたDNA鎖の間の切れ目をリガーゼで結合する（⑤）．このようにしてできたDNA鎖を**ラギング鎖**という．最初につくられたRNAの部分は大腸菌ではDNAポリメラーゼⅠでDNAに置き換えられる．哺乳類ではフラップエンドヌクレアーゼで取除かれる．

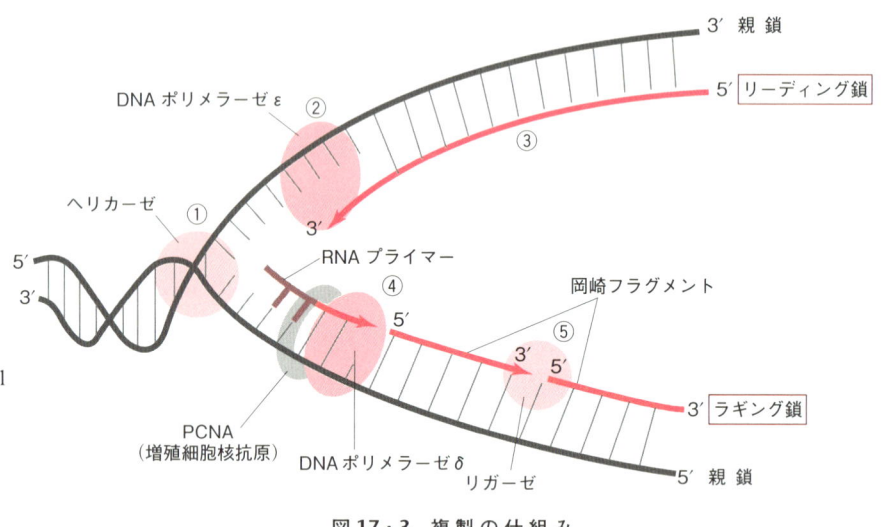

PCNA: proliferating cell nuclear antigen

図17・3 複製の仕組み

17・4 テロメア

テロメラーゼ: RNAとタンパク質から成る酵素で，自身のRNAを鋳型としてテロメアを付加することができる．

真核細胞の染色体末端には**テロメア**とよばれる繰返し領域がある．ヒトでは直鎖DNAの5′側末端に 5′-TTAGGG-3′ が4回以上繰返される．直鎖DNAの5′側末端について考える（図17・4）．DNAポリメラーゼは5′側にDNA鎖がない

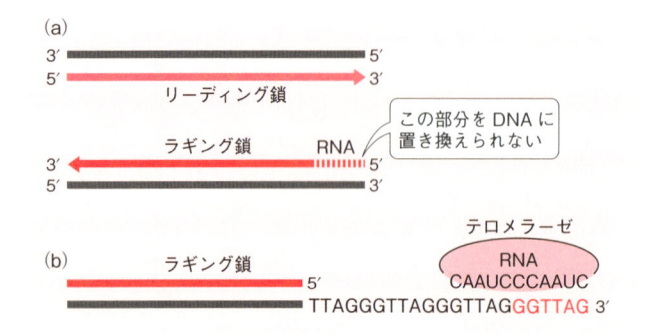

図17・4 ヒトのテロメラーゼ (a) 親DNAの5′末端には新たに合成されるリーディング鎖の3′末端側が最後まで伸びてくるが，ラギング鎖側の親DNAの3′末端では合成に使われたRNAが分解されるとそこを埋めることができない．(b) テロメラーゼ中のRNAのCAAUCの部分が親DNAの3′末端のGTTAGと結合し，3′側に新たにGGTTAGが逆転写酵素により合成され伸長していく．3′に伸びたテロメアに相補的にラギング鎖が合成され二本鎖となる．

と合成できないためRNAプライマーが除去された後の合成がこのままではできず，細胞分裂のたびにDNAが短くなってしまう．実際には5′側に**テロメラーゼ**という酵素が働きテロメアという繰返し配列を付加して伸長させ，それをもとにRNAプライマーがつくられ5′末端側が複製される．テロメアは完全には回復せず，細胞分裂のたびに短くなり，ある程度短くなると細胞分裂が止まる．すなわち細胞が老化するとテロメアが短くなると考えられる．一方，がん化した細胞ではテロメラーゼ活性が強く何度細胞分裂を繰返してもテロメアは短くならない．

17・5 DNAの修復と突然変異

通常チミンはケト型だが，少ないがエノール型も存在する．このエノール型はグアニンと塩基対をつくり**誤対合**を起こす．また，私たちの生活環境のなかにはDNAと直接反応し，**DNA付加体**をつくったり，DNAの塩基の構造を変える化学物質もある*．反応性の高いラジカルによりDNAは変化する．特にスーパーオキシドやヒドロキシラジカルが細胞内で生じることが多い．また放射線や紫外線によっても水分子からこれらのラジカルが生じる．また紫外線はチミン二量体を形成する．DNAの塩基が変化すると，通常とは異なる塩基と対合を起こすことがあり，それが突然変異の原因となる．また，プリン塩基とリボースの間の結合は切れやすく，ヒトの細胞では一日に5000〜10,000のプリン塩基がDNAから

* 手術器具の殺菌に使われるエチレンオキシドや細胞内で生じるS-アデノシルメチオニンはDNAのメチル化を起こす．

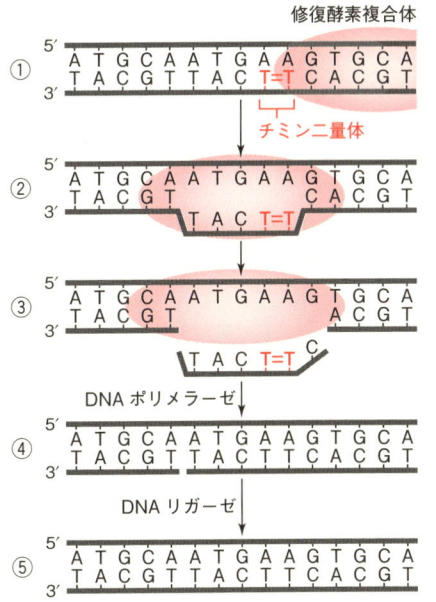

図17・5 塩基除去修復(a)とヌクレオチド除去修復(b) (a)脱アミノにより生じたウラシル（右①）がDNAグリコシラーゼに除去され（②），つぎにエンドヌクレアーゼによって除去された後（③），DNAポリメラーゼによって新しい塩基が挿入され（④）最後にリガーゼによって切れ目がつながれて終了する（⑤）．プリンが脱落した場合は左③から始まる．(b)ヌクレオチド除去修復の場合には，修復酵素複合体が二重らせんの異常（ここではチミン二量体）を見つけると，二重らせんを巻き戻し，30塩基ほどまとめて除去し，その後DNAポリメラーゼとリガーゼで修復する．

非相同末端再結合修復: 二本鎖が両方切れた場合のおもな修復法で，切れた場所を見つけたセンサータンパク質が細胞周期を止め修復酵素を集合させつなぎあわせる．

分解されて脱落するといわれている．DNAの損傷や誤対合が起こると，その箇所を修復する機構が働く．修復機構には塩基除去修復，ヌクレオチド除去修復（図17・5），非相同末端再結合修復と組換え修復（図17・6）などがある．

DNA二本鎖のうち1本に異常がある場合には塩基除去修復かヌクレオチド除

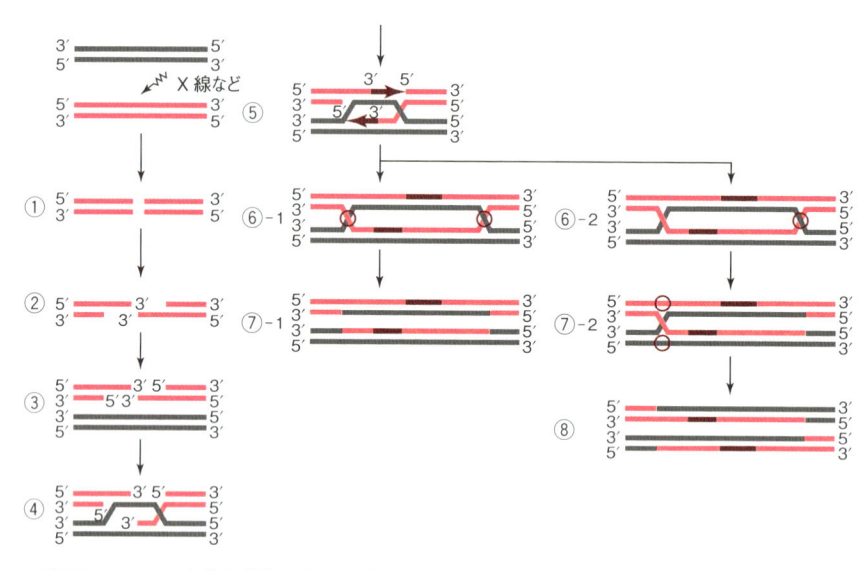

図17・6 DNA組換え修復　損傷を受け二本鎖が切断されると(①)，3′側下流も除去され組換えしやすい構造になる(②)．つぎに相同染色体の同じ場所と4本鎖の構造をとり相同部分で組換えを起こす(④)．修復されるDNAは傷のない相同染色体側のDNAの配列に従って新しくヌクレオチド鎖を合成し修復する(⑤, ⑥)．交差しているところが組換えられ，修復が完成する(⑦-1, ⑧)．○の位置でDNAが切断されもう一方と結合し組換えが起こる．2箇所で同じように起こる場合(⑥-1)と1箇所で起こったのち残りのDNA鎖同士で組換えが起こる場合(⑦-2)がある．

図17・7　8-オキソグアニンとアデニンの誤対合　活性酸素によりグアニンが8-オキソグアニンに変換されるとCではなくAと対合するようになる．

去修復により修復され，二本鎖が両方切れた場合には非相同末端再結合修復か，組換え修復により修復される．

　DNAの構造が変化するとどうして突然変異が起こるのであろうか？　突然変異は修飾を受けた塩基が本来の塩基対とは異なった塩基と対合してしまう誤対合を起こすことが原因である．たとえば活性酸素による突然変異を考えてみる．活性酸素はDNA中のグアニンに作用すると8-オキソグアニンを生じる．グアニンは本来シトシンとしか対合しないが，修飾されて構造が変わったことでアデニンと誤対合を起こす（図17・7）．DNAの除去修復が行われれば元通りになるが，修復されないまま複製が行われると8-オキソグアニンがアデニンと対合をつく

修復異常と病気：除去修復の異常が原因で起こるコケイン症候群や色素性乾皮症など多くの病気が知られている．

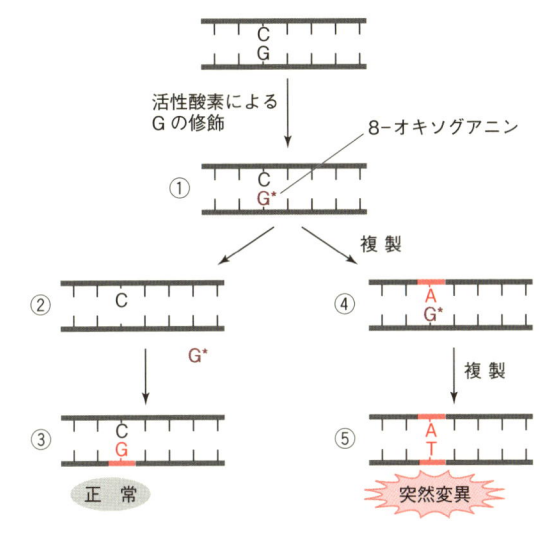

図17・8　突然変異

り，もう一度複製が行われるとGC→ATの突然変異を生じる（図17・8）．これが突然変異の原因である．同様に誤対合は塩基の構造変化（チミンのエノール化）や塩基の修飾でも生じる．したがって，これらのDNAの塩基の誤対合を起こす可能性のある物質や放射線は発がんの原因となる．

重要な用語

岡崎フラグメント
DNA組換え修復
塩基除去修復
DNAポリメラーゼ
テロメア
テロメラーゼ
ヌクレオチド除去修復
半保存的複製
ラギング鎖
リーディング鎖

18 転写と翻訳

1. DNA の遺伝情報をもとにコピーされて mRNA が合成される過程を転写といい，RNA ポリメラーゼがこの反応を行う．
2. 転写される領域の上流に RNA ポリメラーゼが結合するプロモーター領域があり，転写因子などが DNA 上の特異的配列を認識して結合し，転写が開始する．
3. 転写された RNA は核内にある酵素により，ヌクレオチドの付加，スプライシングなどの修飾（プロセシング）を受け，完成された mRNA となる．
4. mRNA に読み取られた情報が，ポリペプチド（タンパク質）へ変換される過程を翻訳といい，tRNA が中心的な役割を担っている．
5. 合成されたポリペプチドは切断，付加，立体的に折りたたまれるなど翻訳後に修飾されて機能性をもつ成熟タンパク質となる．

18・1 転　写

mRNA: メッセンジャー RNA．タンパク質のアミノ酸配列を指示する．

tRNA: 転移 RNA．コード領域に特異的なアミノ酸と結合し，mRNA の配列情報を読み取ってアミノ酸を付加する．

rRNA: リボソーム RNA．リボソームを構成する．

*1 tRNA は RNA ポリメラーゼⅢにより合成される．

TBP: TATA box-binding protein

*2 毒キノコの成分であるα-アマニチンはヒトの RNA ポリメラーゼⅡの阻害剤で，消化管と肝臓に障害をもたらす．

　遺伝子発現の主役は RNA である．タンパク質の合成には mRNA，tRNA，rRNA の 3 種類の RNA が必要である．rRNA が RNA 全体の 80％ を占め，mRNA は 3％ 程度である．mRNA の寿命は短く，ヒトの場合 1～10 時間程度である．高等動物の場合 DNA から rRNA を合成するのは **RNA ポリメラーゼⅠ** で，mRNA を合成する（転写を行う）おもな酵素は **RNA ポリメラーゼⅡ** である*1．DNA の塩基配列をもとに RNA を合成するが，その際アデニン(A)，グアニン(G)，シトシン(C) は DNA と同じ塩基が使われるが，チミン(T) は RNA ではウラシル(U) に変換される．

　転写には RNA ポリメラーゼ以外に多くのタンパク質群がかかわっている（図 18・1）．おもなものは**基本転写因子**といわれるタンパク質群とその働きを修飾する**転写共役因子**とよばれるタンパク質群である．転写共役因子には転写を活性化するもの（**アクチベーター**）と抑制するもの（**リプレッサー**）がある．転写は DNA 上の 30～40 塩基からなる**プロモーター**とよばれる特異的配列を認識し，結合することから始まる．最もよく知られているプロモーター配列は **TATA ボックス**で，TATAAAA がコンセンサス（共通）配列である．ここに TATA ボックス結合タンパク質（TBP）が結合すると他の基本転写因子，RNA ポリメラーゼⅡ，共役因子などが結合し，DNA の二重らせんがほどかれて，RNA ポリメラーゼにより mRNA の合成が始まると考えられている*2．ヒトの場合，TATA ボックスをもっているプロモーターは約 10％ 程度で，それ以外のところからも転写は始

まっている．コンセンサス配列に近いほど転写は頻繁に起こると考えられている．RNAポリメラーゼⅡはDNAの遺伝情報を鋳型に忠実にmRNAを合成していく．mRNAの情報と同じ塩基配列をもっているDNA鎖の方を**センス鎖**，相補的な配列をもっている方を**アンチセンス鎖**とよぶ．

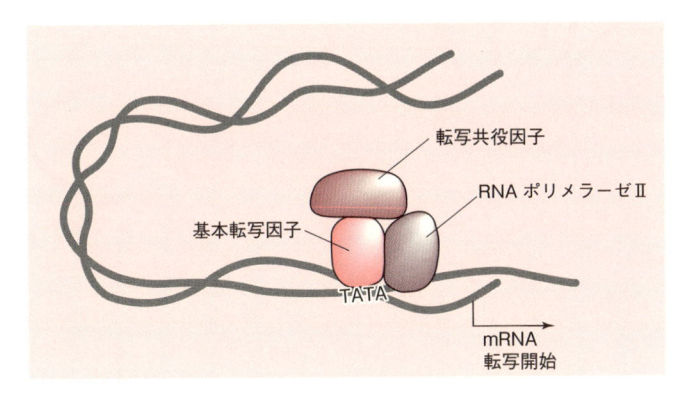

図18・1 転写装置

18・2 転写後修飾

合成されたmRNAは真核細胞ではその後さまざまな修飾（**プロセシング**）を受ける（図18・2）．合成が始まり，25塩基ほどになるとすぐに5′末端に5′エキソヌクレアーゼから保護し，核膜の孔から出やすくするために7-メチルグアノシン（**CAP構造**）が付加される．さらにRNAのかなりの部分が切り取られ，短くされる（スプライシング）．また3′末端には200程度のアデニンのポリマー〔**ポリ(A)テール**〕とポリ(A)結合タンパク質が結合することにより，3′エキソヌクレアーゼによる分解を防ぎ，寿命をのばす[*1]．これらの反応はmRNAが合成されながら行われる（図18・3）．元のDNAの中でプロセシング後の成熟mRNAになる部分を**エキソン**，切り取られてなくなる部分を**イントロン**とよぶ．mRNAの前駆体のスプライシングはRNAと約50のタンパク質でできた巨大分子**スプライソソーム**で行われる．RNAポリメラーゼによりスプライソソームは集められる．スプライシングの起こる配列はコンセンサス配列の場合がある[*2]．また

[*1] 細胞周期のS期に短時間だけ合成されるヒストンにはポリ(A)テールが結合しないので寿命は短い．

[*2] スプライシングのコンセンサス配列
開始場所：AG/GUXAGU
終了場所：
　YYYYYYYYNCAG/G
XはAまたはG（プリン）を，YはCまたはU（ピリミジン）を示す．

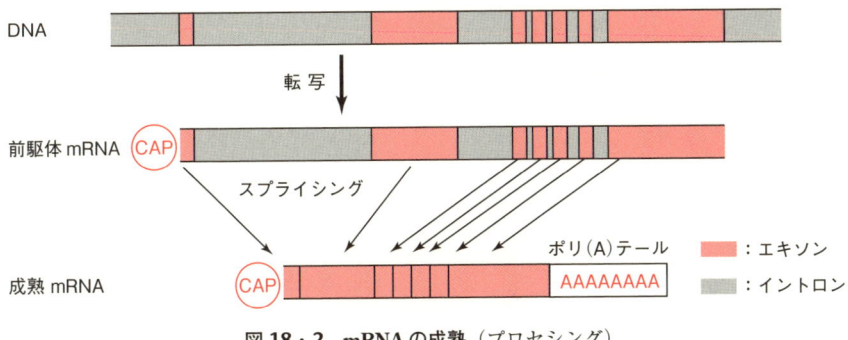

図18・2 mRNAの成熟（プロセシング）

選択的スプライシング: スプライシングの際に mRNA に組込むエキソンの種類や数を変えて異なる mRNA をつくること．トロポミオシンでは 13 のエキソンがあるが，骨格筋では 1，3〜10，11，12 を，平滑筋では 1，2，4〜10，13 を使っている．またグルコキナーゼでは膵臓と肝臓で異なるプロモーターが使われ，合成される mRNA 前駆体そのものが異なる．

イントロンとエキソンの組合わせは，組織や細胞によって異なる場合もある（**選択的スプライシング**）．遺伝子は一つでも細胞によって酵素のレベルで多様性をもたらすためと思われる．

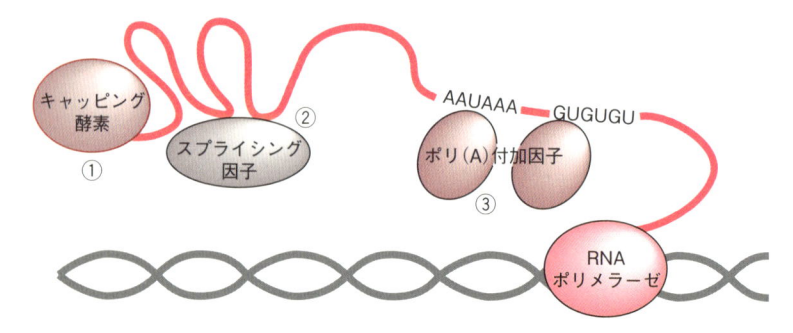

図 18・3　**RNA ファクトリー**　mRNA は合成中に，① 5′ 末端のキャップ構造付加，② スプライシング，③ 3′ 末端のポリ(A)テール付加などの修飾を受けて成熟 mRNA となる．

18・3　翻　訳

18・3・1　遺伝暗号

mRNA の塩基配列をタンパク質のアミノ酸の配列に変換することを**翻訳**という．RNA の塩基配列の情報がどのようにしてアミノ酸配列の情報になるのだろうか？

表 18・1　コドン表

第1字	第2字				第3字
	U	C	A	G	
U	Phe	Ser	Tyr	Cys	U
	Phe	Ser	Tyr	Cys	C
	Leu	Ser	終止	終止	A
	Leu	Ser	終止	Trp	G
C	Leu	Pro	His	Arg	U
	Leu	Pro	His	Arg	C
	Leu	Pro	Gln	Arg	A
	Leu	Pro	Gln	Arg	G
A	Ile	Thr	Asn	Ser	U
	Ile	Thr	Asn	Ser	C
	Ile	Thr	Lys	Arg	A
	Met[†]	Thr	Lys	Arg	G
G	Val	Ala	Asp	Gly	U
	Val	Ala	Asp	Gly	C
	Val	Ala	Glu	Gly	A
	Val	Ala	Glu	Gly	G

† N 末端では開始コドンを兼ねる．

RNAの塩基三つが一つのアミノ酸を決める暗号（**コドン**）となっていることがわかりコドン表[*1]がつくられた（表18・1）．AUGはMetのコドンであるが，**開始コドン**としても使われる．**終止コドン**は三つあるが，そのうちUGAは特別な場合には終止コドンにならずセレノシステインに読み替えられる．セレノシステインに特有のtRNAも存在する．

```
        Phe Arg Pro   ←アミノ酸の配列
       …UUCAGACCC…   ←RNAの配列
```

[*1] コドン表はAUGを除きすべての生物で共通である．AUGは原核生物ではホルミルメチオニン（fMet）であるが，真核生物ではメチオニンである．またミトコンドリアやクロロプラスト，特殊な単細胞では一部変異がある．したがって遺伝子組換え技術において真核生物のDNAを用いて原核生物で発現させても同じものができる．

18・3・2 タンパク質の合成

タンパク質の合成は**リボソーム**で行われる．リボソームは**リボソームタンパク質**と**リボソームRNA**からなり，大きいサブユニットと小さいサブユニットで構成されている．タンパク質合成には，アミノ酸が活性化される必要があり，アミノ酸がtRNAに付いた**アミノアシルtRNA**ができる（図18・4）．アミノアシルtRNAはそれぞれのアミノ酸に特異的なtRNA[*2]にATPによって活性化されたアミノ酸が結合することでつくられる（図18・5）．tRNAにはアミノ酸が結合するところの反対側にmRNAと相補鎖をつくる領域（アンチコドン）があり，アミノアシルtRNA合成酵素はそれぞれのtRNAに固有のアミノ酸を付加する[*3]．

タンパク質の合成はmRNA上のAUGから始まる（図18・6）．リボソーム上の正しい位置にmRNAが結合するにはシャイン・ダルガーノ配列（SD配列）とよばれる配列がmRNAにあり，リボソームは開始コドン上流のこの配列（AGGAGGU）にまず結合する．リボソームにはP部位とA部位とよばれる二つの場所があり，mRNAのAUGがP部位側に結合し，大腸菌ではホルミル化され

[*2] すべてのコドンに対応するには終止コドンを除いても61種類のtRNAが必要だが，ヒトのミトコンドリアには22種類しかない．コドンの3番目はどんなものでも同じアミノ酸を示すものが多いためこの位置がウォブル（揺れる）でよいので少なくても済む．

[*3] アミノアシルtRNA合成酵素も40000回に1回ほどミスをするので間違ったタンパク質がつくられることがある．またtRNAのアンチコドンにも変異が起こることがあるが，これはめったにみられない．

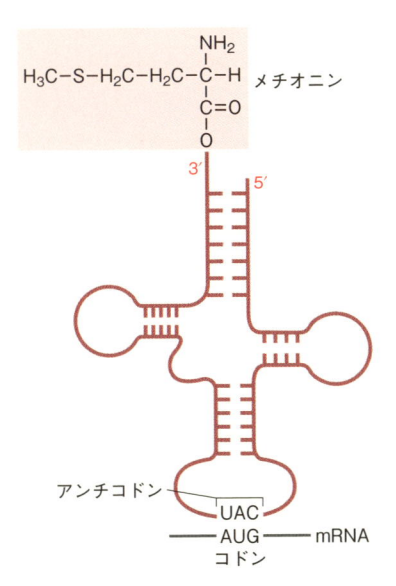

図18・4　Met-tRNA

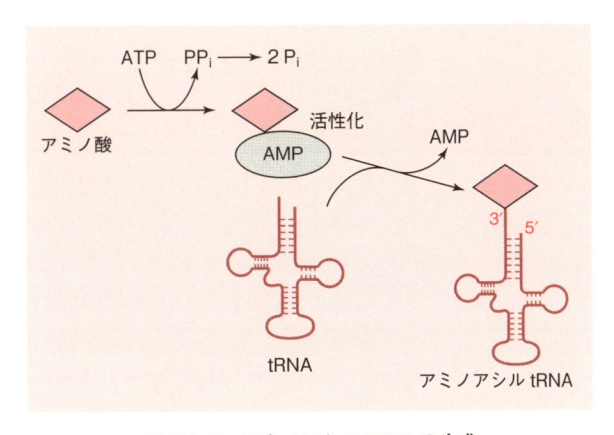

図18・5　アミノアシルtRNAの生成

*1 ヒトでは Met．

*2 このペプチドの結合はタンパク質ではなく，RNA の酵素作用でつくられる．

た Met のついた fMet[*1]-tRNA が P 部位に結合する（図 18・6 ①）．つぎに A 部位側につぎのコドン（GCA）に対応する Ala-tRNA が結合する．fMet のカルボキシ基と Ala-tRNA のアミノ基の間でペプチド結合が形成される[*2]（②）とともに fMet-tRNA の結合が切れて tRNA が離れる．ペプチド結合が形成された fMet-Ala-tRNA は今までの A 部位から P 部位に移動する（③）．したがってリボソームは 3 塩基だけ 3′ 側に移動する．つぎに A 部位には UUG に対応する Leu-tRNA が付き，先ほどと同様にペプチド結合の形成，tRNA の解離，A 部位から P 部位への移動と一連の反応が mRNA のコドンが終止コドンになるまで続く．

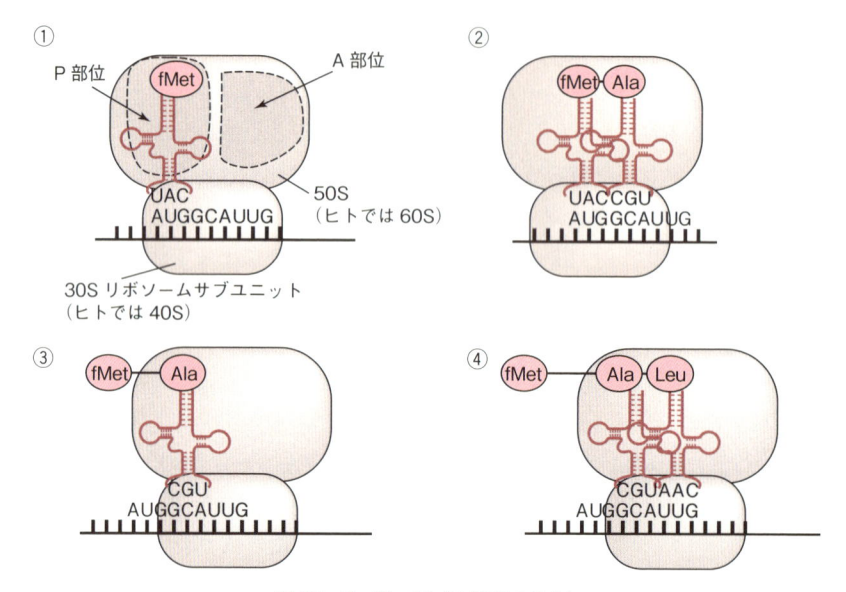

図 18・6　翻　訳（大腸菌の場合）

この一連の反応には一つのペプチド結合をつくるのに 4 分子の GTP が使われる．合成のスピードは 1 秒間に 20 アミノ酸程度で，10,000 回に 1 回程度のミスが起こる．リボソームが 1 本の mRNA に複数個ついてタンパク質が合成される場合もあり，多くのリボソームが並んだ姿から**ポリソーム**ともよばれる[*3]．また後述のように分泌細胞などは粗面小胞体上で合成される．

*3 ストレプトマイシンやピューロマイシンなどはリボソームの RNA と結合する抗生物質である．結合する RNA に変異が起こると薬剤耐性になる．

真核細胞でのタンパク質合成の開始は上記の大腸菌の場合より複雑で，最初にポリ（A）テールに結合しているタンパク質に 40S リボソームとタンパク質の複合体が結合し mRNA の 5′ 上流域の開始コドン AUG を見つけると，そこからタンパク質の合成が始まる．このとき，fMet ではなく，Met が最初から使われる．真核細胞の場合の合成速度は 1 秒間に 2 アミノ酸ほどである．

18・4　タンパク質の翻訳後の修飾

タンパク質は合成された後にさまざまな修飾を受ける．図 18・7(a) はタンパク質のペプチド結合がさまざまな**プロテアーゼ**で切断される例である．これをプ

(a) プロテアーゼによる切断　(b) S-S 結合の形式　(c) ヒドロキシ化

(d) 糖鎖付加　(e) パルミトイル化　(f) 折りたたみ（フォールディング）

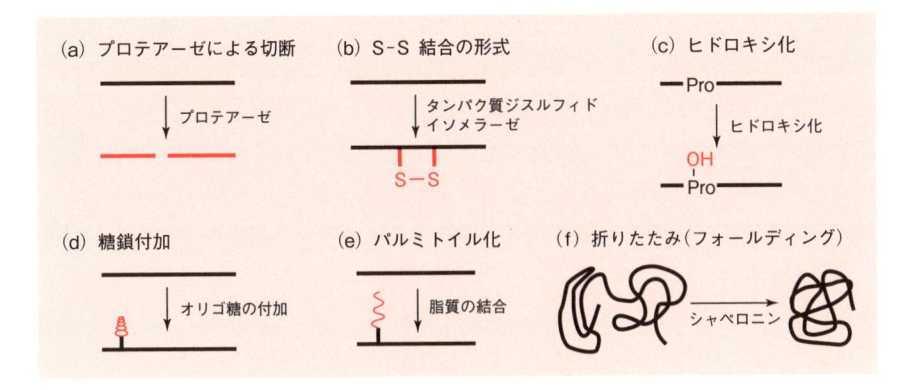

図 18・7　翻訳後修飾

ロセシングとよぶ．多くのタンパク質分解消化酵素ではプロセシングを受けて初めて活性型になる．これは，はじめから活性があると自己融解を始めてしまい細胞自体が消化されてしまうので，消化管に入ってから活性をもつようにするためである．図 18・7(b) はタンパク質ジスルフィドイソメラーゼによる S-S 結合の形成で，タンパク質の構造の安定性が増す．(c) はプロリン残基のヒドロキシ化で，コラーゲンタンパク質やエラスチンでみられる．(d) はオリゴ糖の付加で細胞表面に露出しているタンパク質に多い．セリン，トレオニンの酸素原子に糖が付加する場合はゴルジ体で順次付加される．アスパラギンの N 原子に糖が付加される仕組みは少し複雑で，まず小胞体膜中のドリコールピロリン酸に順次糖鎖が付加し，オリゴ糖になったものがピロリン酸からタンパク質のアスパラギンに転移する．(e) は脂質が結合する場合で，ファルネシル基やパルミトイル基などが付加される．(f) はタンパク質のコンホメーションの変換で**シャペロニン**とよばれるタンパク質が介在し，より安定な構造をとるようになる．このシャペロニンの多くは細胞が高温にさらされたときに合成されるタンパク質（熱ショックタンパク質，HSP）である．そのなかの HSP70 は若いタンパク質の修正を，HSP60 は老化タンパク質の修正にかかわる．

HSP: heat shock protein

18・5　タンパク質の分泌と品質管理

細胞外に分泌されるタンパク質や細胞膜タンパク質，ゴルジ体のタンパク質などは**粗面小胞体**で合成される（図 18・8①）．粗面小胞体は小胞体にリボソーム

分子シャペロン

分子シャペロンとよばれるタンパク質群は，他のタンパク質の構造形成を助けるが，自らはその最終成分にならないタンパク質である．シャペロンの語は若い女性が社交界にデビューする際に付き添う年配の女性，に由来している．代表的なものに Hsp70/DnaK，Hsp90，Hsp104/ClpB がある．シャペロニン（GroEL/CCT）はタンパク質の折りたたみ（フォールディング）を助けるすべての細胞に必須の分子シャペロンの代表である．

が多数結合したもので顕微鏡で見たときに顆粒状のものがついているところからそうよばれる．分泌タンパク質のN末端側には20～25前後の疎水性アミノ酸に富んだ部分（**シグナルペプチド**）があり，タンパク質は合成されると同時に先頭部分のシグナルペプチドがRNAでできたシグナル認識粒子（SRP）と結合し，粗面小胞体膜上のSRP受容体と結合した後，チャネル（トランスロコン）を通って，粗面小胞体の膜を通過し小胞体内部に入っていく．このシグナルペプチドは粗面小胞体の内部でシグナルペプチダーゼにより切断されるが，後から合成される部分も粗面小胞体の内部に入る．小胞体の一部がくびれ小さな小胞となって粗面小胞体から離れるが，タンパク質は小胞体の内部で種々の修飾を受けながら小胞の内部に取込まれ，つぎにゴルジ体に移動していく（②）．ゴルジ体に移動したタンパク質は再度小胞の中に入って移動し細胞表面へと運ばれる．ゴルジ体から分かれた小胞は細胞膜と融合し，小胞の中のタンパク質が細胞外へと放出される（③）（エキソサイトーシス）．

SRP: signal recognition particle

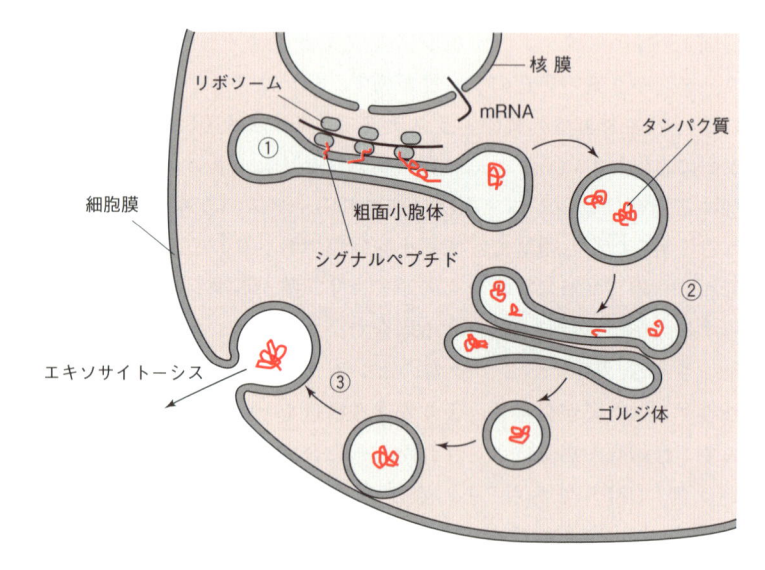

図18・8　タンパク質の細胞内移動

ユビキチン：ユビキチンとよばれる76アミノ酸からなる小さなタンパク質がミスフォールディングしたタンパク質に結合する．ヒトではこのユビキチン化酵素のE2サブユニットには30の違ったタンパク質があり，それぞれ対象とするタンパク質が異なる．

プロテアソーム：大きなシリンジ状のタンパク質複合体で，タンパク質はその内部に位置するプロテアーゼ類によって分解される．プロテオソームは細胞中の1％にもなる．

* ホウ素を含んだトリペプチド薬剤ボルテゾミブはプロテアソーム阻害剤で，毒性が高いが，ある種のがん細胞には有効に働く．

　合成されたタンパク質の30％以上は正常に折りたたまれず（ミスフォールディング），また正常に折りたたまれたタンパク質であっても細胞内外で傷害を受けているものがある．これらは，細胞内の異常なタンパク質をすばやく発見し破壊する**ユビキチンプロテアソームシステム**とよばれる**品質管理システム**で分解される（図18・9）．細胞質で合成されたタンパク質の場合，その構造に異常が検出されると**ユビキチン化**され（①），**プロテアソーム**という巨大タンパク質でATP依存的に分解される（②）*．粗面小胞体内でミスフォールドしたタンパク質は細胞質内へ輸送され同様にユビキチン化され分解される（③）．したがって，異常タンパク質が細胞内で検出されることはほとんどない．タンパク質が分解されるかどうかの運命を決めているのはこのユビキチン化の酵素ユビキチンリガーゼで，数百種類ある．そのなかには酸化されたアミノ酸を認識するものや，表面

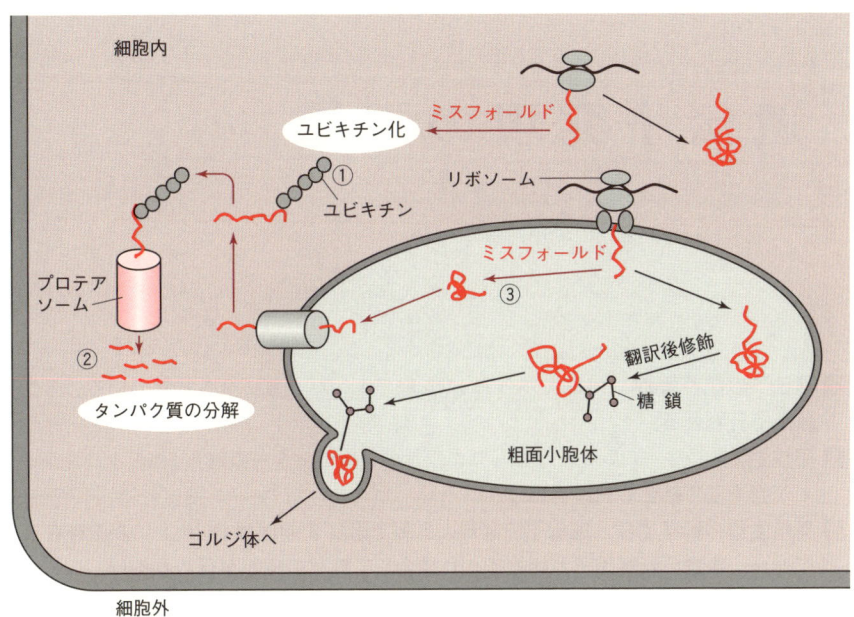

図 18・9 タンパク質の品質管理

の疎水性の変化を検出するものがある．

このようなタンパク質分解システムでも消化しきれない大きな凝集物はオートファジーという仕組みで膜組織に囲まれた後，リソソームと融合し，リソソームに含まれるカテプシンなどのプロテアーゼ類により消化される*．リボソームで合成された後，マンノース6-リン酸化されたタンパク質はリソソームに移行する目印となる．

* オートファゴソームの形成に関与するATG16L1タンパク質のA→Gの変異によるクローン病では細胞外の大腸菌などの取込みにかかわるオートファジーがうまく作用できないため起こると考えられている．

――― 重要な用語 ―――

アミノアシル tRNA	基本転写因子	プロセシング	翻　訳
RNA ポリメラーゼ	コドン	プロモーター領域	ユビキチンプロテア
rRNA	スプライシング	分子シャペロン	ソームシステム
mRNA	転　写		

19 遺伝子発現の調節

1 遺伝子の発現調節は，DNA から RNA を経てタンパク質に至る経路のいろいろな段階で行われる．
2 原核生物ではオペロンという転写ユニットのプロモーター領域を RNA ポリメラーゼが認識して結合し転写を担う．
3 真核生物の転写では，遺伝子の発現に影響を及ぼす領域は DNA 上に多数存在しており，複数の転写因子が組立てられ結合して転写の調節が行われる．
4 細胞は外部からのシグナルに応じて遺伝子の発現を変化させる．

タンパク質には常時必要とするものと，そうでないものがある．常時必要とするタンパク質の場合，遺伝子は定常的に転写されている．このようなタンパク質を構成酵素といい，その遺伝子をいわゆるハウスキーピング遺伝子とよんでいる．一方，誘導酵素は必要なときのみ合成される．そのため遺伝子の発現は複雑な仕組みによりコントロールされている．

選択的に遺伝子のスイッチのオン・オフを担当する遺伝子調節タンパク質があり，それぞれの遺伝子の転写は DNA の配列と転写因子により調節される*．

また遺伝子発現は DNA 情報が転写，翻訳されてタンパク質になるまで，数多くの過程で調節される．遺伝子発現の調節は大きく負の制御と正の制御に分けることができる．負の制御をするタンパク質が DNA に結合すると，遺伝子の転写を妨げる．このような働きをするタンパク質を**リプレッサー**（負の制御因子）といい，遺伝子をオフにする．逆に正に制御するタンパク質が DNA に結合すると，遺伝子をオンの状態にして転写を活性化する．このような働きをするタンパク質を**アクチベーター**（正の制御因子）という．

* 転写調節を行うタンパク質は二量体やオリゴマーのものが多く，一方それと結合する DNA 配列にはパリンドローム配列となるものが多い．パリンドロームとは回文のことで，前から読んでも後ろから読んでも同じ文章になる．遺伝子の配列で相補鎖の 5′ 側から読んだものがもとの 5′ 側から読んだものと同じ配列になっている構造をパリンドローム配列という．

5′ GAATTC 3′
3′ CTTAAG 5′

19・1　大腸菌のラクトースオペロン

牛乳の中の大腸菌はラクトースを分解して生きていくが，砂糖水の中ではスクロースを分解するようになる．またラクトースの分解でできるグルコースを牛乳に入れるとラクトースを分解する必要がなくなる．したがって，大腸菌をグルコースのみの培地で培養したときには，ラクトース分解酵素である β-ガラクトシダーゼをほとんど合成しないが，ラクトースのみの培地で培養すると β-ガラクトシダーゼを数分以内に合成するようになる（図 19・1）．

β-ガラクトシダーゼ遺伝子（Z）は，ラクトースの取込みに必要な他の遺伝子

（ラクトースパーミアーゼをコードする Y と，機能不明な β-ガラクトーストランスアセチラーゼをコードする A）と DNA 上でつながってラクトースオペロンを形成し，上流域の**プロモーター**（P）・**オペレーター**（O）の制御を受けている．RNA ポリメラーゼは DNA 上のプロモーター領域（P）に結合し，β-ガラクトシダーゼなどを指令する一本の mRNA を合成する（図 19・1a）．一方，DNA の I 領域からは**リプレッサータンパク質**がつくられる．誘導物質であるラクトースが存在しないときは（図 19・1b），リプレッサータンパク質はオペレーター領域（O）に結合し，RNA ポリメラーゼによる mRNA 合成を阻害する．誘導物質であるラクトースが培地に存在すると（図 19・1c），ラクトースから少量生産される 1,6-アロラクトースがリプレッサータンパク質と結合し，結合した複合体は DNA から解離し RNA ポリメラーゼは mRNA を合成するようになる．

さらにこのラクトースオペロンには**カタボライト抑制**とよばれる仕組みが存在し，ラクトースの分解産物であるグルコースが存在すると発現が抑制を受ける．この現象にはカタボライト遺伝子活性化タンパク質（CAP）が関与する．グルコースがあると大腸菌内の cAMP 濃度は低く CAP には cAMP が結合していない．cAMP の結合していない CAP は DNA に結合できないので RNA ポリメラーゼの活性は弱い．グルコース濃度が下がると cAMP 濃度が上昇し，cAMP-CAP 複合体がプロモーター領域（P）に結合し RNA ポリメラーゼの転写活性を促進する．

(a) ラクトースオペロンの構成と発現

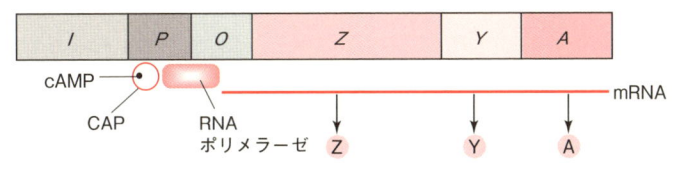

(b) 誘導物質（ラクトース）が存在しない場合

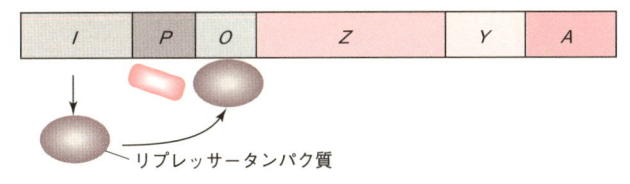

(c) 誘導物質（ラクトース）が存在する場合

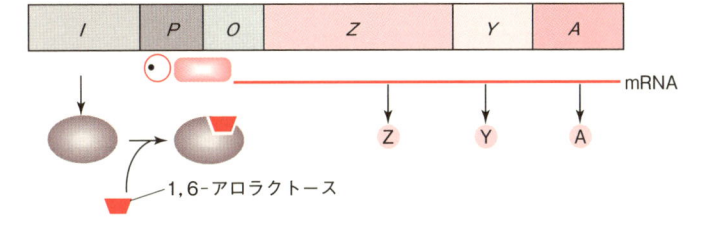

I：リプレッサータンパク質
P：プロモーター領域
O：オペレーター領域
Z：β-ガラクトシダーゼ
Y：ラクトースパーミアーゼ
A：β-ガラクトーストランスアセチラーゼ

図 19・1 ラクトースオペロン (a) ラクトースオペロンの構成と発現：CAP は cAMP 濃度が高いとき（グルコース濃度が低いとき）CAP-cAMP 複合体となりプロモーター領域に結合して RNA ポリメラーゼが結合しやすくし，転写を促進する．グルコースによるカタボライト抑制にこの仕組みは多くかかわっている．(b) 誘導物質（ラクトース）が存在しない場合：リプレッサータンパク質がオペレーター領域に結合し RNA ポリメラーゼの活性を阻害するので mRNA の合成は起こらない．(c) 誘導物質（ラクトース）が存在する場合：1,6-アロラクトースがリプレッサータンパク質に結合し，リプレッサータンパク質のオペレーター領域への結合を妨げる．したがって RNA ポリメラーゼは正常に働き Z, Y, A が読み取られる．

19・2 真核細胞の遺伝子発現

*1 TATA ボックスはハウスキーピング遺伝子にはない。TATA ボックスをもたない遺伝子の場合には INR や BRE，DPE 配列に基本転写因子が結合して RNA の合成が始まる。

ホルモン応答エレメント：遠位の遺伝子特異的，シグナル依存性のエンハンサー領域。

*2 コンセンサス配列
TATA ボックス：
　　　　TATAA/TAA/T
BRE: G/CG/CG/ACGCC
INR:
　　　C/TC/TANT/AC/TC/T
DPE: A/GGA/TCGTG

真核細胞の遺伝子発現はもっと複雑で，多くのタンパク質が必要である（図19・2）．遺伝子の発現に影響を及ぼす領域は DNA 上に多数あり，一般的には mRNA 合成開始位置よりも上流に存在するが下流にもある．おもな転写調節領域としては **TATA ボックス**[*1] や BRE, INR, DPE などのプロモーター領域と近位の**基本エンハンサー領域**がある[*2]．さらに**ホルモン応答エレメント**，核内因子や外来異物応答エレメントなどがある．DNA の TATA ボックスに TATA ボックス結合タンパク質（TBP）と TFⅡD が結合すると他の**基本転写因子**や RNA ポリメラーゼⅡが結合し，さらに DNA の巻き戻しやヒストンアセチル化などの修飾により RNA の合成が始まる．**共役因子**である特異的タンパク質（SP1）や活性化タンパク質（AP-1），CCAAT エンハンサー結合タンパク質（C/EBP），ステロイド受容体（GR），組織特異的転写因子（NF-κB）などはそれぞれの遺伝子発現を増殖するが，使われたり使われなかったりして特異的な発現調節を受ける原因となっている．

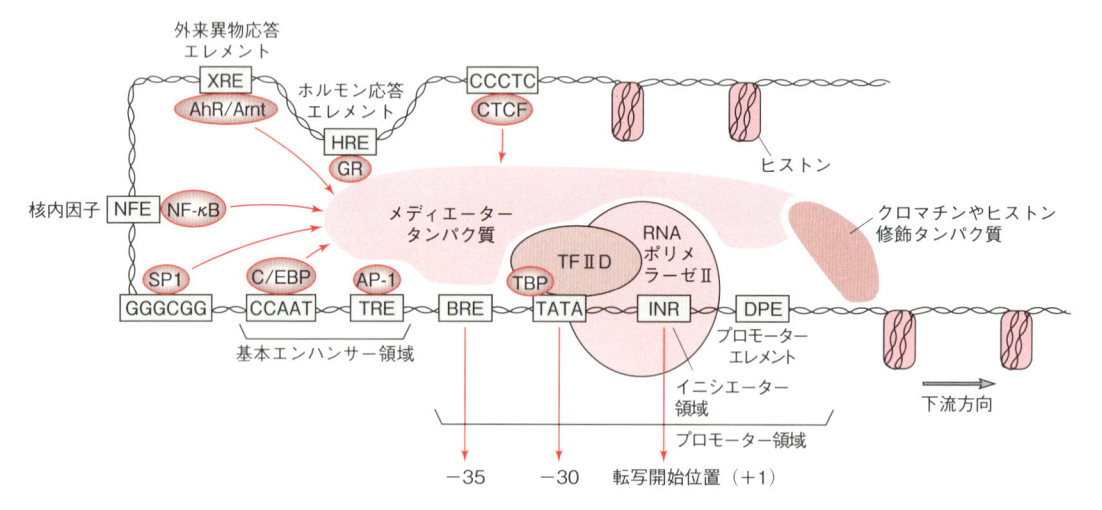

図 19・2　真核細胞遺伝子転写開始上流域

19・3 転写調節に関与する細胞外情報

細胞は細胞外のさまざまな情報に応じて転写レベルを変化させ，細胞のおかれた環境に対応している．増殖因子やホルモンなどは受容体と結合すると，細胞内情報伝達機構を通じて転写因子を活性化し，遺伝子発現を制御する（図 19・3a）．外来異物や脂溶性のホルモンは細胞内の受容体と結合し，核に移行して転写を活性化する（図 19・3b）．このように細胞内での遺伝子の発現は非常に複雑に制御されており，同じ一つの個体でも組織によって反応が異なる場合も多い．従来ヒトの遺伝子のうち，タンパク質をコードしている部分は約 10% であり，残りはほとんど意味がないと考えられていたが，最近では約 80% は転写調節にかかわっ

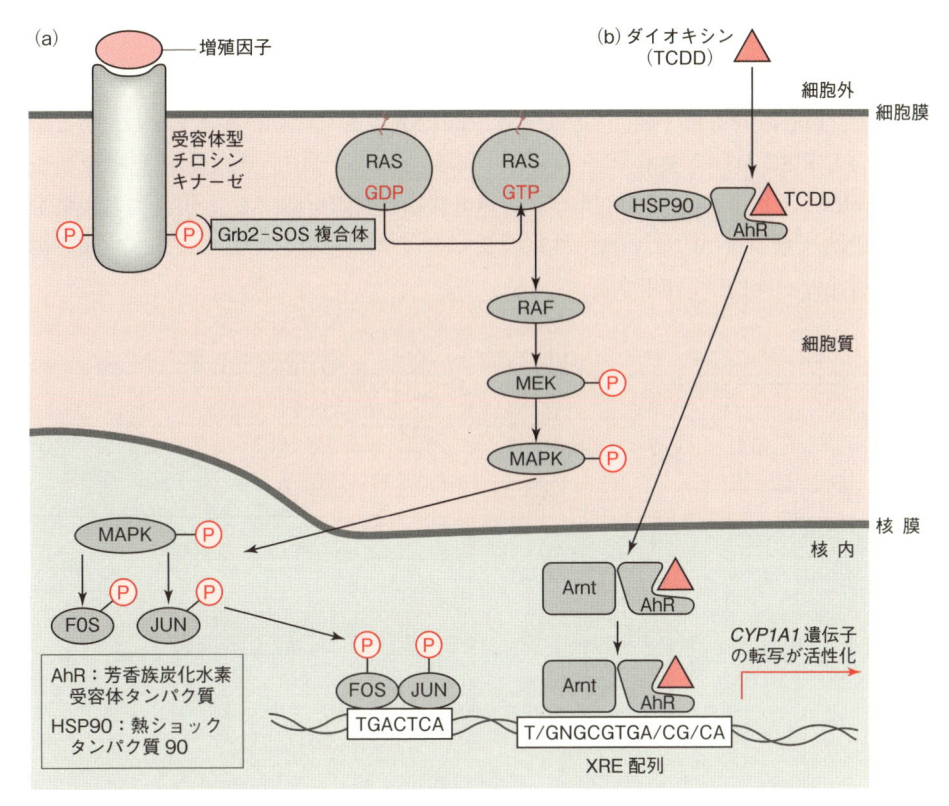

図 19・3 細胞外情報による転写調節（*CYP1A1* 遺伝子の場合） (a) 増殖因子やホルモンが細胞膜にある受容体に結合すると，受容体は自己リン酸化を起こす．このリン酸化が引き金となって，タンパク質がつぎつぎとリン酸化される連鎖が生じる．（リン酸化はタンパク質の構造を変化させ，活性化したり不活性化したりする．）これをリン酸化カスケードとよび，情報伝達の主要な仕組みである．細胞外からの信号が最終的に核内まで伝わり，DNA が転写される．(b) 化学物質が細胞膜を通過して，転写活性を変化させることもある．ダイオキシンは細胞内に侵入すると芳香族炭化水素受容体タンパク質（AhR）に結合して核内に入り，DNA に結合して *CYP1A1* 遺伝子の転写をひき起こす．CYP1A1 はダイオキシンを水酸化して代謝するタンパク質である．

ていると考えられるようになり，細胞にとって，いかに細胞外の状態（環境）に応じて細胞の転写を調節し，適応していくことが大事であるかがわかる．

19・3・1 microRNA などのノンコーディング RNA

当初，RNA は tRNA, rRNA, mRNA の 3 種類しかないと思われてきたが，ヒトゲノムの全容が明らかになるにつれて，ノンコーディング RNA（タンパク質非コード RNA）とよばれる多くの RNA の存在が明らかとなった．コンピュータ解析から遺伝子配列の中に，前から読んだものとまったく相補的な配列がそのあとに続く，おもに 22〜24 塩基からなる逆位塩基反復配列（図 19・4 ①）とよばれる構造があることがわかった．この配列は RNA に読み出され，転写産物が細胞中に存在していた（②）．このような特殊な配列をもったノンコーディング RNA のいくつかは，転写や翻訳の過程をコントロールする．二本鎖の RNA は内在性の RNA 分解酵素（Dicer，③）によって 22 残基程度の二本鎖の RNA に分解され

逆位塩基反復配列: 遺伝子の配列の中に，ある長さの配列の相補的な配列が逆向きに数塩基を挟んでつながっている構造で，これが RNA に転写されるとヘアピン構造をとる．たとえば AGGTCTAXXXXXTAGACCT のような構造．

miRNA: microRNA
siRNA: small interfering RNA
RISC: RNA-induced silencing complex
RNAi: RNA interference

る．この小さな RNA が核に内在性のものの場合 miRNA（④）とよぶ．外在性のものもあり，その場合は siRNA とよぶ．siRNA を人工的に合成し，細胞に導入すると，mRNA を分解することができる．miRNA もしくは siRNA はタンパク質と結合し RISC という複合体をつくり一本鎖となる（⑤）．その配列と相補的なmRNA と結合しその mRNA のタンパク質への翻訳を妨げる（⑥）．この現象をRNA 干渉（RNAi）という．外来の RNA ウイルスに対して働くときは生体防御機能の一つとして作用する．

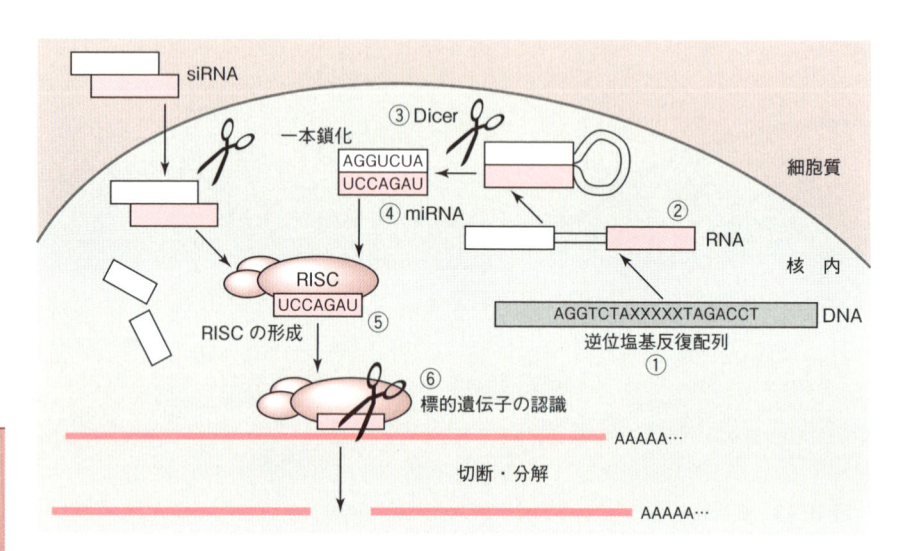

図 19・4 RNA 干渉の仕組み

重要な用語
アクチベーター
RNA ポリメラーゼ
遺伝子発現
基本転写因子
TATA ボックス
転写調節
プロモーター領域
microRNA
ラクトースオペロン
リプレッサー

　この miRNA がさまざまな疾患の原因となることが明らかにされた．たとえばmiR-103 などはインスリン抵抗性に関与していることが知られている．またmiR-802 は肝臓で Hnf1b を介してインスリン抵抗性に関与すると考えられている．miR-107 はアルツハイマー病で減少しており，ターゲットの β セクレターゼに関係していると思われている．

20 遺伝子操作技術と応用

1. 遺伝子組換え技術とは，1) 目的の DNA 断片を"切り出す"，2) ベクターに"つなぐ"，3) 宿主に入れて"増やす"，4) 組換えたクローンを選択して同定することをいう．
2. 遺伝子組換えには，必要な DNA を切り出すための"制限酵素"，運搬体である"ベクター"，ベクターと目的 DNA をつなぐ"リガーゼ（酵素）"，組換え DNA を増やす宿主細胞などの道具や技術・環境が必要である．
3. 耐熱性 DNA ポリメラーゼを使ってプライマーで挟まれた DNA の特定部分を試験管内で繰返し増幅する技術をポメラーゼ連鎖反応（PCR）という．
4. PCR 法の開発により，DNA 断片を高感度で短時間に増幅することが可能となった．ごく微量の DNA や RNA の分析ができ，遺伝子診断，法医学，分子生物学など多くの分野で利用されている．

20·1 遺伝子組換え技術

20·1·1 遺伝子操作

分子生物学の発展により，個人の遺伝的素因をもとに食事などの生活習慣の改善による疾病の予防や医学的な治療が可能となりつつある．人間は古来より食料確保や生活の向上を目的として，食料となる植物や家畜，園芸植物の改良すなわち遺伝子の操作を行ってきた．突然変異を選んでいく従来の遺伝子操作は同一の種間でしかできなかった．1970 年代に新しく確立された遺伝子組換え技術は，DNA を細胞から取出して，計画的に異種の遺伝子や人工的に合成された遺伝子などを導入し新しい DNA をつくり出すことをいう．この技術が確立されて以来，生命科学，医療，農業など多くの分野で利用されるようになり*，現在では基本的な研究手法となっている．遺伝的な背景をもとに食生活を変えていこうとする"ニュートリゲノミクス"の時代を迎え，遺伝子操作・分析技術を十分に使いこなすことが栄養学の分野でも必要である．

20·1·2 遺伝子組換え

目的の DNA 断片を得るためには自由に DNA を切断することができる"はさみ"が必要である．このはさみにあたるのが**制限酵素**（図 20·1）である．制限酵素や**逆転写酵素**が発見されたことにより，遺伝子操作技術（図 20·2）は急速

* 糖尿病治療に使われるインスリンは当初ブタから精製したものを使っていたが，遺伝子組換え技術によりヒト型タンパク質がつくられて使われている．そのほかヒト成長ホルモンやヒトグルカゴン，インターフェロンがつくられている．糖鎖の結合している天然型ヒトのタンパク質は今のところ遺伝子組換えによる製造は成功していない．

制限酵素: 二本鎖 DNA を特異的認識部位で切断する酵素．同一の制限酵素で切断した断片同士の切口は相補的であるので，接続可能．

逆転写酵素: RNA を鋳型として DNA を合成する酵素．

に発展した．抽出した DNA を制限酵素で切断し（①），"のり"であるリガーゼでベクターにつなぐ（②）．これを大腸菌などに入れて，増やす．逆転写酵素は mRNA に相補的な **cDNA**（相補的 DNA）を作製するのに使用する（③）．目的とする遺伝子を組込む相手を**ベクター**とよび（④），一般に**プラスミド**や**ファージ**，また長い DNA 断片を組込むには**酵母人工染色体**（YAC）などを使う．目的遺伝子断片の入った組換え体を増やすには大腸菌や酵母などの宿主細胞に取込ませて培養するが（⑤），この操作を**クローニング**とよぶ．目的の DNA が入った

cDNA: complementary DNA

酵母人工染色体：YAC（yeast artificial chromosome）

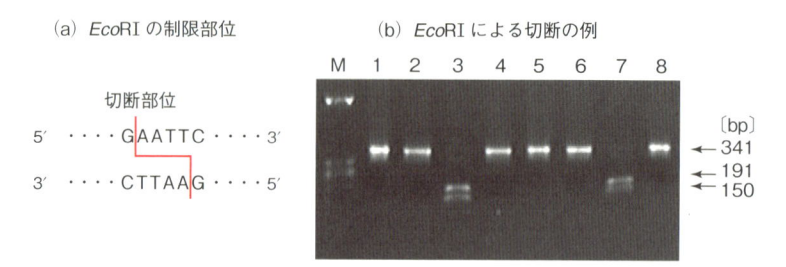

bp：塩基対．DNA の長さをヌクレオチド数により表すとき b（base, 塩基）という単位を用いる．二本鎖 DNA の場合は bp（base pair, 塩基対）で表す．1000 bp = 1 kbp

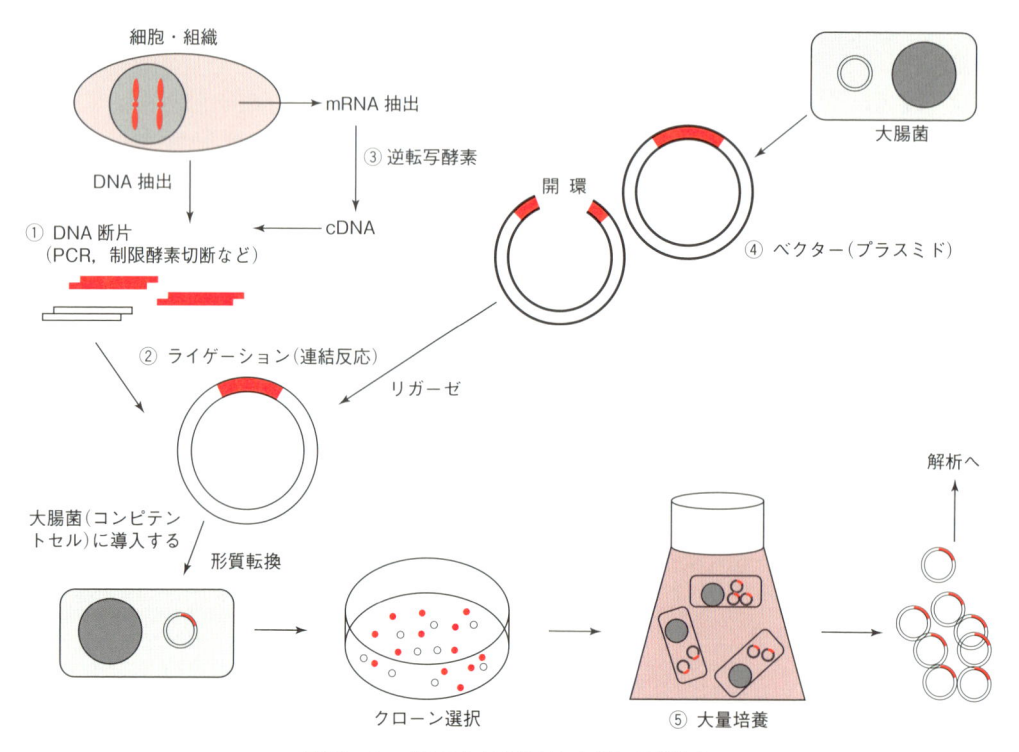

図 20・1　制限酵素 EcoR I による消化反応　(a) EcoRI は GAATTC という 6 塩基の回文構造を認識すると図のような箇所で切断し，DNA を断片化する．EcoRI のほかに数百種類の制限酵素が知られており，それぞれ特定の塩基配列を認識する．同じ制限酵素で切断した二本鎖 DNA の末端は相補的塩基配列をもつので，由来の異なる DNA を自由につなぐことができる．(b) 341 bp の DNA 断片を EcoRI で 2 時間処理したもの．1, 2, 4, 5, 6, 8 のバンドは変化していないが，3, 7 では GAATTC の認識部位で 191 bp と 150 bp に切断された．M は分子量マーカー．

図 20・2　プラスミドを使用した遺伝子組換え

ものを選び取るために抗生物質での選択や**ブルーホワイトセレクション**を行う（図20・3）．

これらの技術を使ってライブラリーを作製したり，遺伝子の塩基配列を決定してその構造を解析したり（図20・4），さらには機能解析を行うこともできる．また，組換え体をもとにタンパク質を合成することも可能である．

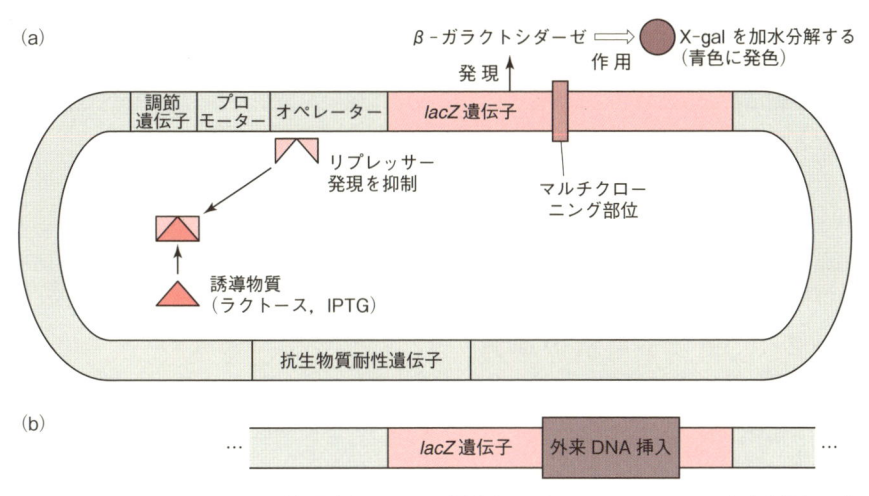

図20・3 ブルーホワイトセレクションの原理（ラクトースオペロンの仕組み）(a) *lacZ* 遺伝子の中にさまざまな制限酵素で切断できるような場所（マルチクローニング部位）をつくったベクターを作製する．また別の場所には抗生物質耐性遺伝子がある．*lacZ* 遺伝子は誘導物質（IPTG）の存在下でLacZタンパク質（β-ガラクトシダーゼ）を発現し，基質のX-galを加水分解して大腸菌コロニーを青くする．(b) *lacZ* 遺伝子内部にDNAが挿入されると，正常なLacZタンパク質が発現しないために，X-galは加水分解されず大腸菌コロニーは白いままである．これを利用してあらかじめIPTGとX-galを添加した培地に，形質転換された大腸菌をまくと，外来DNAが組込まれたプラスミドをもつ大腸菌は白いコロニーになり，外来DNAが組込まれずに元通りにくっついた（セルフライゲーションした）プラスミドをもつ大腸菌は青いコロニーとなる．

図20・4 遺伝子実験の流れ

IPTG: *lacZ* 遺伝子活性を誘導する物質．イソプロピル 1-チオ-β-D-チオガラクトピラノシド．

DNA マイクロアレイ: 数千種類の異なったDNAの断片をガラスに貼り付けたもので，蛍光標識したcDNAとハイブリダイズし，洗浄後ハイブリダイズしたものを光学的に読取るもの．

ウェスタンブロッティング: タンパク質を電気泳動後ニトロセルロースなどの膜に転写し，そのうえで特異的な抗体で染色して目的タンパク質の存在を確認する方法．

ライブラリー: ベクターに単一生物由来の多くのDNAを挿入した遺伝子組換え体のコレクション．遺伝子を含むものをゲノムライブラリー，mRNAの情報をもつものをcDNAライブラリーという．

20・1・3 遺伝子組換え実験と安全性

急速に進んだ技術であるため，遺伝子組換え実験に対する安全性についての危惧が起こってきた（アシロマ会議，1975 年）．遺伝子組換え生物が実験室の外へ拡散して，野生動植物などへ影響を与えたりすることがないよう，2000 年に生物多様性の保全および持続可能な利用に悪影響を与える可能性のある遺伝子組換え生物の移送，取扱い，利用に関する手続きを決めた議定書（**カルタヘナ議定書**）が採択され，日本でも 2003 年に"遺伝子組換え生物等の使用等の規制による生物の多様性の確保に関する法律"（いわゆるカルタヘナ法または遺伝子組換え生物等規制法）が制定された．現在はこの法律に従い実験中や保管中の拡散防止措置がとれるよう体制を整備して，組換え操作を行うことが必要である．

20・2 遺伝子解析の知識と技術

20・2・1 遺伝子解析の準備

遺伝子解析をするにはまず，材料となる DNA や RNA を採取する必要がある．小さな血痕や唾液，髪の毛，頬の粘膜など体内のどの臓器や組織でもよいが，一般的には静脈血が用いられる．しかし，がんを対象とする場合には，がんそのものを切り取って用いなければ，腫瘍細胞に特徴的な遺伝子を見つけることはできない．また結核や食中毒など感染症の診断であれば痰，大便も用いられる．

DNA の抽出には細胞を壊して核を分離し，タンパク質を除去して DNA を分離する方法が一般的である*．RNA 抽出には AGPC 法や超遠心機を使用する方法がある．RNA は汗や唾液に含まれる RNA 分解酵素によって簡単に分解されて

* DNA 断片を分離する方法として**電気泳動**が多用される．DNA は中性付近で負（−）に帯電しているためゲル中で電気泳動されると分子ふるいにかけられ，低分子量のものほど速く陽極（＋）に移動する．アガロースゲル，ポリアクリルアミドゲル，キャピラリーゲルなどがあり，分離したい断片の分子量に応じて使い分ける．

AGPC: acid guanidinium phenol chloroform

プローブ: 元の意味は探り針．特定の配列をもった DNA などを検出するための探り針とでもいうべき，標識がされていてその配列とハイブリダイズすることのできる DNA．

ハイブリダイゼーション: 相補的配列をもつ一本鎖の核酸同士を二本鎖形成させること．

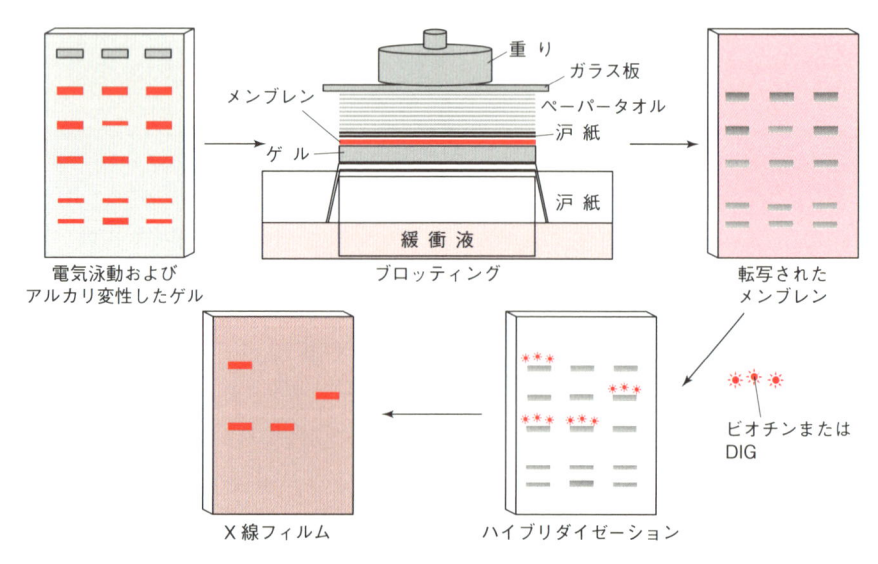

図 20・5 サザンブロット法による解析手順 制限酵素処理した DNA 断片をアガロースゲル電気泳動し，アルカリ変性後，ナイロン膜（メンブレン）などに転写させる．ビオチンやジゴキシゲニン（DIG）などで標識したプローブでハイブリダイゼーション反応し，目的の遺伝子断片を検出する．

しまうため，取扱いには注意が必要である．これら抽出方法を単純化し，応用した抽出キットや全自動化された機械も多く利用されている．

抽出されるDNAやRNA量は多くの場合μg単位の微量である．そのままサザンブロット（図20・5）やノーザンブロットなどの解析に用いられるが，**ポリメラーゼ連鎖反応（PCR）法**を使用してDNA断片を増幅させ利用することの方が多い．

20・2・2 PCR法

PCR法は耐熱性細菌のDNAポリメラーゼの酵素反応を使って特定のDNA区間を繰返し複製する方法である（図20・6）．ごく小さな試験管にゲノムDNAや酵素などを入れてサーマルサイクラーという機械で反応させると，自動的に30回以上すべてのステップが繰返され，数時間後には目的の遺伝子断片が1億倍以上に増幅される．この方法は非常に感度が良く，しかも短時間に増幅できるという利点をもつ．反面，鋭敏な方法であるため目的以外のゲノムDNAの混入予防に最大限の注意を必要とする．

DNAだけでなくRNAについても逆転写酵素を組合わせることによりPCRでの増幅が可能である（逆転写PCR，図20・7）．

サザンブロット: 電気泳動により分別したDNA断片を膜に転写し，目的のDNA断片を標識プローブにより検出する方法．

ノーザンブロット: サザンブロットと同様の手法により，RNAを検出する場合をノーザンブロットという．特定のmRNAの発現を調べるのに用いられる．

PCR: polymerase chain reaction

アニーリング: もとの意味は焼きなますこと．PCRの際高温で二本鎖のDNAを分離した後，温度を下げてプライマーがくっつくようにすること．

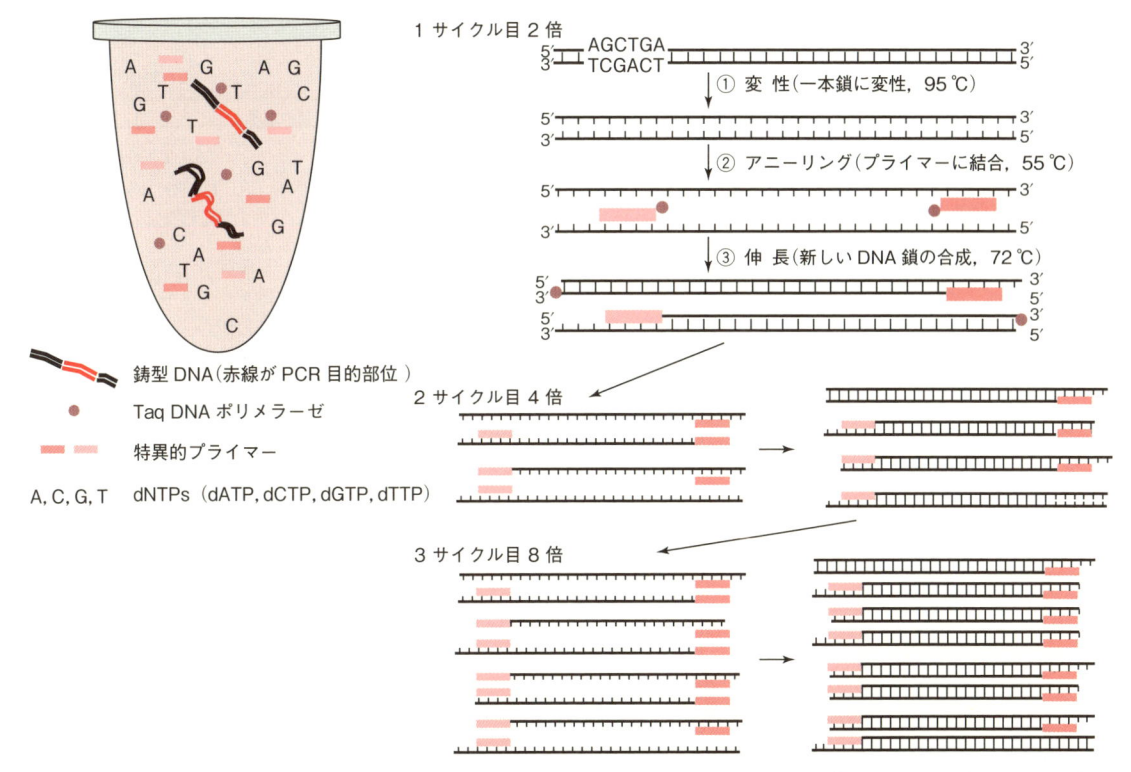

図20・6 PCR法の原理 ① 増幅したい領域を含む鋳型DNAを95℃で変性させた後，② 55℃まで温度を下げると特異的プライマーが鋳型DNAに結合する．③ 72℃でポリメラーゼにより相補鎖の合成が行われる．この操作を繰返すことによってプライマーに挟まれた区間のDNAが指数関数的に増幅される．

第 20 章 遺伝子操作技術と応用

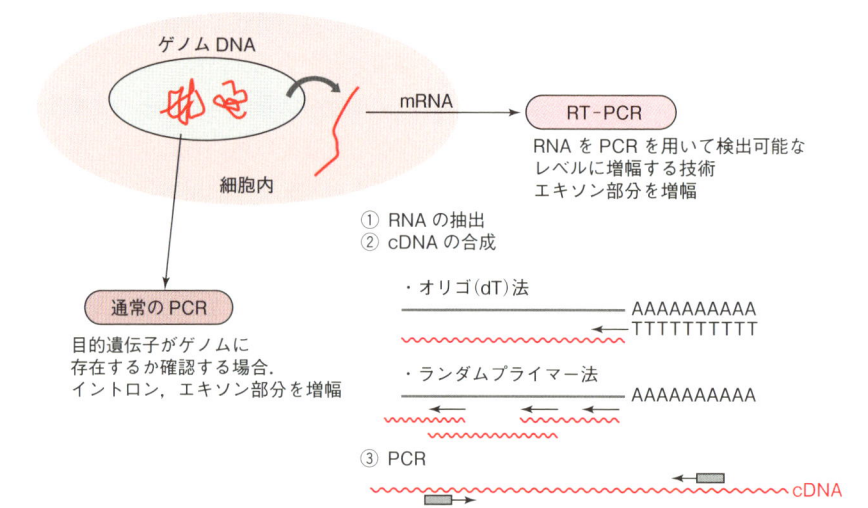

ランダムプライマー法: ランダムな配列をもった短いDNA鎖を10種類程度反応液に加えて,そのプライマーがくっついた位置から逆転写反応を行う方法.

図 20・7 逆転写 PCR (RT-PCR) RNA はそのままでは PCR で増幅できないため,DNA に変える必要がある.逆転写 PCR では,まず抽出した RNA を鋳型にして逆転写酵素を用いて相補的な DNA を合成する(一本鎖 cDNA).その cDNA を鋳型にして PCR 反応を行い増幅する.ごく微量の mRNA 発現を高感度に検出することができる.オリゴ(dT)を用いるとポリ(A)部分から増幅され,ランダムプライマーを用いるとあちらこちらから増幅される.

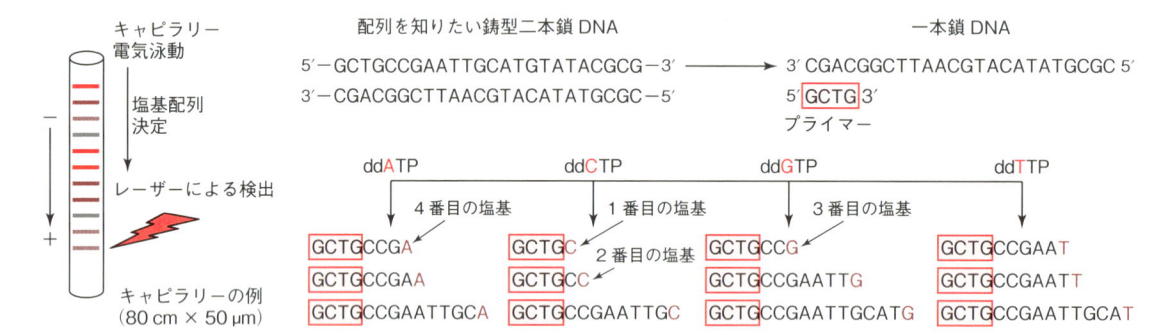

図 20・8 塩基配列決定(シークエンシング)の原理: ジデオキシ(サンガー)法 ジデオキシ法はデオキシリボヌクレオシド三リン酸(dNTP)とジデオキシリボヌクレオシド三リン酸(ddNTP)を混在させて DNA ポリメラーゼによる相補鎖合成反応を行うと,ddNTP の取込まれたところで伸長反応が停止することを利用した方法で,Sanger らにより1977 年に考案された.ddNTP の塩基 A, C, G, T にあらかじめ異なる蛍光でそれぞれを標識しておき,反応液をキャピラリー電気泳動すると 1 塩基単位で分離でき,異なる蛍光をレーザー検出し,塩基配列を決定する.

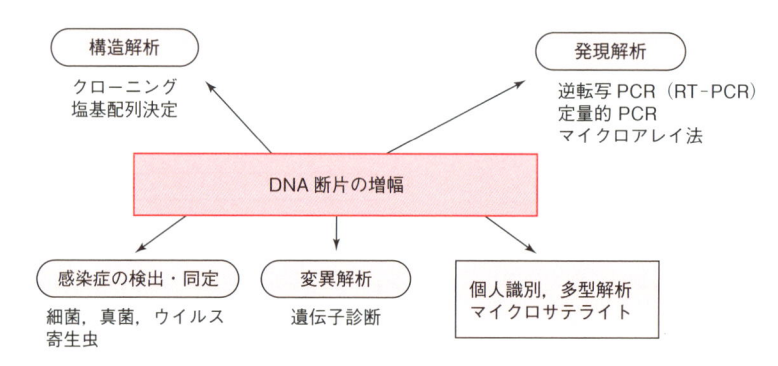

マイクロサテライト: DNA 配列中には,2〜5 塩基対が数回から数十回繰返した反復配列があり,これをマイクロサテライトとよぶ.反復数が人によって異なるため,ゲノム分析のマーカーとして利用される.

図 20・9 PCR とその利用法 耐熱性の DNA ポリメラーゼを用い,ごく微量の DNA を大量に複製する手法.原理は図 20・6 参照.遺伝子診断,分子進化学の研究や犯罪捜査などにも活用される.

PCR反応後の溶液は電気泳動により変異解析や発現解析，塩基配列決定（図20・8）に用いられたり，制限酵素反応に利用される．さらには遺伝子組換え技術を用いての解析などさまざまな分野へ応用される（図20・9）．

20・3 遺伝子診断

遺伝子診断は前項に記した方法などを用いて，遺伝子変異などを検出し診断する方法である．DNAのわずか1塩基の変異を検出する場合もあれば，大規模な欠失や挿入を検出目的とする場合もある．いずれもあらゆる組織や細胞を検体として利用でき，わずかな量で検出可能なことが多い．

この遺伝子診断は，さまざまな分野で広く行われている．食品の分野では，原材料の特定やブランド牛肉やブランド米が本物かどうかを調べたり，**遺伝子組換え食品**が使用されているかどうかを調べる場合にも用いられる．ヒトに関しては親子関係など個人識別（**DNA鑑定**）が行われたり，発掘された古代人のDNAを調べることで民族の起源を知ることも可能となり，人類学や考古学の発展にも貢献している．

遺伝病が疑われる場合には，病気の原因となる遺伝子について変異の有無を検出し診断する．またがんなど悪性腫瘍のタイプの診断，感染症の原因となっている病原性の細菌やウイルスの迅速な検出も行われる．このような場合には直接診断法が用いられ，調べたい遺伝子の情報が明らかであり，その全部あるいはDNA断片があらかじめ単離あるいはクローニングされていることが必要である．点変異（図20・10）や欠失（図20・11），挿入などの変異部位を検出する方法と

遺伝子組換え食品 遺伝子を組換えてつくった食品．組換え体を直接食べる場合と，組換え体から酵素などを抽出して食品に添加して使う場合がある．また，異種生物の遺伝子を組込む場合と同一生物の遺伝子を組込む場合がある．

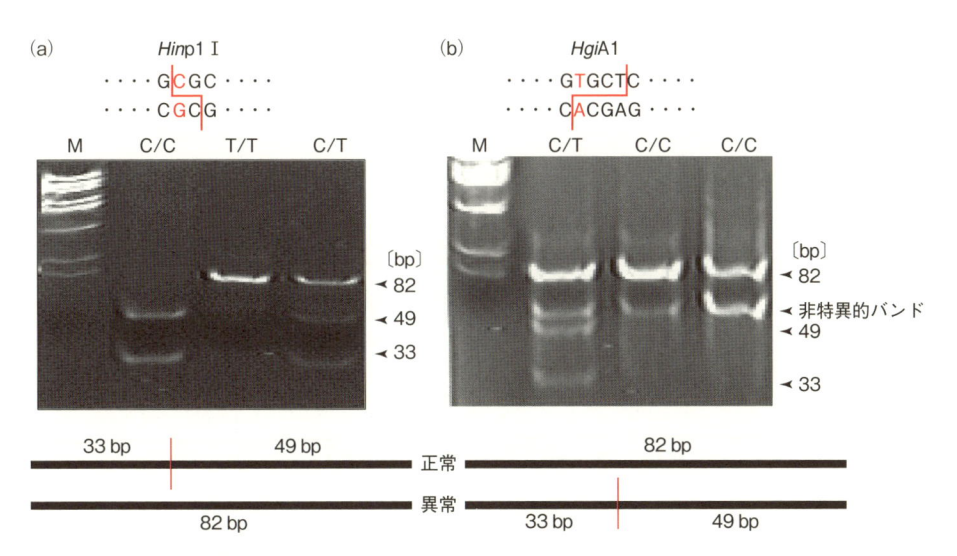

図20・10 制限酵素消化による1塩基変異の遺伝子診断例 1塩基変異箇所を含む領域をPCR法で増幅し，制限酵素で消化した後電気泳動した．RFLP法ともいう．正常である野生型ではGCGC配列であるのに対して，異常型ではGTGCとなっているので，GCGC配列を認識して切断するHinp1Ⅰ (a) と，GTGC配列を認識して切断するHgiA1 (b) の2種類の制限酵素を組合わせて診断した結果をそれぞれ示した．Mはマーカー，C/Cは対立遺伝子の両方が正常，T/Tは両方が異常，C/Tはヘテロ接合体を示す．

RFLP（制限断片長多型）: PCR-restriction fragment length polymorphism

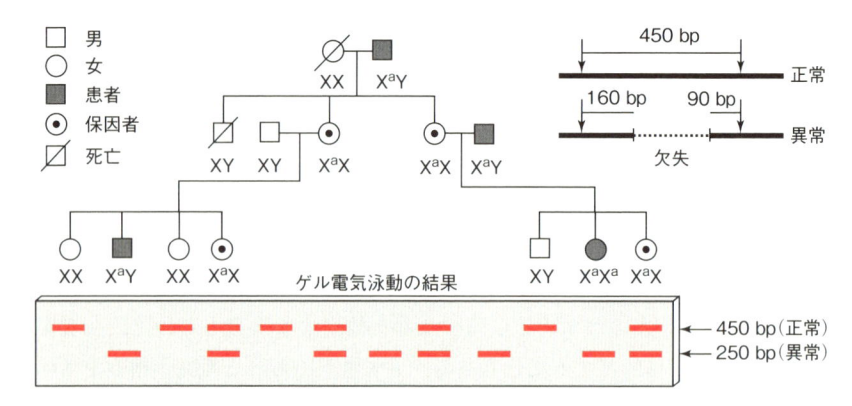

図 20・11 遺伝病の家系図とその診断例 欠失が原因となる X 連鎖劣性遺伝の家系図とその診断例を示した．この場合，変異遺伝子 X^a は X 染色体上に存在している．性染色体は，女が X 染色体を 2 本もち，男は X 染色体 1 本と Y 染色体 1 本をもつので，X 染色体の遺伝子に変異が起こると男女間で発症のパターンが異なる．変異対立遺伝子 X^a を 1 本もつ女はヘテロ接合体になり，男は X 染色体が 1 本しかないので，変異遺伝子をもつと正常対立遺伝子は存在せず X^aY のヘミ接合体となり発症する．

して PCR 法を利用した診断をはじめ，マイクロアレイを用いた網羅的検出法などいろいろな方法が開発されている．

遺伝子の情報が明らかでない病気の診断をしたい場合には，血縁者の遺伝子を調べる間接診断法が用いられる．この場合少なくとも染色体上の場所がわかっており，複数の患者がいる大きな家系であることが必要である．目的遺伝子の場所に近い DNA 多型マーカーを利用して多型パターンと疾患の連鎖を見ることで診断する．

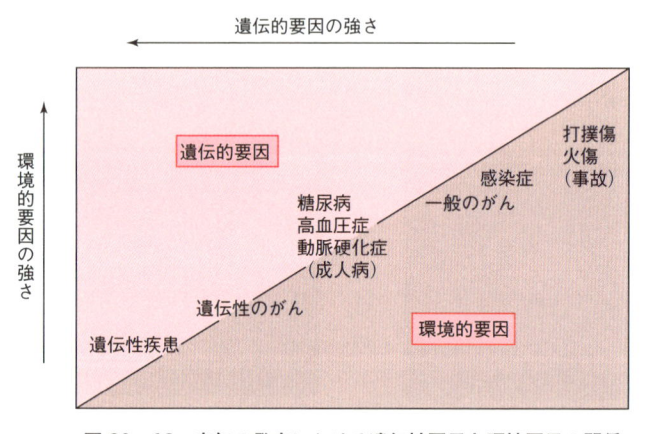

図 20・12 病気の発症における遺伝性因子と環境因子の関係

出生前診断：妊婦から採血した血液を用いて，胎児由来の遺伝子を調べる検査法が開発され，非侵襲的で高精度な出生前診断が可能となった．しかし確定的ではないスクリーニング検査と考えられ，生命倫理の問題があり，議論がなされている．

現在では多くの病気が程度の差はあるものの遺伝的な要因が関係しており，これに環境など多くの要因が加わり関連しあって発病すると考えられており，遺伝子診断に注目が集まっている（図 20・12）．たとえば高血圧症，糖尿病，がんなどは生活習慣病ともよぶが，生活習慣だけが原因で発病するのではなく，遺伝的な因子をもつ人が食生活や生活スタイルなど環境の悪化も加わって発病すると考

えられている．このため遺伝子診断で生活習慣病を起こしやすい因子をもつと判定された場合には，その生活スタイルを見直したり，きめ細かい食事指導を行うなど生活環境をコントロールして発症しないようにすることも可能となった．

しかし一方では，発症前に遺伝性の病気と診断された場合，すべての病気を発症しないようにできるわけではなく，まったく治療法の見つからない場合もある．このため遺伝子診断を行う際には被験者のみならずその家族や子孫にも大きな影響を及ぼすことになるので，倫理面での配慮が必要である．

20・4　遺伝子導入技術

20・4・1　遺伝子導入の基礎

生体内へ外来の遺伝子 DNA を人為的に入れる遺伝子導入は，その生物の性質を変えて新たな遺伝的な特徴をもつ個体を作製することが可能な技術であり，生命現象を解析する一般的な方法となっている．この技術を使って遺伝子改変（破壊）した動物や遺伝子組換え作物，iPS 細胞などを作製することができる．

細胞に遺伝子を導入するには物理的方法，化学的方法，生物学的方法がある．

物理的方法の代表は**エレクトロポレーション**で，パルス電圧で細胞表面に小穴を開けて導入する方法である．

化学的方法の代表はリポソームを使う方法で，**リポフェクション法**という．リポソームに DNA を封入し，エンドサイトーシスで細胞に取込ませる方法である．しかしこの方法では細胞内に取込まれてもリポソーム膜が必ずしも壊れるとは限らないため効率は悪い．

生物学的方法では**ウイルスベクター**を用いることが多い．これはウイルスがもともともっている細胞侵入機構を利用するもので，DNA ウイルスあるいは RNA ウイルスを用いて，効率良く遺伝子導入することが可能である．アデノウイルスなどの DNA ウイルスを使う方法はウイルスの DNA に外来遺伝子を導入し細胞に感染させる方法であるが，宿主の DNA には組込まれないので一過性に発現する．一方 RNA ウイルスで逆転写酵素をもつレトロウイルスを用いると宿主の DNA に組込まれるので恒常的に発現するが，組込まれる場所がランダムなため，副作用もある．ウイルスを用いると膜タンパク質に対する抗原抗体反応が起こることもある．

最近は狙った場所に組込み可能な Zn フィンガーヌクレアーゼ法なども開発されている．

a．siRNA 技術　22～24 塩基でできた二本鎖の siRNA を細胞に導入すると，その配列に相補的な配列をもった mRNA を破壊することができ，特定の遺伝子をノックアウトできる．通常外から加える RNA は合成する．簡単に遺伝子をノックアウトでき，細胞での機能解析に用いられている．

b．ジンク (Zn) フィンガーヌクレアーゼ法　Zn フィンガーモチーフをもつタンパク質は，そのアミノ酸配列に従ってある DNA 配列に特異的に結合する．このタンパク質と核酸分解酵素（ヌクレアーゼ）とのハイブリッドタンパク質を

siRNA: small interfering RNA．第 19 章参照．

細胞の核内で発現させてやると，そのZnフィンガーモチーフタンパク質が認識する配列特異的にDNAの二本鎖を切断することができる．切断されたDNA鎖の修復の際に比較的高頻度で修復ミスが起こるため，この部分で遺伝子の変異，ノックアウトができる．

またZnフィンガーヌクレアーゼと一緒に鋳型となる配列を同時に細胞に導入すると，この鋳型配列が切断されたDNAの部位に導入される．これを利用して自由に遺伝子を導入したり，遺伝子をノックアウトでき，遺伝子治療などへの応用が期待されている．

c. LNA tRNA分解酵素（tRNase Z）は本来はtRNAを分解する酵素であるが，locked核酸（LNA，欄外図参照）でできた4〜6残基のRNAがあるとその部分と相補的な配列をもった二本鎖RNAをも分解できる．したがって，特定のmiRNA特異的な配列をもつRNAをlocked塩基で合成して細胞に導入すると，細胞内にあるtRNase ZによりそのmiRNAを分解することができる．この技術を応用すればmiRNAの関与する疾病の治療につながると期待されている．

d. *in situ* ハイブリダイゼーション mRNAの発現を可視化して見る技術である．遺伝子産物の機能を知るために，その遺伝子がいつどこで発現して，転写されているかの情報を得る方法の一つに，*in situ* ハイブリダイゼーション（ISH）法がある．たとえばある遺伝子のmRNAが脳で特異的に検出されれば，その遺伝子は脳の機能に関係していると考えられる．組織なら切片上でISH法，小さな胎仔ならそのままの状態で見ることのできるWISH法で標識したプローブで検出することができる（図20・13）.

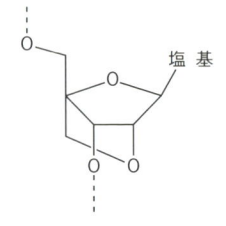

LNA（locked nucleic acid）

miRNA: microRNA

ISH: *in situ* hybridization

WISH: whole mount *in situ* hybridization

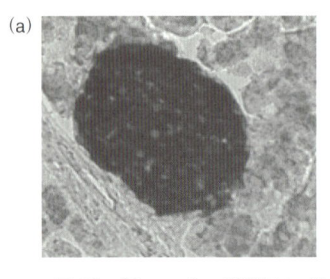

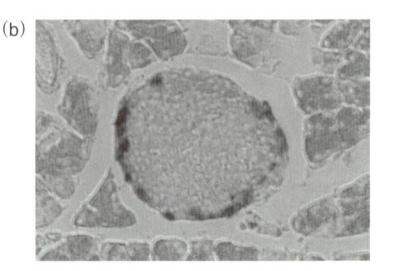

図20・13 マウス膵臓ランゲルハンス島における *in situ* ハイブリダイゼーションの例 インスリン（a）とグルカゴン（b）のmRNAの局在をジゴキシゲニン（DIG）で標識したRNAプローブを用い検出した．濃く染色された部分にmRNAが発現していると考えられる．

20・4・2 遺伝子改変動物

遺伝子組換え技術や細胞工学の技術を用いて人工的に遺伝情報を変化させた動物で，正常な動物と比較して調べることによりその遺伝子のヒトでの働きが類推できる．特定の遺伝子の機能を破壊した場合をノックアウト動物といい，ノックアウトマウスがよく利用される．一方，特定の遺伝子を新たに導入した場合，トランスジェニック動物という．

ノックアウトマウスのつくり方（図20・14）: マウスからDNAを取出して調

べたい遺伝子を壊し（ノックアウト），その DNA 断片を胚性幹細胞（ES 細胞）に導入すると，相同組換えが起こり，遺伝子が改変された細胞が生じる．この細胞を，別のマウスから取出した胞胚期の胚に注入して代理母の子宮に戻すと，ES 細胞由来の細胞が混じったキメラマウスが生まれる．キメラマウスと野生型マウスを交配すると ES 細胞由来の遺伝子改変マウスが生まれてくる．さらに交配を繰返してホモのノックアウトマウスをつくり出す．

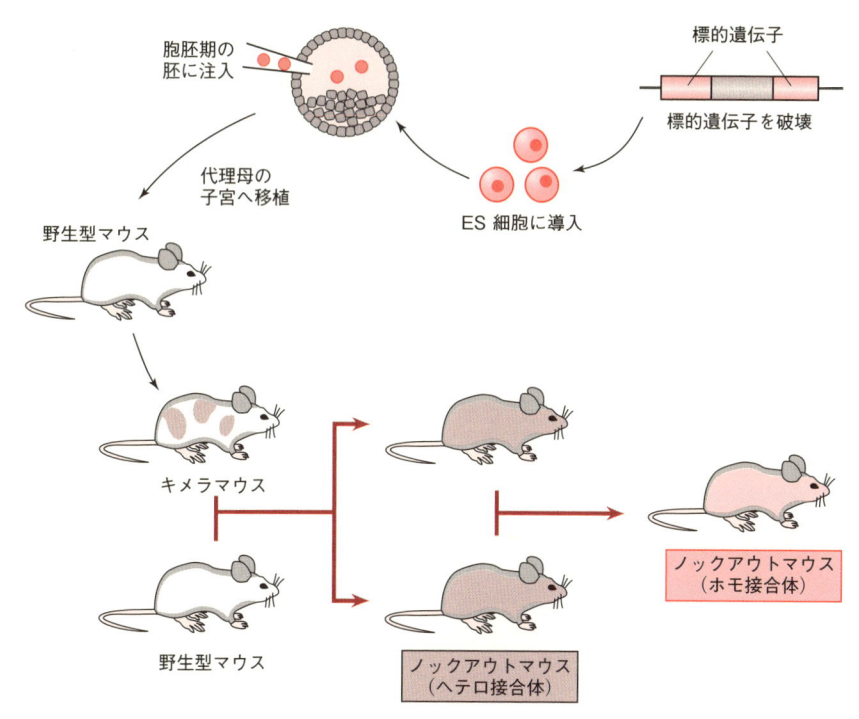

図 20・14 ノックアウトマウス作製の手順［野島 博，"遺伝子工学"，東京化学同人（2013），p.279，図 12・7 を改変］

重要な用語

遺伝子組換え	遺伝子診断	サンガー法	DNA ポリメラーゼ	プラスミド
遺伝子組換え食品	逆転写酵素	制限酵素	PCR 法	ベクター

第 V 部

生体の恒常性と調節機構

21 受容体と細胞内シグナル伝達

1. 恒常性（ホメオスタシス）は生物に特徴的な性質であり，さまざまな環境の変化に対応して体内の状態（内部環境）を一定に保つ性質をさす．
2. ホメオスタシスの維持には神経系，内分泌系，免疫系が主役として働き，さらに循環器，呼吸器，腎臓など多くの臓器がかかわる．
3. 内部環境は，大まかには血液や細胞外液の状態をさし，体温，血圧，血液の電解質組成や血糖など多くのデータ（指標）から知ることができる．
4. 内分泌系ではホルモンが血流に乗って標的器官に運ばれる．神経系では電気的な刺激が伝わり，神経末端と標的器官の接点（シナプス）では神経伝達物質が放出されて作用する．
5. ホルモンや神経伝達物質などの生理活性物質は微量で強力な作用をもち，それぞれ特定の受容体に結合して多彩な作用を分担する．
6. 受容体は大きく細胞膜受容体と細胞内受容体に分けられる．
7. 細胞膜受容体の代表としてGタンパク質共役型受容体，チロシンキナーゼ型受容体，イオンチャネル型受容体があげられる．
8. 細胞膜受容体は，セカンドメッセンジャーとよばれる小分子の産生，タンパク質リン酸化，イオン流入などの変化を起こして細胞内にシグナルを伝える．
9. 細胞内受容体の主要なグループとして核内受容体があり，ステロイドホルモンなどを結合しゲノムDNAの特定の配列と結合して，遺伝子の転写を調節する．

21・1 内部環境の恒常性——ホメオスタシス

細胞内のさまざまな反応が正常に営まれ，臓器の機能や細胞の増殖が保証されるには，細胞内と外界との緩衝地帯である血液，細胞外液のさまざまな状態，たとえば，体温，血圧，電解質組成，pH，浸透圧，血糖値，などがある一定の範囲に保たれなければならない．血液，細胞外液の状態を**内部環境**とよび，生体が内部環境を一定の範囲にとどめる働きを内部環境の**恒常性（ホメオスタシス）**とよぶ．ホメオスタシスは生命の著しい特徴とされる．

21・2 ホメオスタシスは内分泌系，神経系，免疫系で維持される

浸透圧の上昇，血糖の低下の変化は口渇感，空腹感を促し飲水行動，摂食行動を起こす．これらの意志的な行動とは別に，**内分泌系，神経系**が自律的に働いて内部環境の変化を押し戻すように作用する．内分泌系では変化を検知した上位の内分泌器官から，生理活性物質である**ホルモン**が血中に分泌され，ホルモンは血流に乗って長距離を運ばれ，標的臓器の受容体に作用する（図21・1a）．たとえば，浸透圧が上昇すると脳下垂体後葉からバソプレッシンが分泌され，腎尿細管

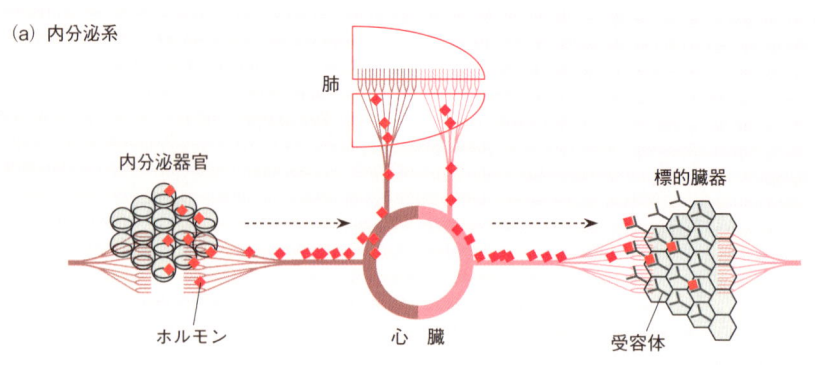

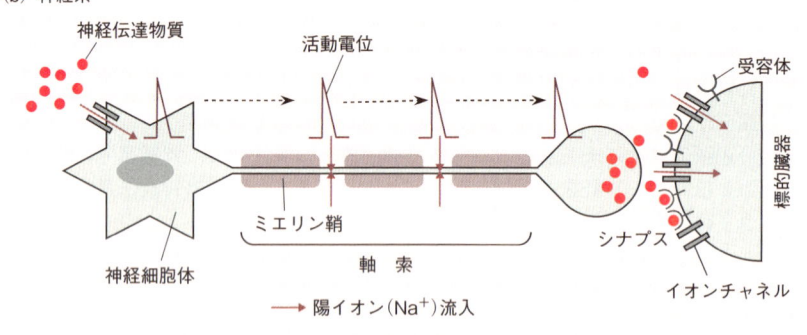

図 21・1 内分泌系 (a), 神経系 (b) の働き (a) 内分泌系では，内分泌器官からホルモンが毛細血管に分泌され，標的臓器の受容体に結合し機能を発揮する．(b) 神経細胞では軸索を活動電位が高速に伝わり，軸索末端に到達すると，あらかじめ蓄えられた神経伝達物質小胞がシナプス間隙に分泌される．神経伝達物質は標的細胞・神経細胞の受容体に結合し，活動電位発生，筋収縮，代謝作用が起こる．

* §22・11 参照．

（集合管）に作用して尿量を減少させ，浸透圧*を維持する．ストレス時には脳下垂体前葉から副腎皮質刺激ホルモンが分泌され，副腎皮質に働き，さらにステロイドホルモンが分泌されて全身の臓器に作用し，ストレスに対抗する．

神経系では，軸索とよばれる神経線維を高速に活動電位が伝わる．軸索の末端は標的臓器と空間的なギャップ（シナプス間隙）を介して接近し，**シナプス**（神経接合部の構造）を形成する（図 21・1b）．軸索の末端には**神経伝達物質**とよばれる生理活性物質が小胞の形で蓄えられている．上流から活動電位が伝わると神経伝達物質はシナプス間隙に放出され，下流の神経細胞，あるいは標的臓器の受

活動電位

神経伝達物質は受容体を介してわずかな Na^+ 流入を起こし，細胞内電位を上昇させる．電位が定まった値（閾値）を超えると，強力な電位依存性 Na^+ チャネルが開いて細胞内電位の急激な上昇(脱分極)＝活動電位が発生する．その結果，周囲の広範な電位依存性 Na^+ チャネルがつぎつぎと開口し活動電位は速やかに伝播する．有髄神経ではミエリン鞘（支持細胞の細胞膜）が軸索に巻き付き電位依存性 Na^+ チャネルはところどころにしか露出していないため，活動電位はミエリン鞘のギャップを飛び越えるように進み，神経伝達速度はさらに高速になる（跳躍伝導）．

容体に作用して Na^+ の流入（興奮性シナプス伝達），あるいはセカンドメッセンジャーの合成などが起こる*1.

病原体などの多様な異物（抗原）は免疫系で処理され，ホメオスタシスが維持される．免疫系では樹状細胞などが抗原を提示し，T細胞，B細胞をはじめとする獲得免疫系が抗原を処理するが，細胞間ではホルモン様の作用をもつ生理活性物質である**サイトカイン**が情報を伝える．上皮細胞増殖因子（EGF）などの**増殖因子**は細胞の増殖を促進する生理活性物質であり，がん化と密接に関連する．短寿命の局所で働く生理活性物質を**オータコイド**とよび，プロスタグランジン，ロイコトリエンなどの脂質伝達物質，一酸化窒素（NO）などのガス状伝達物質が含まれる．本章ではこれら内分泌系，神経系，免疫系などで働く生理活性物質，それぞれに特異的な受容体に関して説明する．

*1 セカンドメッセンジャーの詳細については§21・4・1, §21・4・3参照.

EGF: epidermal growth factor

21・3 生理活性物質の構造と機能

21・3・1 生理活性物質はどのような構造をもっているか

生理活性物質を神経伝達物質，ホルモン，増殖因子，サイトカイン，オータコイドの五つのグループに分類し，それぞれの代表的な物質を選んで，構造，前駆物質，受容体，生理作用を示した（表21・1）．

神経伝達物質にはアセチルコリン，モノアミン，アミノ酸などの小分子がある．モノアミンはアミノ酸から脱炭酸を経てつくられる分子群で，チロシンからはドーパミン，ノルアドレナリン，アドレナリンがつくられる*2. これらはカテコール環をもち**カテコールアミン**とよばれる．セロトニンはトリプトファン，GABA（γ-アミノ酪酸）はグルタミン酸，ヒスタミンはヒスチジンからそれぞれつくられる．ヒスタミンは白血球の一種，マスト細胞の顆粒に含まれアレルギーの伝達物質としても働く．グルタミン酸はそのままのかたちで神経伝達物質として働く．

*2 チロシンからノルアドレナリン，アドレナリンの産生については図13・8参照.

ホルモンには，ペプチド（あるいはタンパク質），脂溶性の芳香族化合物，カテコールアミンの3種類がある．脂溶性の芳香族化合物にはステロイドホルモン，甲状腺ホルモン，活性型ビタミン D_3 が含まれ，いずれも核内受容体に結合して遺伝子の発現を起こすという共通の性質がある．

増殖因子，サイトカインはペプチド（あるいはタンパク質）である．オータコイドであるプロスタグランジン，ロイコトリエンは不飽和脂肪酸であるアラキドン酸（エイコサテトラエン酸）の代謝物であり，エイコサノイドと総称される．ガス状伝達物質のNOはアルギニンからNO合成酵素の働きで生成する．

21・3・2 ノルアドレナリン，アドレナリンとアセチルコリンは自律神経系で拮抗的に働く

心血管系，呼吸器系，消化器系の働きや，肝臓，膵臓による代謝の機能は眠っている間も意識にのぼることなく営まれ，（骨格筋のように）自らの意思で制御することはできない．これらの内臓機能は，1) **自律神経系**（交感神経，副交感

表 21・1　生理活性物質の構造，前駆体と受容体およびシグナル伝達の様式

役割	構造	前駆物質	生理活性物質	受容体[2]	作用
神経伝達物質		コリン，アセチルCoA	アセチルコリン	GPCR（ムスカリン性）	副交感神経作用
				チャネル型（ニコチン性）	自律神経節シナプス伝達，骨格筋収縮
	モノアミン・アミノ酸	チロシン	ドーパミン	GPCR	錐体外路系，中枢作用（情動，報酬系）
			ノルアドレナリン，アドレナリン	GPCR	交感神経作用
		トリプトファン	セロトニン	GPCR	中枢作用（覚醒，気分），血小板凝集
		グルタミン酸	グルタミン酸	GPCR/チャネル型	中枢作用（シナプス可塑性，記憶）
		GABA	GABA（γ-アミノ酪酸）	GPCR/チャネル型	中枢作用・抑制性シナプス伝達
		ヒスチジン	ヒスタミン	GPCR	中枢作用，アレルギー
ホルモン	ペプチド・タンパク質		視床下部ホルモン[1]	GPCR	下垂体前葉ホルモン放出を促進（抑制）
			下垂体前葉ホルモン	GPCR[3]	下流の内分泌器官を刺激
			下垂体後葉ホルモン	GPCR	水再吸収（抗利尿ホルモン），子宮収縮（オキシトシン）
			ガストリン	GPCR	胃酸分泌
			グルカゴン	GPCR	血糖上昇
			グレリン	GPCR	食欲中枢刺激
			インスリン	チロシンキナーゼ型	血糖低下
			副甲状腺ホルモン	GPCR	カルシウム上昇
			カルシトニン	GPCR	カルシウム低下
			レニン	（タンパク質分解酵素）	アンギオテンシン活性化
			アンギオテンシン	GPCR	血管平滑筋収縮，アルドステロン産生，昇圧
	芳香族化合物（脂溶性）	チロシン，ヨウ素	甲状腺ホルモン	核内受容体	基礎代謝亢進，熱産生
		ビタミンD_3	活性型ビタミンD_3	核内受容体	腸管からのカルシウム吸収促進など
		コレステロール	ステロイドホルモン	核内受容体	血糖・ナトリウム上昇，抗ストレス，抗炎症
	モノアミン（カテコールアミン）	チロシン	副腎髄質ホルモン（アドレナリン，ノルアドレナリン）	GPCR	交感神経作用
増殖因子	ペプチド・タンパク質		上皮細胞増殖因子（EGF）	チロシンキナーゼ型	増殖，がん化
サイトカイン			インターロイキン-6（IL-6）	チロシンキナーゼ連関型	免疫，炎症
オータコイド	脂肪酸	アラキドン酸	プロスタグランジン	GPCR	血小板凝集阻害・促進，発熱，疼痛
			ロイコトリエン	GPCR	気管支平滑筋収縮
	（ガス）	アルギニン	一酸化窒素（NO）	（細胞内のグアニル酸シクラーゼを直接刺激する）	血管平滑筋弛緩，降圧

[1] 視床下部ホルモンのうち，プロラクチン抑制ホルモン（PIH）の本体はドーパミンと考えられている．
[2] GPCRはGタンパク質共役型受容体を示す．
[3] 下垂体前葉ホルモンのうち，成長ホルモン，プロラクチンの受容体はチロシンキナーゼ連関型受容体である．

神経）と，2) **内分泌系**の二つのシステムで自律的に制御されている．

環境に関するさまざまな情報は視床下部で統合され，外敵の攻撃などのストレス時には交感神経の，安静時には副交感神経の活動が高まる．交感神経，副交感神経は延髄，脊髄にある神経核（神経細胞体の集まり）から始まり，二つの神経（**節前線維，節後線維**）を乗り換えて標的臓器に到達する（図21・2）．交感神経の節前線維はとても短く，脊椎の近くに交感神経節とよばれる第1のシナプスを形成する．これに対して副交感神経の節前線維は非常に長く，臓器の近くまで伸びて副交感神経節を形成する．節後線維はさまざまな標的臓器の細胞と第2のシナプスを形成し，生理作用を伝える．標的臓器には心筋，平滑筋（血管，腸管，気管支，瞳孔），代謝を司る臓器（肝臓，筋肉，脂肪細胞）が含まれる．

第1のシナプスでは，交感・副交感神経のいずれも**アセチルコリン**が放出され，シナプス後膜側のニコチン性アセチルコリン受容体に結合して活動電位が発生する（図21・2）．第2のシナプスでは，交感神経ではノルアドレナリンが，副交感神経では（神経節と同様に）アセチルコリンが放出される．ノルアドレナリンはアドレナリン受容体に作用し，アセチルコリンは（神経節とは異なる）ムスカリン性アセチルコリン受容体に作用する．交感神経，副交感神経は一つの臓器を二重に支配して，拮抗する作用を伝えることも多い（表21・2）．なお，アセチルコリンは運動神経が神経筋接合部で骨格筋を支配する際にも放出され，ニコチン性アセチルコリン受容体に作用して筋収縮を起こす（図21・2）．自律神経，運動神経シナプスはさまざまな薬物が働く標的部位として重要である．

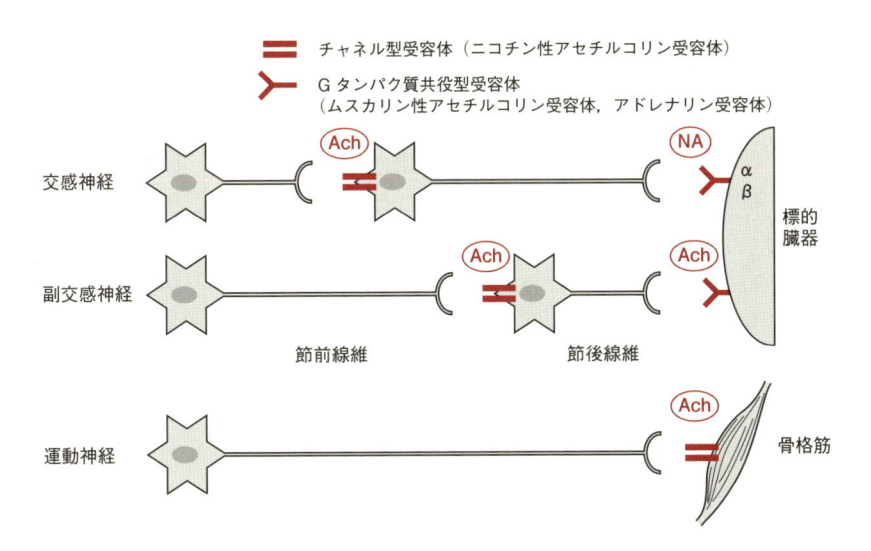

図21・2 交感神経，副交感神経の標的臓器支配 交感神経，副交感神経は神経節シナプスで節前線維から節後線維に神経を乗り換え，さらに標的臓器とシナプスを形成する．神経節シナプスではアセチルコリン（Ach）が神経伝達物質として働き，ニコチン性アセチルコリン受容体（チャネル型受容体）に働いて節後線維の脱分極を起こす．交感神経の節後線維からはノルアドレナリン（NA）が分泌されアドレナリンα, β受容体を介して標的臓器を活性化する．副交感神経の節後線維からはAchが分泌され，ここではムスカリン性アセチルコリン受容体（Y）に作用する．交感，副交感神経は同一の標的臓器を拮抗的に二重支配することも多い．ニコチン性アセチルコリン受容体は運動神経の神経筋接合部でも働いている．

表 21・2 交感神経，副交感神経の拮抗する作用

	交感神経	副交感神経
心 筋	収縮能増強 心拍数増加	収縮能低下 心拍数低下
皮膚血管平滑筋	収 縮	
筋血管平滑筋	弛 緩	
気管支平滑筋	弛 緩	収 縮
消化管平滑筋	弛緩(蠕動低下)	収縮(蠕動亢進)
瞳 孔	散 大	縮 小

表 21・3 アドレナリン α, β 受容体の作用

標的臓器		受容体	生理作用
心 臓	(心筋, 刺激伝導系)	β	収縮能増強，心拍数増加
血管平滑筋	皮膚血管	α	収 縮
	筋血管	β	弛 緩
気管支平滑筋		β	弛 緩
代謝作用	肝 臓	α, β	糖新生，グリコーゲン分解の促進
	筋 肉	β	グリコーゲン分解の促進
	脂肪細胞	β	トリグリセリド分解の促進
腎作用	腎臓(傍糸球体細胞)	β	レニン分泌の促進
瞳孔作用	瞳 孔	α	散 大

ノルアドレナリン: α 作用が主，アドレナリン: β 作用が主.

* §22・3・2 参照.

　外敵の攻撃，寒冷，低血糖，血圧低下といったストレスが生じると交感神経が活動し，副腎髄質*と協力してこれらのストレスに対抗する．副腎髄質は交感神経節後線維が内分泌器官に変化した臓器で，交感神経節前線維がシナプスを形成しており，交感神経の活動を受けて血中にアドレナリン，ノルアドレナリンを 4:1 の割合で分泌する．交感神経，副腎髄質の活動時には，瞳孔は開き，皮膚の末梢血管は収縮し，心機能，心拍数が上昇して血圧が上がり脳や筋肉への血流が維持される．気管支平滑筋は弛緩し，呼吸が容易になる（表 21・2）．代謝も変化し，糖新生，グリコーゲン分解による血糖上昇，トリグリセリド分解による脂肪酸の供給が起こり（表 21・3 参照），脳，筋肉などにエネルギーを供給する．

　一方，副交感神経は安静時に活動する．アセチルコリンが働くと瞳孔は縮小し，心収縮力および心拍数は低下して血圧は下がり，気管支平滑筋は収縮する．消化管の蠕動は亢進して食事，栄養摂取を促し（表 21・2），安静，睡眠，あるいは食後に適した状況となる．

神経伝達物質と薬剤，疾患

　アセチルコリンなど神経伝達物質の機能障害は重大な健康被害をもたらす．食中毒の原因であるボツリヌス毒素はアセチルコリン放出を阻害し，フグ毒のテトロドトキシンはニコチン性アセチルコリン受容体を遮断して骨格筋，呼吸筋麻痺を起こす．地下鉄サリン事件では強力なアセチルコリンエステラーゼ（AChE）阻害剤のサリンが使用され，縮瞳，呼吸困難，痙攣が生じて，死者も出た．これらはアセチルコリン過剰による症状であり，被害者の縮瞳に注目することが薬物中毒を診断するヒントになったという．自己免疫疾患である重症筋無力症では，ニコチン性アセチルコリン受容体に対する抗体が産生されて筋力低下が起こる．診断薬剤として使われるアセチルコリンエステラーゼ阻害剤（ネオスチグミン）は，アセチルコリン作用を強めて筋力を上昇させる．アルツハイマー性痴呆の治療薬であるドネペジルもアセチルコリンエステラーゼ阻害剤で，中枢神経のニコチン性アセチルコリン受容体を刺激して NO を増加させ，血管拡張，血流の増加を起こすと考えられている．

アドレナリン受容体には α，β の 2 種類がある．これらは異なる臓器に分布し，一見相反する作用を起こして全身の機能を調節する（表21・3）．交感神経活動時には末梢の皮膚血管が収縮して（α 受容体）血圧が維持され，筋血管，心臓の冠状動脈など臓器の血管は拡張して臓器の血流が保たれ，気管支が拡張する（β 受容体）といった，危機対応の目的に適った反応がもたらされる．ノルアドレナリン，アドレナリンはいずれも α，β 受容体の両方に作用するが，ノルアドレナリンは相対的に α 作用（末梢血管収縮作用）が強く，アドレナリンは β 作用（内臓血管，気管支拡張，代謝作用）が強い．α，β 受容体はいずれも G タンパク質共役型受容体に属する．

21・3・3 ドーパミンは錐体外路系など中枢神経で働く

アドレナリンの前駆体である**ドーパミン**は，中枢神経系でさまざまな働きをする．ドーパミンは運動を調節する錐体外路系で働く．ドーパミン産生細胞（黒質神経核）が脱落するパーキンソン病では転倒しやすさ，動きのぎこちなさ，不随意運動（手の震えなど制御できない運動）が起こる．また，ドーパミンは情動，快感に関係し，大脳辺縁系（情動に関係する古い脳皮質），前頭葉の報酬系とよばれる回路で働いて生物的，社会的な欲求が満たされたときの喜びをもたらす．覚醒剤，麻薬による病的な快感はドーパミン受容体を介するが，幻覚，妄想，薬物依存が生じきわめて危険である．統合失調症の幻覚，妄想はドーパミン作用の過剰に類似しており，ドーパミン受容体を遮断，調節する薬剤が使用される．

21・3・4 グルタミン酸とGABAは中枢神経シナプスで拮抗的に働く

グルタミン酸は大脳皮質，海馬，小脳などに広く分布する興奮性の神経伝達物質で，Na^+ チャネルを開いて活動電位を発生し，新たなシナプスの生成や記憶の形成にかかわっている．**GABA**（γ-アミノ酪酸）はグルタミン酸からつくられるが，グルタミン酸とは対照的に Cl^- の流入を促進して活動電位発生を抑え，神経興奮を抑制する．抗不安薬（ベンゾジアゼピン），麻酔薬（バルビツレート），アルコールは GABA 受容体に作用し，抑制性のシグナルを介して鎮静作用，麻酔作用を発揮している．

海馬：記憶に関係する古い脳皮質

21・3・5 ヒスタミン，セロトニンはシナプス伝達やアレルギーに関与する

セロトニンはトリプトファンから，**ヒスタミン**はヒスチジンから生成する（表21・1参照）．いずれも中枢神経に作用するが，ことにセロトニンは覚醒，気分の保持に関係している．シナプスでセロトニン濃度を保つ薬剤（セロトニン再取込み阻害薬；SSRI）は気分障害の代表的疾患であるうつ病に対して有効性がある．ヒスタミン，セロトニンはマスト細胞の顆粒にも含まれ，気管支喘息，じんま疹などアレルギーの伝達物質としても働く．

21・3・6　ペプチド，タンパク質の構造をもつ生理活性物質

ペプチド性の生理活性物質はきわめて多い（表21・1参照）．ホルモンでは，視床下部，下垂体ホルモンなど上位の刺激ホルモン，消化管ホルモン，血糖にかかわるホルモン〔グルカゴン，インスリン，グルカゴン様ペプチド-1（GLP-1）〕，カルシウム代謝にかかわる副甲状腺ホルモン，カルシトニン，血圧にかかわるレニン，アンギオテンシンがあげられる*．多くの増殖因子，サイトカインはいずれもタンパク質である．

* 第22章参照．

21・3・7　脂溶性の芳香族化合物
　　　　　　――ステロイドホルモン，甲状腺ホルモン，活性型ビタミン D_3

ステロイドホルモン，甲状腺ホルモン，活性型ビタミン D_3 は芳香環をもつ脂溶性化合物で，細胞膜を自由に通過して核内受容体に作用するという際立った共通点をもつ（表21・1参照）．生理作用は多彩である*．

21・3・8　脂質伝達物質，ガス状伝達物質

プロスタグランジン，ロイコトリエンは，膜リン脂質からアラキドン酸が切り出され，シクロオキシゲナーゼ，5-リポキシゲナーゼによる酸素添加を受けて生成する．**プロスタグランジン I_2**（プロスタサイクリン）は血小板凝集を抑制し，**トロンボキサン A_2** は血小板凝集を促進して拮抗的に働く．プロスタグランジン E_2 は分娩時の子宮収縮，発熱，痛覚，免疫抑制など多彩な機能をもつ．アスピリンなど，非ステロイド系消炎剤はシクロオキシゲナーゼを阻害して消炎鎮痛効果を発揮する．少量のアスピリンはトロンボキサン A_2 産生をより強く阻害し，脳梗塞などの血栓予防に用いる．ロイコトリエン D_4 は気管支収縮作用をもち，ロイコトリエン D_4 受容体アンタゴニストは気管支喘息治療に使われる．

狭心症治療薬のニトログリセリンは，体内で一酸化窒素（NO）に代謝され，血管平滑筋のグアニル酸シクラーゼを活性化してサイクリックGMP（cGMP）を産生し，血管平滑筋の弛緩，冠血流増加をもたらす．内因性のNOは，アルギニンからNO合成酵素の働きでつくられる（表21・1参照）．

21・4　生理活性物質の受容体

21・4・1　生理活性物質は特異的な受容体に結合して作用を伝える

生理活性物質はいずれも微量（$10^{-6} \sim 10^{-12}$ mol/L）で強力な作用をもたらし，しかもきわめて特異性が高い．この性質は微細な環境変化を適切な標的臓器に伝達することを可能にしている．生理活性物質の受容体は，核内受容体，細胞膜受容体に大別される．細胞膜受容体はその情報伝達の様式から，Gタンパク質共役型受容体（GPCR），チロシンキナーゼ型受容体，チャネル型受容体に分類される．

GPCR: G protein coupling receptor

細胞膜受容体の下流では，酵素，チャネルなどに作用する細胞内小分子が産生され，細胞内を拡散して作用を伝える．このような分子を**セカンドメッセン**

ジャーとよぶ．ATP からアデニル酸シクラーゼの作用でつくられるサイクリック AMP（cAMP），イノシトールリン脂質からホスホリパーゼ C の作用でつくられるイノシトール 1,4,5-トリスリン酸（IP$_3$）やジアシルグリセロール（DG）は代表的なセカンドメッセンジャーである．細胞質内に流入する Ca^{2+} もさまざまな機能タンパク質に作用し，セカンドメッセンジャーに含める．

21・4・2 核内受容体——エピジェネティクスを介する転写調節

ステロイドホルモン，甲状腺ホルモン，活性型ビタミン D$_3$ は容易に細胞膜を通過し，核内受容体と結合することができる．リガンドに結合した受容体は二量体を形成してクロマチン上の固有の遺伝子配列（**ホルモン応答配列**）に結合する（図 21・3）．二量体化した受容体はさらにヒストンアセチル転移酵素などの分子群を引き寄せ，ヒストンのリシン残基をアセチル化してヌクレオソーム（ヒストンとそれに巻き付く DNA から構成される構造）の構造をゆるめ（クロマチン再構成），標的遺伝子の転写を促進，あるいは抑制する（図 21・3）．このようにクロマチン DNA の塩基配列を変化させずに遺伝子発現を変化させるメカニズムを，**エピジェネティクス**とよぶ．エピジェネティクスには，ほかにヒストンメチル化，DNA のメチル化を介する機構がある．グルココルチコイドホルモンの抗炎症作用は，サイトカイン，細胞接着分子の産生抑制，IκB など抗炎症分子の産生上昇によると考えられている．

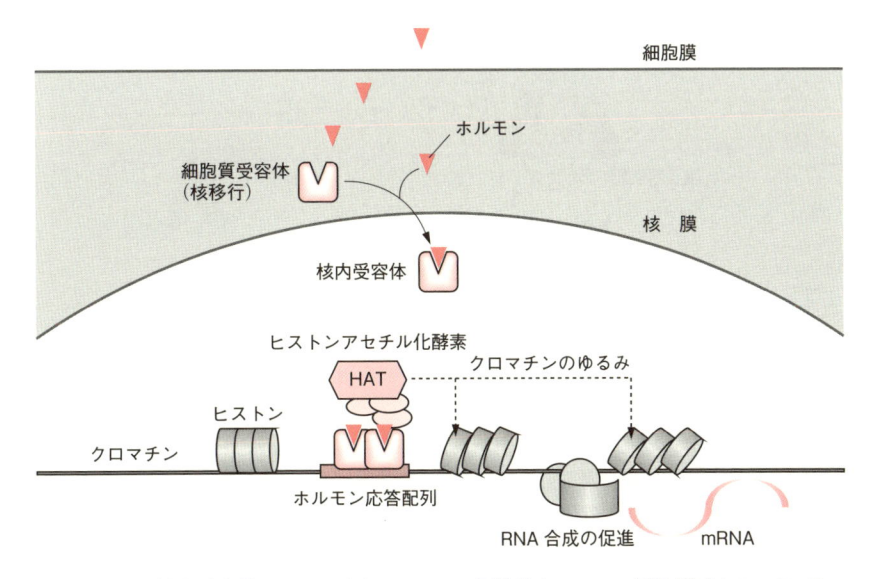

図 21・3 核内受容体 ステロイドホルモン，甲状腺ホルモン，活性型ビタミン D$_3$ は核内受容体と結合し，リガンド-受容体複合体は染色体 DNA（クロマチン）のホルモン応答配列に結合する．受容体複合体はさらにヒストンアセチル転移酵素（HAT）などを会合し，ヒストンの脱アセチル化，ヌクレオソーム構造のゆるみ（ヒストンに巻き付く DNA のゆるみ），クロマチン再構成を起こして mRNA の読み取り（転写）を可能にする．

21・4・3 Gタンパク質共役型受容体
──ヒトゲノム最大の遺伝子ファミリー

Gタンパク質共役型受容体（**GPCR**）は7本のαヘリックスが細胞膜を繰返し貫通する7回膜貫通構造をもち，細胞内で三量体Gタンパク質と連関してシグナルを伝える（図21・4a）．GPCRはヒトゲノム中最大の遺伝子ファミリーを形成し，重要な治療標的分子群である．GPCRのリガンドはきわめて多彩であり，神経伝達物質（アセチルコリン，モノアミン，アミノ酸），エイコサノイド，さまざまなペプチドホルモンがあげられる．GPCRに働くペプチドホルモンには，視床下部，下垂体ホルモンなど上位のホルモン，インスリン以外の血糖調節ホルモン（グルカゴン，GLP-1など），消化管ホルモン（ガストリン，コレシストキニン，グレリン），カルシウム濃度調節ホルモンの一部（副甲状腺ホルモン，カルシトニン），アンギオテンシンがある（表21・1参照）．

GPCRにリガンドが結合するとαサブユニット（Gα）はGDPを離し，GTPと結合して活性型（GTP型）となり標的分子に作用する．Gαは自身のGTPアーゼ活性でGDP型に戻り，Gβγと会合し，さらに受容体に会合して静止状態に戻る（図21・4a）．Gαの種類はわずか20程度でありGPCRが～800種類にのぼる

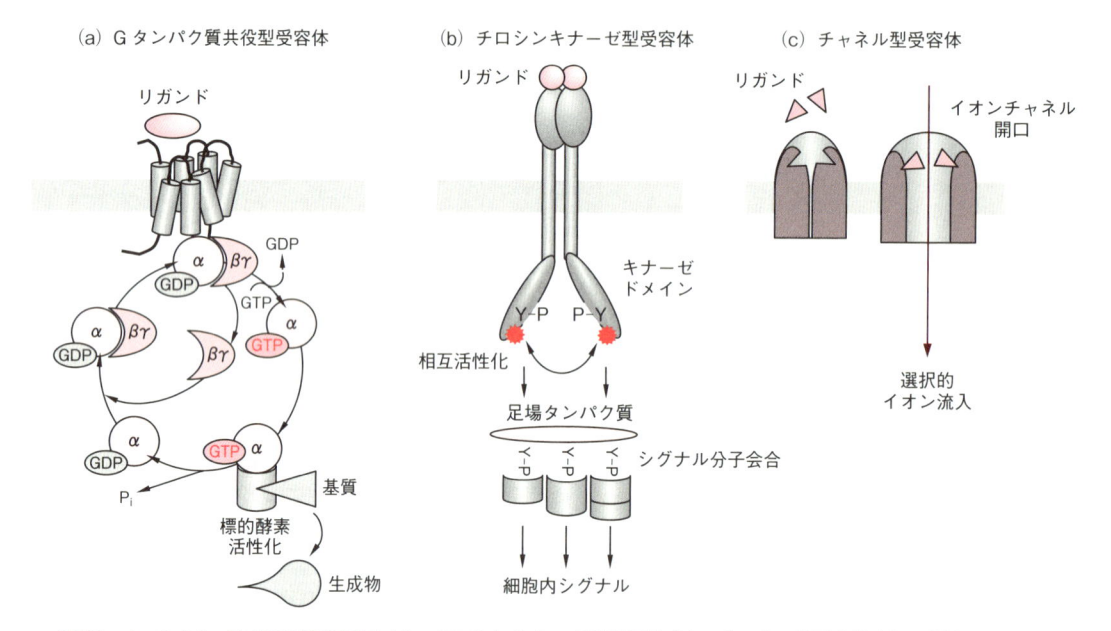

図21・4 Gタンパク質共役型受容体(a)，チロシンキナーゼ型受容体(b)，チャネル型受容体(c) の働き
(a) 受容体へのリガンド結合によってGタンパク質αサブユニットはGTPとの結合，βγサブユニットの遊離を起こし活性化する（オン反応）．GTP型となったαサブユニットは標的酵素（例: アデニル酸シクラーゼ）などと会合して基質（ATP）を生成物（cAMP）に代謝する．GTP型αサブユニットは自身のGTPアーゼ活性でリン酸を放出しGDP型となり不活性化され，βγサブユニットおよび受容体と再会合して（オフ反応）最初の状態に復帰する．
(b) チロシンキナーゼ型受容体（インスリン受容体など）はリガンドが結合すると二量体となり，相互のキナーゼドメインが近接して互いにチロシンのリン酸化，活性化を起こす．さらに下流の足場タンパク質が活性化され，さまざまなシグナル分子がリン酸化チロシンと結合して細胞内へシグナルを伝える起点を形成する．
(c) チャネル型受容体は複数のチャネルサブユニットで構成され，細胞外部分にリガンドが結合するとサブユニット間の会合状態が変わり，イオンが選択的に細胞内に流入する．

> **Gタンパク質**
>
> Gタンパク質は受容体（Gタンパク質共役型受容体，GPCR）からのシグナルを中継して細胞内へ情報を伝達する分子．GTP/GDPを用いたスイッチ機能を有するαサブユニット，随伴するβγサブユニットからなり，**三量体Gタンパク質**とよばれる．アドレナリン，下垂体前葉・後葉ホルモンなどのリガンド（GPCRリガンドは表21・1にまとめてある）が特異的なGPCRに結合すると，図21・4(a)に示した機構でGTP型（活性型）となり細胞内の酵素（例：アデニル酸シクラーゼ）などを活性化し，セカンドメッセンジャー（例：cAMP）産生を亢進するなどしてシグナルを伝達する．αサブユニットは自身のGTP分解活性でGDP型（不活性型）に戻る．がん遺伝子のRasや細胞運動にかかわるRhoなどの**低分子量Gタンパク質**は同様にGTP/GDPを用いたスイッチ機構を有するが，構造，機能は異なる．これらは単量体であり，シグナル経路のより下流で増殖，運動などのシグナルを中継する．

のに比べるとはるかに少なく，多彩なリガンド刺激を限られた細胞機能に変換する情報集約が行われていることがわかる．

代表的なGαとしてG$_s$，G$_i$，G$_q$，G$_t$がある．G$_s$はアデニル酸シクラーゼを活性化してATPからセカンドメッセンジャーであるcAMPの産生を起こし，G$_i$はこれを抑制する．cAMPはプロテインキナーゼA（PKA）を活性化しグリコーゲン分解，脂肪分解を促す．G$_q$はホスホリパーゼCβを活性化し，イノシトールリン脂質からセカンドメッセンジャーのIP$_3$とジアシルグリセロール（DG）が産生される．IP$_3$は小胞体のIP$_3$受容体に作用して小胞体からのCa^{2+}分泌を促進し，細胞質Ca^{2+}上昇が生じるので，分泌，細胞運動，筋収縮が促される．Ca^{2+}とCa^{2+}結合タンパク質のカルモジュリンが複合体を形成すると，下流のCa^{2+}/カルモジュリン依存性キナーゼ（CaMK）が活性化し，シナプス伝達の調節が行われる．ジアシルグリセロールはプロテインキナーゼC（PKC）を活性化する．G$_t$（トランスデューシン）は網膜のロドプシンによる光受容にかかわり，ロドプシン分子内の11-*cis*-レチナールが光によってオールトランス型に異性化するとG$_t$が活性化され，cGMPホスホジエステラーゼの活性化，cGMPの分解が生じて視神経に情報が伝わる．

21・4・4 チロシンキナーゼ型受容体とチロシンキナーゼ連関型受容体

インスリン受容体，EGF受容体などの増殖因子受容体は**チロシンキナーゼ型受容体**であり，チロシンキナーゼドメインをもつ．これらは細胞膜上で二量体を形成し，リガンドが結合するとキナーゼドメイン内のチロシン残基を相互にリン酸化して活性化する（図21・4b）．さらに足場タンパク質がチロシンリン酸化を受け，多数のシグナル分子が集積して増殖シグナルが伝達される．低分子量GタンパクRasの活性型，MAPキナーゼカスケードの活性化，転写因子の活性化が起こり，細胞増殖が促進される．

インスリンは血糖低下作用を有する唯一のホルモンである．膵臓ランゲルハンス島β細胞が血糖上昇を検知するとインスリンが分泌される．インスリン受容体は骨格筋，肝臓，脂肪細胞をはじめ効率的に大量のグルコースを取込む細胞に

多く発現しており，インスリンが作用するとホスファチジルイノシトール 3-キナーゼが活性化され，グルコーストランスポーターが小胞体から細胞膜へ移行してグルコースの取込みを促進する．さらに，インスリン受容体はグリコーゲン合成，トリグリセリド合成などエネルギー貯蔵のシグナルを伝達する．

T細胞受容体，B細胞受容体*，サイトカイン受容体など，免疫系細胞の受容体にはチロシンキナーゼ"連関型"受容体が多い．受容体はチロシンキナーゼ活性をもたず，細胞内チロシンキナーゼ（Src，Jakファミリーキナーゼ）と連関して機能する．

* T細胞受容体，B細胞受容体の詳細は第23章参照．

21・4・5 チャネル型受容体

チャネル型受容体は膜の内外をつなぐチャネル（通路）となる膜タンパク質で，神経シナプス，神経筋接合部に見られる．チャネルサブユニットの細胞外部分にリガンドが結合するとチャネル構造が変化してイオンが流入する（図 21・4c）．**ニコチン性アセチルコリン受容体**は五量体でチャネルを構成し，アセチルコリンが結合すると Na^+ が流入して興奮性シナプス伝達が起こる（表 21・1 参照）．チャネル型グルタミン酸受容体も同様に興奮性シナプス伝達を起こし，記憶や学習にかかわる．一方，チャネル型 GABA 受容体は細胞内への Cl^- の流入を起こして活動電位発生を抑制する（抑制性シナプス伝達）．アセチルコリンと同様に，グルタミン酸と GABA はチャネル型，GPCR型の受容体をもつ．これら GPCR型受容体はチャネル型受容体と対比して代謝型受容体ともよばれる．

重要な用語

アドレナリン α, β 受容体
イノシトール 1, 4, 5-トリスリン酸（IP₃）
イノシトールリン脂質
オータコイド
核内受容体
カルシウムイオン
興奮性・抑制性シナプス伝達
サイクリック AMP
ジアシルグリセロール（DG）
G タンパク質共役型受容体（GPCR）

神経伝達物質
セカンドメッセンジャー
チャネル型受容体
チロシンキナーゼ型受容体
内分泌
ホメオスタシス
ホルモン
ムスカリン性・ニコチン性
　アセチルコリン受容体

22 内分泌系，電解質，酸塩基平衡

1. 上位の内分泌器官である視床下部・下垂体系は刺激ホルモンを分泌し，甲状腺，副腎皮質など広範な内分泌器官を刺激して実際の生理作用をもつホルモンを分泌させる．
2. 下位の内分泌器官（甲状腺ホルモン，副腎皮質など）からのホルモンは上位の内分泌器官（視床下部・下垂体）に作用して刺激ホルモンの分泌を抑制し，ホルモンの過剰な分泌を防ぐ．この機構をネガティブフィードバックとよぶ．
3. 副腎髄質ホルモン（アドレナリン，ノルアドレナリン），グルココルチコイド，グルカゴンは，飢餓時またはストレス時に作用して，血糖上昇，エネルギーの供給，血圧上昇などを起こす．
4. インスリンは摂食時に作用して，血糖低下，エネルギーの蓄積をもたらす．
5. レニン-アンギオテンシン-アルドステロンは血圧を上昇させ，ナトリウムを蓄積する．
6. 血漿カルシウム濃度は副甲状腺ホルモン，ビタミンD_3，カルシトニンの作用で厳密に調節される．
7. 酸塩基平衡は血液の緩衝系，腎臓，呼吸器系で調節される．

22・1 内分泌系

内分泌臓器（図22・1）は血漿（血球成分を除いた血液の液性部分）のさまざまな成分の変動やストレスなど内部環境変動を検知してホルモンを血中に分泌し，

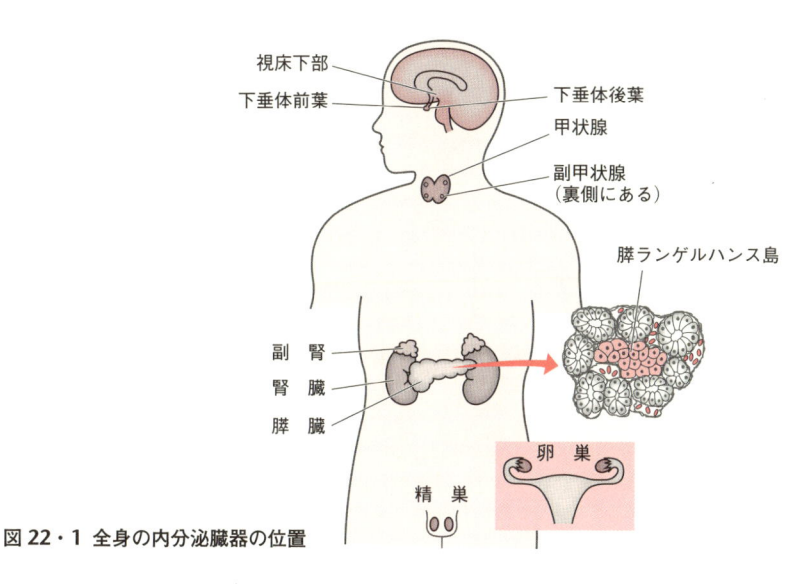

図22・1 全身の内分泌臓器の位置

*1 ホメオスタシスの詳細は第21章参照.

ホルモンは標的器官の受容体に作用する．作用を受けた標的器官は環境変化を押し戻すように働き，生体の恒常性（ホメオスタシス*1）が保たれる.

22・2 視床下部・下垂体系

視床下部は両大脳半球に挟まれた間脳の前下方に位置している．視床下部は最上位の内分泌器官で，下垂体を介して全身の広範な内分泌器官を支配している．下垂体は，視床下部がそのまま延長した下垂体後葉（神経性下垂体）と，咽頭の上皮から発生し，下垂体後葉の前部に移動して密着した下垂体前葉（腺性下垂体）の二つの部分からなる（図22・1）.

22・2・1 視床下部と下垂体前葉

*2 視床下部ホルモン，下垂体前葉ホルモンはホルモン分泌を司令する刺激ホルモンであり，いずれもGタンパク質共役型受容体（§21・4・2参照）を介して短時間の作用を発揮する．これに対してステロイドホルモン，甲状腺ホルモンは核内受容体（§21・4・2参照）を介して遺伝子の転写を促進し，数時間から数日にわたる長期の作用を起こし，生体調節に働く.

視床下部の神経核（神経細胞体の集団）は神経細胞，内分泌細胞の両方の性質をもち，軸索末端に蓄えられた視床下部ホルモンを，（シナプス間隙ではなく）血中に分泌する．視床下部ホルモン*2 はきわめて短い下垂体門脈を経て下垂体前葉に流れ込み，特定の内分泌細胞に作用して下垂体前葉ホルモン*2 の分泌を刺激（あるいは抑制）する．下垂体前葉ホルモンは全身の内分泌器官に作用し，内分泌器官を肥大させ，実際の生理作用をもつホルモンの分泌を起こす．この特徴的な3段階の階層構造を図22・2に示した．視床下部ホルモン，下垂体前葉ホルモンは上位の刺激ホルモンとして働き，標的内分泌器官が分泌する実働ホルモンの分泌量を精密に調節している．下垂体前葉の障害（腫瘍，血流障害）や機能亢進（ホルモン産生腫瘍）が原因となり多様な内分泌疾患を発症することがある*3.

*3 ACTH欠損によるショック症状や低血糖，過剰によるクッシング症候群（p.216，欄外*2参照），GH欠損による小人症，過剰による巨人症（小児）や先端肥大症（成人），プロラクチン過剰による無月経，LH，FSH欠損による性腺機能低下などがある.

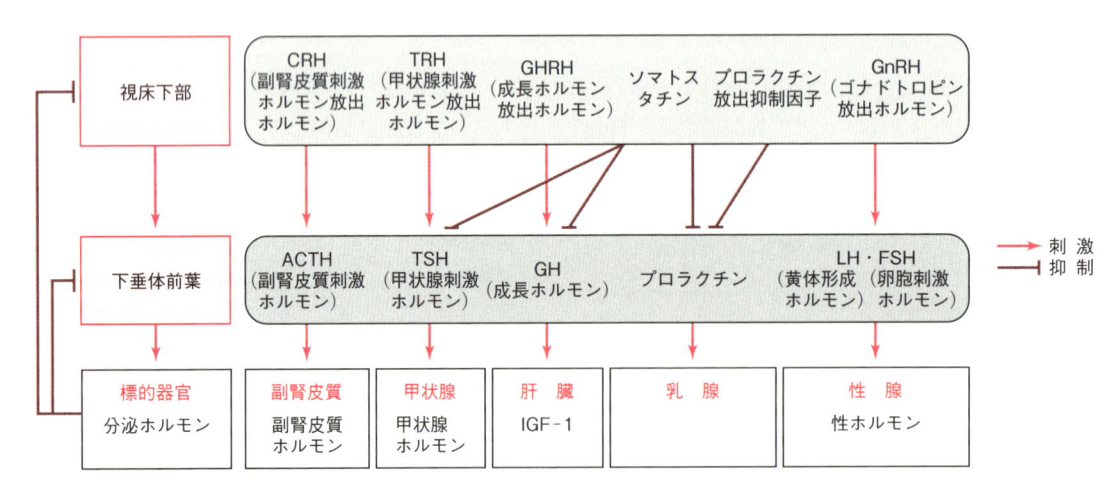

図22・2　視床下部，下垂体前葉，標的器官からなる3段階の階層構造　視床下部ホルモンは対応する下垂体前葉ホルモンの分泌を促進する．甲状腺刺激ホルモン（TSH），成長ホルモン（GH）は放出抑制ホルモン（ソマトスタチン）の支配も受け，二重に制御される．プロラクチンは自発的に分泌され，プロラクチン放出抑制因子（＝ドーパミン）によってもっぱら負の調節を受ける．副腎皮質刺激ホルモン（ACTH），甲状腺刺激ホルモン（TSH），黄体形成ホルモン（LH）および卵胞刺激ホルモン（FSH）（LH，FSHを併せてゴナドトロピンとよぶ）はそれぞれ副腎皮質，甲状腺，性腺の肥大を促し，ホルモン分泌を促進する．成長ホルモン（GH）は肝臓に働きインスリン様成長因子-1（IGF-1）を分泌させ，IGF-1は軟骨，筋など全身に作用してタンパク質同化作用，細胞増殖および肥大を起こし体の成長を促進する．プロラクチンは乳汁分泌作用をもつ.

22・2・2 視床下部と下垂体後葉

下垂体後葉は視床下部と連続した組織で，視床下部に存在する神経細胞の軸索が伸び出し，軸索末端から下垂体後葉ホルモン（バソプレッシン，オキシトシン）を体循環に分泌する．バソプレッシン（抗利尿ホルモン）は水分喪失による血漿浸透圧の上昇（体液の濃縮）や体液量の減少が起こると分泌される．バソプレッシンは腎集合管に作用して水の再吸収を促進し，尿量を減少させて体内の水分量を保持する*．オキシトシンは平滑筋収縮能をもち，分娩時の子宮収縮，乳汁分泌を行う．

22・2・3 視床下部・下垂体ホルモンの分泌調節とフィードバック制御

視床下部は環境変動（ストレス，浸透圧変化など）とともに，生体リズムによっても支配される．副腎皮質刺激ホルモン放出ホルモン（CRH）分泌は，近傍の神経核が発生する日内リズムに支配され，早朝に高く，夜間に低下する．このリズムは，動物が餌を食べる前（早朝）にCRH→副腎皮質刺激ホルモン（ACTH，コルチコトロピン）→グルココルチコイド分泌が生じて低血糖を避ける，巧妙なメカニズムとなっている．

視床下部，下垂体前葉は，下位の内分泌器官が分泌するホルモンによって抑制を受けている．この機構を**ネガティブフィードバック（フィードバック抑制）**とよぶ．たとえば，コルチゾール（グルココルチコイドの一種）の血中濃度が上昇するとCRH，ACTHの分泌は抑制される．甲状腺刺激ホルモン（TSH）分泌は甲状腺ホルモンによって抑制を受ける．ネガティブフィードバックはホルモンの過剰分泌を回避し，安定した血中ホルモン濃度を達成する重要な調節機構である．

* バソプレッシン分泌が種々な原因で障害されると水の再吸収不全のため多尿となり，血液浸透圧は上昇して口渇，多飲が生じる尿崩症となる（中枢性尿崩症）．同様の症状は先天的なバソプレッシン受容体（以降）の異常や後天的な腎髄質疾患でも起こる（腎性尿崩症）．

CRH: corticotrop(h)in-releasing hormone

ACTH: adrenocorticotrop(h)ic hormone

TSH: thyroid stimulating hormone

22・3 副腎皮質，副腎髄質からのホルモン分泌

副腎は左右の腎臓の上部に位置する一対の小器官で（図22・1参照），コレステロールに富む黄色の皮質と，血流の多い暗赤色の髄質の二層からなる．

22・3・1 副腎皮質ホルモン

副腎皮質はコレステロールを取込み多段階の代謝を経てステロイドホルモンを産生する．薄い最外層（球状層）ではミネラルコルチコイド（アルドステロン）が，最も厚い中間層（束状層）ではグルココルチコイド（主としてコルチゾール）が，内層（網状層）では作用の弱い副腎アンドロゲンが産生される．

グルココルチコイド（コルチゾール）はストレスに対抗するホルモンで，ACTHの刺激によって産生される．コルチゾールは特定の核内受容体（グルココルチコイド受容体）と結合して遺伝子の転写を調節し，抗ストレス，抗炎症作用，血糖の上昇などの作用を起こす．コルチゾールの血糖上昇作用は飢餓時に生体を守るための機構で，アドレナリンやグルカゴンと協力して働く（表22・1）．これらの作用はインスリン作用とほぼ逆の働きとなる．コルチゾールはグルコースの取

込みを抑制し, 筋タンパク質を分解してアミノ酸を放出し, 肝臓で糖新生亢進を起こし, 血糖を上昇させる (表22・1).

表22・1 インスリンとグルカゴン, アドレナリン, コルチゾールの相反する代謝作用

	グルカゴン	アドレナリン	コルチゾール	インスリン
血糖値	上昇	上昇	上昇	低下
糖新生	亢進	亢進	亢進	抑制
グリコーゲン	分解	分解	分解	合成
タンパク質	分解	分解阻止	分解	合成
トリグリセリド	分解	分解	分解	合成
脂肪酸	分解	分解	分解	合成

コルチゾールが結合した核内受容体は, 炎症性転写因子 (NF-κB, AP-1 など) を捕捉 (結合) する働きがあり, これらの転写因子の標的遺伝子 (サイトカイン, プロテアーゼなど) の転写を抑制して, 強い抗炎症作用を発揮する. コルチゾール (誘導体) は自己免疫疾患, 炎症性疾患の治療に用いられるが, 副作用もある[*1]. また, コルチゾールは視床下部の CRH 分泌, 下垂体前葉の ACTH 分泌にネガティブフィードバックをかける. 副腎皮質の機能亢進, 低下は特徴的な病像を示す[*2].

アルドステロンの産生は, レニン-アンギオテンシン系 (後述) で生成するアンギオテンシンⅡ, および血漿 K^+ 濃度の上昇によって刺激される (ACTH の作用は補助的である). アルドステロンは腎臓の遠位尿細管に作用して Na^+ の再吸収, K^+ の排泄を促進しホメオスタシスを保つ. アンギオテンシンⅡはそれ自身が血管平滑筋収縮能をもち, 強い血圧上昇作用をもつ.

22・3・2 副腎髄質ホルモン

副腎髄質は交感神経の節後線維 (図21・2参照) が変化した内分泌器官で, 交感神経節前線維のシナプス支配を受け, 寒冷, 低血糖, 運動などストレス時に交感神経と協力して働く. 副腎髄質からは血中にアドレナリンとノルアドレナリンの両方が放出され, 血圧上昇, 心拍数増加 (表21・2, 表21・3参照), および血糖上昇などの代謝作用を起こして危機に対抗する. コルチゾールと異なり, 筋タンパク質の分解は生じない (表22・1). カテコールアミン (アドレナリン, ノルアドレナリン) とコルチゾールは危機から生体を守る重要な役割をもつホルモンである.

22・4 膵臓から分泌されるインスリン, グルカゴン

膵臓は消化酵素を十二指腸に外分泌するが, 内分泌細胞集団であるランゲルハンス島 (図22・1参照) を有し, β細胞からはインスリンを, α細胞からはグルカゴンを血中に分泌して血糖の調節を行う.

[*1] 自己免疫疾患などで長期にグルココルチコイドを使用すると糖尿病, 易感染性, 骨粗鬆症が生じやすい. 長期のステロイド使用ではフィードバック抑制により ACTH 分泌は常に抑制され副腎皮質は高度に萎縮しているので, 急に薬剤を中止すると副腎皮質ホルモンを産生することができず, 低血圧, 低血糖, 時にショックなど生命にかかわる病態となることがある (ステロイド離脱症候群).

[*2] 副腎皮質の腫瘍などでホルモン産生が増加すると中心性肥満 (体幹が太り手足が細い), 糖尿病を伴うクッシング症候群を発症する. 結核, 自己免疫などで副腎皮質が傷害されるアジソン病では, ホルモン低下のため倦怠感, 低血圧, 低血糖などが生じる.

22・4・1 インスリン，グルカゴンの相反する代謝作用

インスリンは唯一の血糖低下作用をもつホルモンである．インスリンはグルコースを取込み，飢餓時に備えてエネルギーを蓄積する作用をもつ（グリコーゲン合成，脂肪酸合成作用）（表22・1）．食事により血糖が上昇すると，膵臓のβ細胞からインスリンが放出され，インスリン受容体に作用して筋・肝細胞へのグルコース取込みを促進し，同時に筋・肝細胞でのグリコーゲン合成，肝・脂肪細胞における脂肪酸合成を促進する．食後血糖は正常化し，エネルギーが蓄積される．インスリンは前駆体（プロインスリン）のかたちで翻訳され，分子内S-S結合間のループ部分（Cペプチド）が切り離されて成熟インスリンとなる[*1]（図22・3）．

[*1] Cペプチドはインスリン製剤には含まれないので，インスリン投与中の患者の内因性インスリンの産生能力を，Cペプチドを測定することで調べることができる．

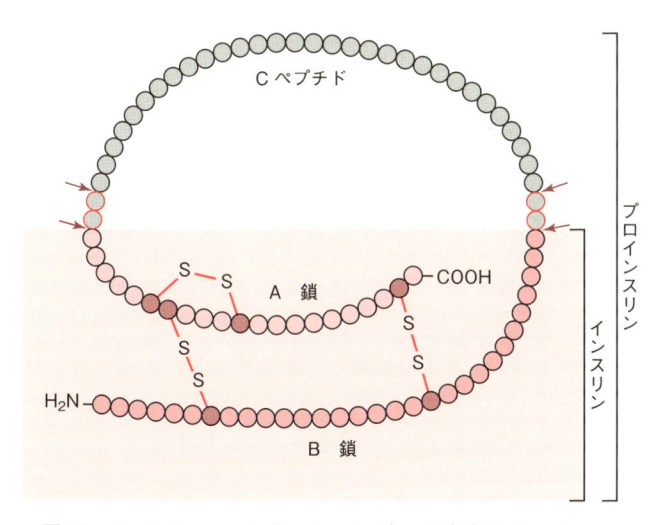

図22・3 インスリンはプロインスリとして翻訳され，ペプチド切断を受けて，（成熟）インスリンとCペプチドが生成する．インスリンはA鎖，B鎖がジスルフィド（S-S）結合した構造をもつ．←は切断位置を示す．

血糖低下が起こるとα細胞が検知して**グルカゴン**を放出し血糖を上昇させる．グルカゴンはアドレナリン，コルチゾールと同様の代謝作用をもつ（表22・1）．グルカゴン，アドレナリンはGタンパク質共役型受容体を介してグリコーゲンの分解を起こすが，その細胞内情報伝達機構は，cAMPを起点とする多段階キナーゼ反応（**キナーゼカスケード**）としてよく知られている[*2]．

22・5 消化管ホルモン
——消化・吸収，食欲，インスリン作用の調節

食物と接触すると消化管粘膜に存在する内分泌細胞からはさまざまのホルモン（消化管ホルモン）が分泌される．**ガストリン**は胃粘膜から分泌され，直接あるいはヒスタミンを介して胃の壁細胞からの胃酸分泌を促進する．**セクレチン**は十二指腸から分泌され，膵液の分泌を促進し，一方ガストリン分泌を抑制し胃酸分

[*2] グルカゴン受容体，アドレナリンβ受容体はGタンパク質共役型受容体（§21・4・3参照）であり，G_sを介してアデニル酸シクラーゼが活性化されるとcAMPが産生され，cAMP依存性キナーゼが活性化されてグリコーゲンホスホリラーゼキナーゼがリン酸化，活性化され，さらにグリコーゲンホスホリラーゼがリン酸化，活性化されてグリコーゲンの分解が起こる．1分子のキナーゼは複数の下流の酵素をリン酸化し活性化できるので，下流に行くほど反応は増幅する．この様子をキナーゼカスケード（キナーゼの滝）とよぶことがある．

泌を抑える．**コレシストキニン**は脂肪によって十二指腸から分泌され，胆嚢収縮，胆汁分泌，膵外分泌（消化酵素分泌）を促進する．**グレリン**は，空腹を検知して胃から分泌されるホルモンであり，中枢神経の食欲中枢に作用して食欲を増進する．

糖を経口摂取すると静脈投与時よりもより強いインスリン分泌が起こることが知られており，消化管から分泌されるホルモンがインスリン分泌を促進する可能性（**インクレチン作用**）が議論されていた．その本体は小腸から分泌されるGLP-1（グルカゴン様ペプチド-1）とGIP（グルコース依存インスリン分泌刺激ペプチド）であり，これらはいずれも食事によって分泌され，膵ランゲルハンス島β細胞のGタンパク質共役型受容体を刺激して，血糖上昇時のインスリン分泌を増強することがわかった*．

* 2型糖尿病の治療では食事摂取を適正にして肥満を避けることが重要だが，病態に応じてβ細胞からのインスリン分泌を促進する薬剤，急激な糖吸収を抑制する薬剤（α-グルコシダーゼ阻害剤），インスリン製剤などが使用される．インクレチン作用をもつGLP-1，GIPは血中のタンパク質分解酵素（ジペプチジルペプチダーゼ-4: DPP-4）で急激に分解されるので，DPP-4阻害剤はβ細胞からのインスリン分泌を増強する新たな薬として使用されている．

22・6 脂肪細胞由来のホルモン

レプチンは，脂肪合成が増えると脂肪細胞から分泌され，視床下部に働いて食欲を抑制する．**アディポネクチン**は脂肪細胞から分泌されインスリン作用を増強する働きをもつ．内臓肥満，急激な肥満が起こると炎症性サイトカイン（腫瘍壊死因子αなど）や遊離脂肪酸が増加してインスリン抵抗性が生じる．このような状況ではアディポネクチンは低下してインスリン抵抗性はさらに強くなり糖尿病を発症しやすくなる．

糖 尿 病

糖尿病はインスリン量の不足，インスリンの効きの悪さ（インスリン抵抗性）が原因となり，高血糖やさまざまな代謝障害，さらに血管病変が生じる複雑な疾患である．大きく1型と2型に分けられ，1型糖尿病の多くは，β細胞が破壊されウイルス感染などにひき続きβ細胞に対する自己免疫が起こることが原因となって発症する．インスリン分泌の絶対量が不足する．そのために，インスリン製剤の補充が必要となる．2型糖尿病では遺伝的にインスリン分泌の弱さ，組織のインスリン抵抗性が存在し，過食，肥満，運動不足が加わって糖尿病を発症する．肥満が加わると脂肪細胞から炎症性因子（腫瘍壊死因子αなど）が分泌され，善玉のアディポネクチンが減少するので，インスリン抵抗性はさらに増悪する．2型糖尿病では生活習慣，肥満の改善が重要である．2型糖尿病は糖尿病の90%以上を占める．

糖尿病の合併症として，細小血管病変である糖尿病腎症，網膜症，末梢神経障害（糖尿病の三大合併症）があり，さらに心筋梗塞，脳梗塞のリスクが高まる．

インスリン作用の不足は急性の代謝障害を起こすことがある．尿糖が極度に増加すると浸透圧で水が尿中に引き出され多尿，脱水となり高浸透圧が生じて意識障害（高浸透圧性昏睡）が起こる．インスリン作用が著しく不足すると脂肪酸のβ酸化，ケトン体の合成が亢進し（表22・1参照），血液が酸性化してケトアシドーシスによる昏睡が起こる（図22・5参照）．

22・7 性ステロイドホルモン

22・7・1 性ステロイドホルモンの作用

　性ステロイドホルモンには，女性ホルモンである卵胞ホルモン（**エストロゲン**）および**黄体ホルモン**，男性ホルモンである**アンドロゲン**がある．卵胞ホルモンとして**エストラジオール**が重要であり，卵胞，胎盤で産生される．黄体ホルモンの代表は**プロゲステロン**で，（卵胞が排卵した後の）黄体，胎盤でつくられる．アンドロゲンとしては精巣からの**テストステロン**が重要である．性ホルモンは下垂体前葉からの黄体形成ホルモン（LH），卵胞刺激ホルモン（FSH）の作用によって産生が刺激され，性器発育，二次性徴発現，月経周期と排卵，妊娠の維持の作用がある．また，アンドロゲンはインスリン様成長因子1（IGF-1）とともに骨端軟骨に作用して成長を促すが，同時に骨端線を閉じる（骨端軟骨を骨化する）作用をもつため早期にアンドロゲンが過剰となる思春期早発症では最終的に低身長となる．

LH: luteinzing hormone
FSH: follicle-stimulating hormone
IGF: insulin-like growth factor

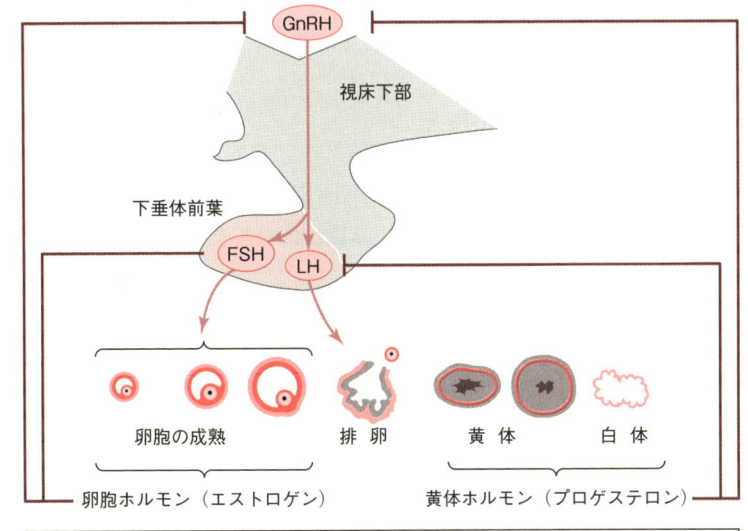

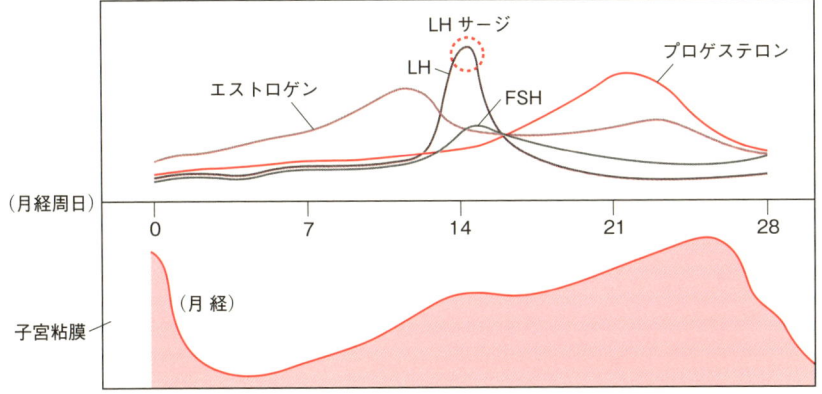

図22・4　ゴナドトロピン（**LH, FSH**），エストロゲンおよびプロゲステロンの変動と月経周期

22・7・2　女性ホルモンは月経周期，排卵，妊娠維持に関与する

　月経周期は下垂体前葉の黄体形成ホルモン（LH），卵胞刺激ホルモン（FSH）と，卵胞ホルモンおよび黄体ホルモンの周期的な変動によって形成される（図22・4）．月経周期前期（卵胞期）の卵巣では一つの卵胞がLH，FSHに反応して，内部のホルモン産生細胞（顆粒膜，莢膜細胞）が増殖しエストロゲンの産生が始まる．エストロゲンはLH，FSH産生をフィードバック抑制しながらしだいに増加する．血中エストロゲン濃度が一定の値（閾値）を超えると，LH分泌細胞の反応性はエストロゲンによって刺激を受けるように切り替わり（正のフィードバック制御），急激なLH分泌（LHサージ）が生じて排卵が起こる（図22・4）．卵母細胞は卵巣から子宮へ移動して受精へと向かう．

　月経周期後期（黄体期）には，卵巣に残された卵胞部分は黄体となってエストロゲン，プロゲステロンを産生し，子宮内膜を増殖させて受精卵が着床する環境を整え，一方LH，FSH分泌をフィードバック抑制して他の卵胞の成熟，排卵を抑制する．受精卵が着床して妊娠が成立すると胎盤が形成され，エストロゲン，プロゲステロンの産生は黄体から胎盤に引き継がれ妊娠が維持される．黄体はしだいに萎縮するので，受精，着床が起こらないとプロゲステロン，エストロゲンは減少して増殖した子宮内膜が剥離し月経が発来する（図22・4）．

22・8　甲状腺ホルモン

　甲状腺は頸部の前面下方に存在する（図22・1参照）．甲状腺ホルモンはヨウ素化されたチロシンが重合して生成する脂溶性ホルモンで，高分子のチログロブリンからチロキシン（T_4），トリヨードチロニン（T_3）が切り出されて生成する．甲状腺刺激ホルモン（TSH）は甲状腺（沪胞細胞）の増殖，甲状腺ホルモンの産生を促進し，甲状腺ホルモンはTSHの分泌をフィードバック抑制する．甲状腺ホルモンは核内受容体と結合して転写を活性化し，多くの臓器の代謝を促進し，体の基礎代謝を上昇させ，体温を上昇させる＊．

＊　TSH受容体に対する刺激性の自己抗体が産生されるバセドウ病では甲状腺が腫大し甲状腺ホルモンが過剰に産生されて（甲状腺機能亢進症），頻脈など心機能亢進，発汗，痩せ，眼球突出などが起こる．まれにTSH産生過剰によって生じる二次性甲状腺機能亢進症がみられる．甲状腺機能低下症は種々の原因で発症するが，先天性では成長遅滞，精神発達遅滞をきたすクレチン病（新生児マススクリーニングの対象）となり，成人では寒がり，徐脈，活動性低下などの症状を起こす．

ACE: angiotensin converting enzime

22・9　レニン-アンギオテンシン，アルドステロンによる血圧調節

　レニンは腎糸球体および遠位尿細管に接する傍糸球体装置から分泌される．傍糸球体装置は腎血圧の低下，食塩が不足した場合の尿中のNaCl（Cl^-）の減少をモニターしており，これらが低下するとレニンが分泌される．レニンはタンパク質分解酵素で，アンギオテンシン前駆体（肝臓でつくられる）からN末端部分を切り離してアンギオテンシンⅠ（10アミノ酸）を生成し，さらにアンギオテンシン変換酵素（ACE，血管内皮細胞に存在する）の働きでC末端の2アミノ酸が切り離され，活性の高いアンギオテンシンⅡが生成する．アンギオテンシンⅡは血管平滑筋を直接収縮し，さらに副腎皮質からのアルドステロン産生を促進し，Na^+再吸収を増加させ，血圧を上昇させる．アンギオテンシン変換酵素阻

害剤，アンギオテンシンⅡ受容体拮抗薬は有効な降圧剤として使用される．

22・10　カルシウムおよび骨代謝の調節

カルシウムは体内の無機塩類としては最大量（数 kg）を占め，骨強度を保ち，同時に細胞内のセカンドメッセンジャーとして働く．細胞内 Ca^{2+} 濃度は 10^{-7} mol/L 程度と，細胞外液の濃度（10^{-4}〜10^{-3} mol/L）より 3〜4 桁も低く維持され，その微細な変動が神経，筋の興奮，さまざまな分泌現象を制御する．血漿 Ca^{2+} 濃度は，副甲状腺ホルモン（PTH），活性型ビタミン D_3，カルシトニン（甲状腺に存在する傍沪胞細胞から分泌される）によって厳密に制御されている（表22・2）．

PTH: parathyroid hormone

副甲状腺は甲状腺裏面に四つの小器官として存在する（図22・1参照）．通常の血漿 Ca^{2+} 濃度では副甲状腺ホルモン分泌は抑制されているが，Ca^{2+} 濃度が下がると抑制が解除され副甲状腺ホルモンが分泌される（表22・2）．副甲状腺ホルモンは腎尿細管に作用して Ca^{2+} の再吸収，P_i（リン）の排出を促進する．また，尿細管でビタミン D_3 の 1 位を水酸化して活性化し，**活性型ビタミン D_3** は小腸からの Ca^{2+}，P_i 吸収を増加させる．さらに副甲状腺ホルモンは破骨細胞による骨吸収（骨からの Ca^{2+}，P_i の溶出）を促進する．副甲状腺ホルモンは腎作用，活性化ビタミン D_3 を介する作用，骨組織への作用によって Ca^{2+} 濃度を維持する．

活性型ビタミン D_3: 1,25-ジヒドロキシコレカルシフェロール

ビタミン D_3 は紫外線（日光）の存在下に皮膚でコレステロールから生合成され，またビタミン D_3 および前駆体は魚油など食物からも摂取される．ビタミン

表22・2　副甲状腺ホルモン，カルシトニン，活性型ビタミン D_3 による血中カルシウム濃度の調節

ホルモン	産生部位	分泌刺激	標的臓器	作用
副甲状腺ホルモン	副甲状腺	血中カルシウム濃度低下	腎尿細管	カルシウム再吸収 リン排泄 ビタミン D_3 活性化 （1位水酸化）
			破骨細胞	骨吸収促進
カルシトニン	甲状腺（傍沪胞細胞）	血中カルシウム濃度上昇	腎尿細管[†]	カルシウム排泄 リン排泄
			破骨細胞	骨吸収抑制 骨基質石灰化促進

脂溶性ビタミン	活性型（1,25-$(OH)_2$-）部位	活性型刺激	標的臓器	作用
活性型ビタミン D_3	肝臓 25位水酸化	（常に起こる）	小腸	カルシウム，リンの吸収
	尿細管 1位水酸化	副甲状腺ホルモン（カルシウム濃度低下）		

[†] 大量投与の場合．

*1 乳児期にビタミン D_3 摂取が不足したり，日光に当たらないと，骨軟化症，くる病を発症し成長が遅くなる．閉経後の女性などで骨量が減少すると骨粗鬆症を発症し，骨折しやすくなる．これらの疾患の治療には，ビタミン D_3，カルシウム，カルシトニン（骨粗鬆症）が使われる．

D_3 は肝臓，腎臓で 25 位，1 位の水酸化を受け活性型ビタミン D_3 となる*1（表 22・2）．

カルシトニンは，副甲状腺ホルモンとは逆に Ca^{2+} 濃度が上昇すると甲状腺の傍沪胞細胞から分泌され，Ca^{2+} の骨への沈着を促進する（表 22・2）．

22・11 重炭酸緩衝系，腎臓，呼吸器系が維持する電解質・酸塩基平衡

細胞外液および血漿の浸透圧*2 は主として Na^+ および Cl^- によって規定される（表 22・3）．血漿浸透圧は厳密に 290 mOsmol/L 付近に調節されるが，これは飲水行動と抗利尿ホルモンによる体内水分量の調節，レニン-アンギオテンシン系およびアルドステロンによる Na^+ 濃度調節に依存する．血漿 K^+ 濃度は神経，筋細胞の興奮性を調節し，低下すると脱力が，上昇すると不整脈や心停止が起こる．血漿 K^+ が上昇すると，一時的には細胞内 H^+ との交換で調節され，さらにアルドステロン分泌が促進されて K^+ は尿中へ排泄される．

細胞外液では Na^+ が高く K^+ はきわめて低く保たれるが，細胞内液では Na^+，K^+ 濃度は完全に逆転している（表 22・3）．これは細胞膜の Na^+, K^+-ATP アーゼ（Na^+, K^+ ポンプ）が濃度勾配に逆らって細胞外へ Na^+ を，細胞内に K^+ を交換輸送し続けるためで，細胞内で産生された ATP の 50% 前後に達する量がこの過程で消費される．濃度勾配は神経細胞の急激な Na^+ 流入（活動電位*3）や物質の細胞内輸送など，膜を介する重要な生理機能に使われる．

細胞は内呼吸（エネルギー代謝）によって ATP を産生する代償として多量の CO_2 を産生し，CO_2 は炭酸脱水酵素の働き（重炭酸緩衝系，図 22・5）で急速に酸（H^+）を生じて生体は自然に酸性に傾くので，ホメオスタシスを維持するに

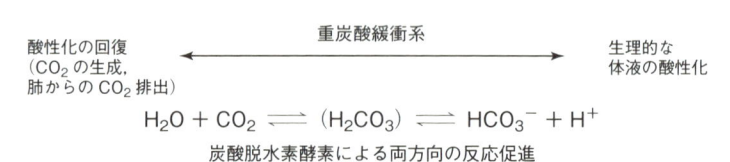

表 22・3 細胞外液（血漿），細胞内液の浸透圧を維持する主要電解質

	細胞外液 [mEq]	細胞内液 [mEq]
Na^+	140	14
K^+	4	140
Mg^{2+}		20
Cl^-	108	
HPO_4^{2-}		110
HCO_3^-	24	10

*2 細胞膜の内外で電解質濃度の差が生じると水（溶媒）が電解質濃度の高い方に移動する力（浸透圧）が働く．たとえば赤血球を水に入れると水は細胞内に移動し赤血球は破裂する．細胞機能の障害を防ぐために，細胞外液の浸透圧は，浸透圧，容量センサーを介する口渇の調節，抗利尿ホルモン，アルドステロン分泌によって調節されている．ヒトをはじめ多くの生物で細胞内，外液の電解質濃度は 290 mOsmol/L 程度と海水と同程度に設定されホメオスタシスが保たれている．1 Osmol/L は 1 mol/L の溶質が水に対して示す浸透圧を示し，mol/L と同様に考えてよい．

*3 p.202，コラム"活動電位"参照．

酸性化の回復
（CO_2 の生成，肺からの CO_2 排出）　←　重炭酸緩衝系　→　生理的な体液の酸性化

$$H_2O + CO_2 \rightleftharpoons (H_2CO_3) \rightleftharpoons HCO_3^- + H^+$$

炭酸脱水素酵素による両方向の反応促進

生理的な体液の酸性化	酸性化の回復（ホメオスタシス）
組織での CO_2 産生（内呼吸） CO_2 以外の有機酸の産生	肺での CO_2 排出（外呼吸） 腎尿細管での HCO_3^- 再吸収 腎尿細管での H^+ 排泄
病的な体液の酸性化（アシドーシス）	病的な体液のアルカリ性化（アルカローシス）
呼吸不全（CO_2 排出の障害） 腎障害（HCO_3^- 再吸収，H^+ 排泄の障害） 糖尿病ケトアシドーシス（過剰な有機酸の産生） 下痢（HCO_3^- の喪失）	過呼吸（過剰な CO_2 の排出） 嘔吐（HCl の喪失）

図 22・5 酸塩基平衡を調節する重炭酸緩衝系，呼吸器，腎臓の役割と，病的な体液 pH の変動（アシドーシス，アルカローシス）

はH⁺を処理しなければならない．H⁺は重炭酸緩衝系でHCO₃⁻と結合して肺に運ばれCO₂は呼気から排出される（呼吸性調節）．また，腎尿細管ではHCO₃⁻が再吸収されてH⁺の緩衝力（結合力）が増し平衡は左に移動し，またH⁺自身が尿細管から排泄されて酸の処理が行われる（代謝性調節）．血液のpHは7.4に厳密に維持される．

病的な体液の酸性化を**アシドーシス**とよび，嘔気，脱力，意識障害，血圧低下などの症状が起こり重症では死に至る．アシドーシスは呼吸性，代謝性のホメオスタシス機構が崩れることで，あるいは下痢などでHCO₃⁻が失われると発症する．**アルカローシス**では末梢神経興奮，筋肉痙攣，テタニー（特有の手指の曲がり）が起こる．アルカローシスは過呼吸によってCO₂が呼出されたり，嘔吐によって胃液が失われたりすると発症する（図22・5）．

重要な用語

アシドーシス	下垂体後葉ホルモン	ネガティブフィードバック
アディポネクチン	活性型ビタミンD₃	副甲状腺ホルモン
アルカローシス	グルカゴン	副腎髄質ホルモン
1型,2型糖尿病	甲状腺ホルモン	副腎皮質ホルモン
インクレチン	視床下部ホルモン	レニン-アンギオテンシン-アルドステロン
インスリン	脂肪細胞	レプチン
下垂体前葉ホルモン		

23 免疫系

1. 免疫は病原体を排除する働きで，病原体を非特異的に処理する自然免疫と，個々の病原体に特異的な部位（抗原）を認識して病原体を排除し，免疫記憶を残す獲得免疫からなる．
2. T細胞，B細胞はそれぞれ異なるT細胞受容体，B細胞受容体を1種類だけ発現し，細胞集団全体として広大なレパートリーを形成する（免疫の多様性）．
3. 病原体が侵入すると広大なT細胞，B細胞レパートリーから親和性の高いものが選ばれて増殖し，免疫応答を開始する（免疫の特異性）．
4. T細胞，B細胞レパートリーから自己反応性のものは除かれる（免疫寛容）．
5. B細胞は形質細胞に分化するとB細胞受容体を免疫グロブリン（抗体）として大量に分泌するようになり（液性免疫），抗体はIgM, IgG, IgE, IgAのクラスに分かれてさまざまに抗原を処理する．
6. T細胞受容体は樹状細胞など抗原提示細胞が処理した抗原ペプチドと主要組織適合抗原（MHC）との複合体を認識して反応する．分化したヘルパーT細胞はサイトカインを産生して液性免疫や免疫細胞活性化（細胞性免疫）をさまざまに調節する高度な働きをする．

　免疫系はウイルスや細菌などの病原体から体を守るシステムであり，免疫の正常な機能が失われると生体は外界で生存することができない．免疫は非特異的なメカニズムによって病原体を排除する自然免疫と，それぞれの病原体に特徴的な部位（抗原）をT細胞，B細胞受容体が認識して特異的，効率的にこれらを排除する獲得免疫との二つの階層からなる．

23・1 自然免疫——非特異的な感染防御システム

23・1・1 物理化学的な病原体の排除

　病原体は外界との前線にあたる皮膚，粘膜から侵入するが，健常な皮膚角質層バリアや気道粘膜の繊毛運動，咳反射などはこれらを物理的に排除している．皮脂腺の酸性脂質，唾液や涙液に含まれるタンパク質分解酵素（リゾチームなど），胃酸などは，細菌を酵素的，化学的に分解する．

23・1・2 補　体

　補体はタンパク質分解の連鎖（カスケード）でつぎつぎに活性化される一群の

タンパク質で，抗体を介して，あるいは菌体成分に直接結合して活性化が始まる．補体が結合した菌体は補体受容体を介して好中球，マクロファージに容易に貪食される（**オプソニン効果**）．活性化した補体はチャネル状の複合体（膜侵襲複合体）を形成して細菌の細胞膜に穴を開ける．また，補体の分解産物は血中から組織内へ好中球を遊走させる．

23・1・3 好中球，マクロファージ

体内に侵入した細菌は好中球，マクロファージによって貪食され，細胞内の小胞（リソソーム）内で殺菌される．感染巣には多数の**好中球**が集まり，強い貪食・殺菌活性を発揮して，初動の感染制御の主役となる．好中球は数日で死滅する．**マクロファージ**は数が少ないが長期に生存し，より高度な調節を受ける．細菌のほとんど（細胞外寄生菌）は貪食によって排除されるが，結核菌，サルモネラ菌など一部の細菌（細胞内寄生菌）は細胞内でも増殖し，感染が慢性化しやすい．細胞内寄生菌に対しては細胞性免疫[*1]が働き，マクロファージの殺菌能を上昇させ，さらに感染した細胞自体を殺傷するなどして感染の広がりを防ぐ．

[*1] 図23・3参照．

23・1・4 樹状細胞 —— 自然免疫と獲得免疫をつなぐ細胞

樹状細胞は細菌を貪食処理するばかりでなく，強くT細胞を活性化する性質がある．樹状細胞は抗原をリンパ節に持ち帰り，抗原提示とよばれる働き[*2]でT細胞を刺激して，特定のT細胞集団を増殖させる．さらに，樹状細胞はToll様受容体などの自然免疫受容体をもっており，感染した微生物の種類をおおまかに見分けることができる．Toll様受容体がリポ多糖体（グラム陰性桿菌），二本鎖RNA（ウイルス），非メチル化CpGヌクレオチド（細菌）など特徴的な成分の刺激を受けると，樹状細胞はさまざまなサイトカインを放出し，T細胞を分化させて免疫の働きを方向づける[*1]．樹状細胞は自然免疫と獲得免疫をつなぐ高度な役割を果たしている．

[*2] 図23・2参照．

23・2 獲得免疫 —— T細胞，B細胞が多様な病原体を認識し排除するシステム

23・2・1 T細胞とB細胞

リンパ球は他の血球と同様に骨髄の造血幹細胞から発生し，一部は胸腺（心臓の上前面に位置する中枢性リンパ組織）に移行して**T細胞**に分化し，他は骨髄で分化して**B細胞**となる．T細胞は**T細胞受容体**を，B細胞は**B細胞受容体**をもち，これらが莫大な多様性をもつために生体はきわめて広範囲の病原体に対応することができる．T細胞はさらに胸腺内で**ヘルパーT細胞**と**細胞傷害性T細胞**に分化する．ヘルパーT細胞は補助受容体であるCD4分子をもち，一方細胞傷害性T細胞はCD8分子をもつので，これらは**CD4$^+$T細胞**，**CD8$^+$T細胞**ともよばれる．ヘルパーT細胞はサイトカインを分泌してT細胞，B細胞やマクロ

ファージ，樹状細胞の機能を調節し，上位の司令塔として働く．細胞傷害性T細胞は直接に感染細胞，がん細胞を殺傷する．B細胞は**形質細胞**（**プラズマ細胞**）に分化して抗体産生を行う．

23・2・2 免疫グロブリン（抗体）の多様性とクラス，免疫記憶

B細胞から分化した形質細胞（プラズマ細胞）は大量の免疫グロブリン（抗体）を産生する．抗体はB細胞受容体が分泌型に変化したもので*，血中に分泌されて病原体に結合し，細胞への侵入を防ぎ（中和反応），オプソニン作用，補体結合作用を介して病原体を強力に排除する．

図23・1に示すように，抗体は2本のH鎖（重鎖），2本のL鎖（軽鎖）からなる四量体で，H鎖，L鎖のN末端側は多様性があり抗原を認識する部位であり（可変部），C末端側は一定の構造をもつ（定常部）．H鎖定常部（Fc部分）は抗体の生理作用を決定する部位でこの部位の構造の違いが免疫グロブリンのク

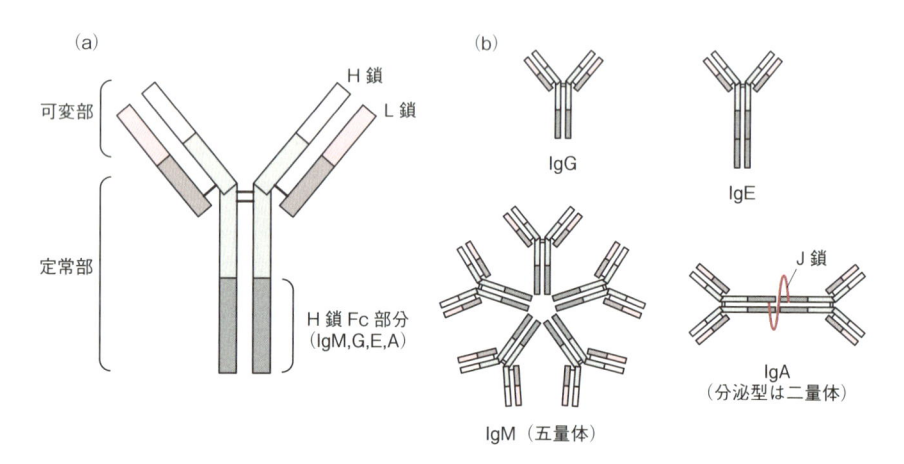

* 図23・2参照．

図23・1 免疫グロブリンの基本構造(a)**と免疫グロブリンのクラス**(b) (a) 免疫グロブリンは2本の相同なH鎖，2本の相同なL鎖の四量体から成る．H鎖，L鎖のN末端側は多様性があり（可変部），抗原と結合する．C末端側は定常部とよばれ，H鎖定常部（Fc部分）は免疫グロブリンのクラスを決定する（表23・1参照）．(b) IgG, IgEは単量体として存在し，IgMは五量体を形成する．IgAはJ鎖によって二量体となり分泌されて粘膜免疫に働く．

ラスを規定する．表23・1に示すように，抗体のクラスにはIgG, IgM, IgA, IgEの種類がありそれぞれが特定の生物学的機能と結びついている．**IgM**は五量体を形成し，初回の感染で産生され病原体の中和を行う（一次免疫応答）．**IgG**は補体結合性が高く，受容体（IgG Fc受容体）を介して好中球，マクロファージなどの貪食細胞に結合するため病原体の処理能力が高く，感染防御の主役となる．二度目の感染ではIgGが初期から大量に産生されて有効な感染防御が起きる（二次免疫応答）．IgGは唯一胎盤通過性をもち，新生児6カ月までは母体から移行したIgGが感染抵抗性を担う．**IgA**は血中では単量体で存在するが，J鎖を介して二量体を形成し分泌され，腸管，涙液，唾液，乳汁中に存在して粘膜の感染防御を行う．**IgE**はマスト細胞のIgE Fc受容体に結合し，アレルゲンで架橋されるとメディエーター（ヒスタミン，ロイコトリエンなど）を放出する（表23・

表 23・1　免疫グロブリンのクラスによる性質の違い

	IgG	IgM	IgA	IgE
多量体形成	単量体	五量体	二量体（分泌型） 単量体（血中）	単量体
血清濃度〔mg/dL〕	1200	150	200	0.1 >
受容体結合好中球	+++	−	(+)	(+)
受容体結合マスト細胞	−	−	−	+++
補体結合性	+++	+++	−	−
胎盤通過性	+++	−	−	−
おもな機能	二次免疫応答	一次免疫応答	腸管，粘膜免疫	即時型アレルギー

1).

　免疫グロブリン（B細胞受容体）可変部の多様性は，特殊な遺伝子の構造と遺伝子再構成とよばれる他に例を見ないゲノム（染色体遺伝子）組換えの機構に起因する*．その結果，個々のB細胞はそれぞれに異なるB細胞受容体を1種類のみ発現し，B細胞全体としては広大なレパートリーを形成する．B細胞受容体可変部はさらにH鎖定常部遺伝子領域（C領域）と再構成してクラスが決定される．定常部遺伝子はIgM, IgG, IgE, IgAの順に並び，最も上流のIgM型のB細胞受容体が最初に発現するので，初感染時（あるいはワクチン接種時）にはIgM抗体が産生される（一次免疫応答）．可変部は下流の定常部と再構成され（クラススイッチ），同一の抗原をさまざまに処理することが可能となる．再感染時にはすでに下流のIgGへのクラススイッチが生じており，初期から強力に病原体を排除できる（二次免疫応答）．このように，再感染時には抗原に対するB細胞集団，およびT細胞集団が増殖しており，IgGへのクラススイッチが生じているため，同一の感染症には二度とかからないか（免疫の二度なし現象），かかっても軽い経過で治癒する．

* **免疫グロブリン遺伝子とその再構成**: H鎖を例にとると，H鎖遺伝子は多数（〜40種類）の可変部N末端側（V領域），数種類の短い可変部C末端側（D, J領域），数種類の定常部（C領域）をそれぞれコードするエキソンが上流から直列に配置されている．B細胞の成熟に従いそれぞれの部位から1種類がランダムに選ばれて一連のV-D-J領域としてH鎖可変部が再構成される．この免疫グロブリン遺伝子再構成によって10^{13}種類に及ぶ可変部の多様性が可能となる．

ワクチン（予防接種）

　病原体を弱毒化し，抗原性を残した医薬品．ヒトに接種して免疫反応，抗体産生を起こし，感染の予防，症状軽減を図る．**生ワクチン**は微生物，ウイルスの弱毒株を生きた状態で用いるもの．BCG（ウシ型結核菌），麻疹・風疹ワクチン，経口ポリオ（小児麻痺）生ワクチンなどがある．感染性が残存し，免疫不全状態では接種できないことがある．一方細胞性免疫が惹起され，長期にわたる免疫が期待できる．**不活化ワクチン**は病原微生物，ウイルスに化学処理などを施して増殖性を失わせ，抗原性を残したもの．インフルエンザワクチンはその例である．**トキソイド**は微生物が産生する毒素を不活性化したもの．破傷風，ジフテリアトキソイドなどがある．ほかに，遺伝子組換え技術を用いて抗原の一部を培養細胞，微生物などの宿主に産生させ用いる**リコンビナントワクチン**〔B型肝炎ワクチン，HPV（ヒトパピローマウイルス）ワクチン〕がある．

23・2・3　T細胞受容体の多様性と免疫寛容

　T細胞受容体遺伝子は免疫グロブリン遺伝子と同様の機構で遺伝子再構成を受け，個々のT細胞がそれぞれ異なる1種類のT細胞受容体を発現し，T細胞全体として広大な多様性を獲得する．図23・2に示すように，T細胞受容体は直接抗原を認識できず，**樹状細胞**など抗原提示細胞の助けを借りる．抗原は樹状細胞の細胞内でペプチドに分解され，生成したペプチドは主要組織適合抗原（MHC）と結合し，複合体の形で細胞膜上に提示される．T細胞受容体はこの複合体を認識する．（**抗原提示**，図23・2）．MHCにはクラスⅠ，クラスⅡの2種類があり，いずれも対立遺伝子の種類がきわめて多いため個々人のもつMHC分子はさまざまに異なっている．

　多様なT細胞レパートリーのすべてが均等に生存できるわけではない．T細胞受容体は胸腺上皮細胞のMHC-自己抗原ペプチド複合体と接触して自己との反応性を試される．MHC-自己抗原ペプチド複合体と強く反応するT細胞は**アポトーシス**（プログラム細胞死）で除かれる（負の選択）．この過程で自己反応性のT細胞は除去され，**中枢性免疫寛容**が達成される．このように，免疫の多様性は可能なレパートリーから自己反応性を差し引く作業で成り立っている．一方，自らのMHCとまったく結合できないT細胞はMHC-自己抗原ペプチド複合体から増殖刺激を受けることができずやはり死滅し，一定の反応性をもつT細胞集団が生存する（正の選択）．個々人のもつMHC分子はさまざまに異なるので，生き残るT細胞受容体レパートリーは異なり，感染抵抗性，自己免疫疾患に対する感受性も異なってくる．MHC遺伝子は免疫関連疾患の疾患感受性を規定する重要な因子である．

　MHCクラスⅠはCD8補助受容体に親和性が高く，MHCクラスⅠ-抗原ペプ

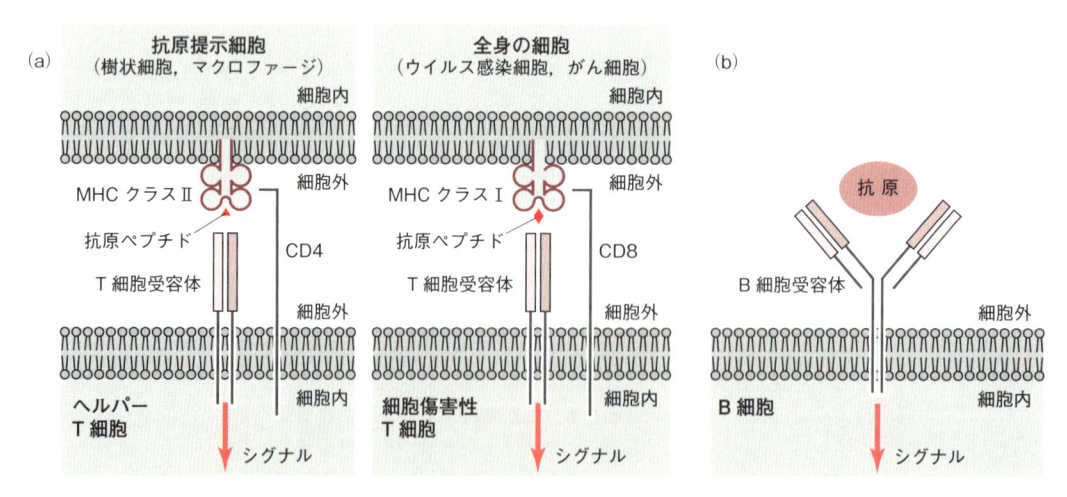

図23・2　T細胞とB細胞は異なるやり方で抗原を認識する　(a) T細胞受容体への抗原提示．樹状細胞は外来抗原を処理し，MHCクラスⅡ-抗原ペプチド複合体として提示する．ヘルパーT細胞はT細胞受容体とCD4分子で複合体を認識し，抗原特異的な免疫応答が始まる．ウイルス，がん遺伝子産物など細胞質内異物由来の抗原ペプチドはMHCクラスⅠとともに提示され，細胞傷害性T細胞がCD8とともに認識する．(b) B細胞受容体は抗原分子のエピトープ（抗原決定部位）をそのまま認識できる．B細胞が形質細胞に分化するとB細胞受容体は膜貫通部を欠失した分泌型となり，免疫グロブリンとして血中に分泌される．

> **MHC 遺伝子の多型性**
>
> 　MHC クラス I，クラス II 分子の遺伝子は第 6 染色体上に互いに近接して存在し，両親からそれぞれ一組を継承するが，対立遺伝子（同じ遺伝子座に乗る，相互に違いのある遺伝子）の数がきわめて多いため兄弟間以外では遺伝子型が一致することはほとんどない．T 細胞受容体は抗原とともに MHC を認識して増殖するため MHC は T 細胞受容体レパートリー形成に深く関与する．たとえば，実験的に細胞を取出し，他人の抗原提示細胞と自分の T 細胞とを反応させようとしても，T 細胞受容体が MHC を認識できないので反応は起こらない（MHC 拘束）．MHC 遺伝子と免疫の関連する疾患へのかかりやすさ（疾患感受性）には強い関連がある．さらに，臓器を移植する場合，型の異なる MHC 分子は異物と認識され排除されるので，ドナー（臓器提供側）とレシピエント（移植を受ける側）の MHC を一致させる必要がある．MHC は免疫学的な個性を決定する分子である．

チド複合体は CD8$^+$ T 細胞，すなわち細胞傷害性 T 細胞によって認識される（図 23・2）．MHC クラス I はほぼすべての細胞に発現しており，ウイルス感染やがんが生じるとこれらの非自己ペプチドを提示するので，細胞傷害性 T 細胞は T 細胞受容体でこれらを認識し，感染細胞，がん細胞を傷害し除去することができる．ウイルス感染細胞，がん細胞の除去にはナチュラルキラー細胞（NK 細胞）も共同して働く*．

　一方，MHC クラス II は CD4 補助受容体に親和性が高く，MHC クラス II - 抗原ペプチド複合体は CD4$^+$ T 細胞，すなわちヘルパー T 細胞に認識される（図 23・2）．MHC クラス II 分子は樹状細胞など，T 細胞への抗原提示を主たる役割とする**抗原提示細胞**に発現している．樹状細胞は，抗原刺激をこれまで受けておらず反応性が弱い T 細胞（**ナイーブ T 細胞**）をも強く活性化することができるので，初感染時に適切な T 細胞レパートリーを選択し，活性化する重要な役割を担っている．

23・2・4　ヘルパー T 細胞（Th 細胞）の分化と細胞性免疫，液性免疫，免疫寛容の方向づけ（図 23・3）

　樹状細胞が Toll 様受容体などの自然免疫受容体を介して病原体成分の刺激を受けるとさまざまなサイトカインが産生され，ヘルパー T 細胞の分化が誘導されて，免疫応答が方向づけられる．感染が起こっていないときには樹状細胞は抑制性のサイトカインを産生して**ヘルパー T 細胞（Th 細胞）**を**制御性 T 細胞**（Treg）に分化させる．Treg 自身も抑制性のサイトカインを産生するので，免疫応答が抑制されると同時に Treg への分化の方向性が固定され，過剰な免疫応答が防がれる（**末梢性免疫寛容**）．

　感染初期には好中球応答が起こるが，感染が長引くと Th1 応答，Th2 応答とよばれる免疫応答が顕在化しどちらかが主流となっていく．ウイルス感染や細胞内寄生菌（結核菌，サルモネラ菌など）による感染が起こると，樹状細胞などから Th1 型とよばれるサイトカインが分泌され，Th 細胞は Th1 細胞へと分化する．Th1 細胞は自身が Th1 型サイトカインを放出するので Th1 応答は固定され，大

---

* **ナチュラルキラー（NK）細胞**: NK 細胞は大型の顆粒に富むリンパ球様の形態をもち，自然免疫にかかわる細胞で，細胞傷害性 T 細胞とともにウイルス感染細胞やがん細胞を攻撃する．細胞傷害性 T 細胞は MHC クラス I に結合したウイルス，がん抗原に由来するペプチドを認識し細胞を殺傷するが，ウイルスやがん細胞の一部は MHC クラス I 分子の発現を抑制して細胞傷害性 T 細胞からの攻撃を逃れようとする．NK 細胞は MHC クラス I 分子を失った細胞を攻撃する性質があり，細胞傷害性 T 細胞と補完的に働く．

量に産生されたTh1型サイトカインは細胞傷害性T細胞，マクロファージを活性化して細胞殺傷能，殺菌能が増強される．このように免疫細胞の働きが主体となる免疫応答を**細胞性免疫**とよぶ．細胞性免疫は細胞内細菌やウイルスの排除，がん細胞の除去に重要な役割をもつ．

細菌の大半を占める細胞外寄生菌や，寄生虫，アレルゲンなどが侵入するとTh2型サイトカインが産生され，同様の機序でTh2応答が固定し主流となっていく．Th2型サイトカインはB細胞に作用して抗体のクラススイッチ，形質細胞への分化を促進し大量の抗体が産生される．抗体が主要な役割を果たす免疫応答を**液性免疫**とよぶ．IgGへのクラススイッチは二次免疫応答に重要である．寄生虫，アレルゲンはIgEへのクラススイッチを起こし，アレルゲンによって産生されたIgEは過敏症（即時型アレルギー）の原因となる（表23・2参照）．

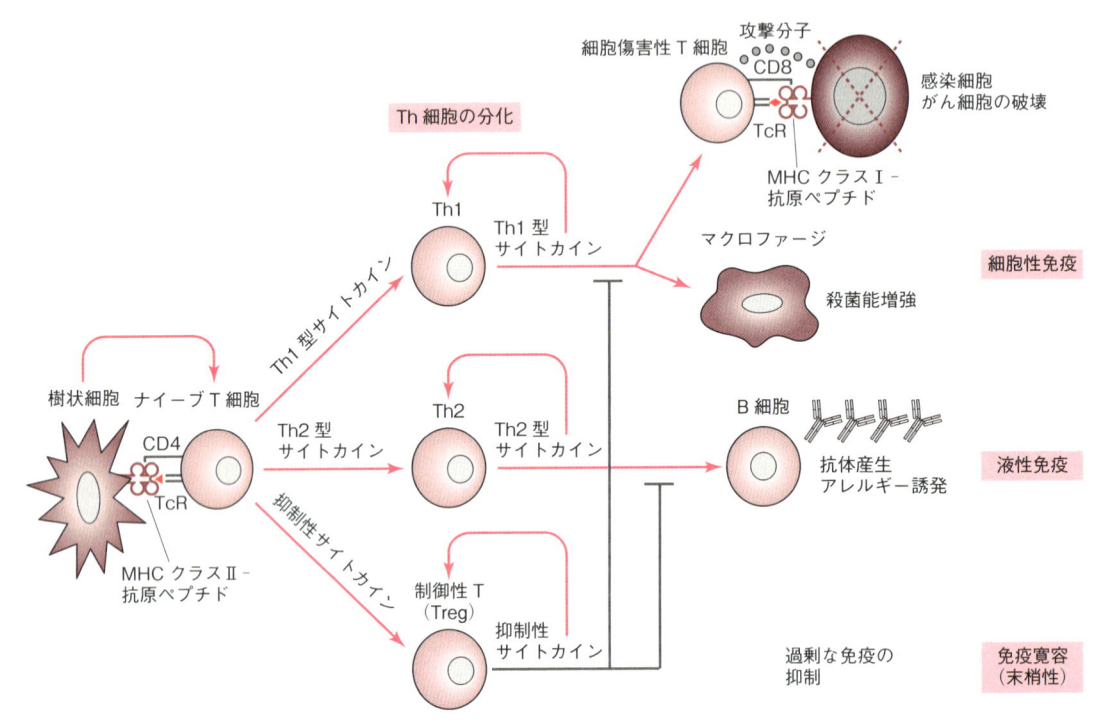

図23・3 樹状細胞の司令によるTh細胞（CD4⁺T細胞）の分化　樹状細胞は感染の有無や病原体の種類によって異なるサイトカインを産生し（あるいは他の細胞からのサイトカイン産生を促進し），これまでに抗原刺激を受けていないナイーブT細胞（CD4⁺T細胞）を分化させてTh1応答，Th2応答，免疫抑制などさまざまな方向に免疫応答を誘導する．TcR：T細胞受容体．

23・3　アレルギーの4分類（Gell-Coombsの分類）（表23・2）

免疫反応が自身に傷害を与える状態を広義のアレルギーとよび，I〜IV型に分類する．I型はIgEが関与する即時型アレルギーで，IgEはマスト細胞のIgE Fc受容体に結合してアレルゲンを待ち受け，スギ花粉，ダニ抗原などが侵入してIgEを架橋すると脱顆粒（ヒスタミン分泌），ロイコトリエン，プロスタグランジン産生が起こる．さらに好酸球などによる炎症が加わり気管支喘息，花粉症，

表 23・2 広義のアレルギー（生体に傷害となる免疫反応）の 4 分類

	反応の主体	メカニズム	代表的疾患	備考
I 型	IgE	マスト細胞に結合 メディエーター遊離	気管支喘息，食物アレルギー，アナフィラキシーショック	即時型過敏症
II 型	IgG	特定の分子を攻撃	自己免疫性溶血性貧血（赤血球のみを壊す）	（組織の自己免疫）
III 型	免疫複合体	全身に広く沈着	全身性エリテマトーデス（全身に炎症が波及する）	（全身の自己免疫）
IV 型	T 細胞 マクロファージ	マクロファージ活性化 炎症が慢性化する	結核，ツベルクリン反応，接触性皮膚炎	遅延型過敏症

食物アレルギーが発症する．IgE の血中濃度は際立って低いが，受容体の親和性が高く少量で強力な反応を起こす．II 型は IgG 型の自己抗体が産生されて細胞を攻撃する病態で，赤血球膜抗原に対する自己抗体が産生される自己免疫性溶血性貧血が代表的である．III 型は核抗原，細胞質抗原など細胞内の抗原に対する自己抗体が産生され，細胞死によってこれらの抗原が放出されると抗原抗体複合物（免疫複合体）が形成され，腎臓，皮膚など全身の臓器に沈着して全身に系統的な組織障害を起こす．全身性エリテマトーデスが代表的な疾患である．IV 型は抗体ではなく細胞性免疫が主体となる（図 23・3 参照）．結核菌など細胞内寄生菌が感染すると Th1 型免疫応答が生じ，マクロファージが集まり活性化して細菌を殺そうとするが，周囲の組織にも炎症が波及し組織の壊死を伴う慢性炎症が起こる．結核，接触性皮膚炎には IV 型アレルギーが関与する．

23・4 腸管免疫，食物アレルギー

健康な腸管には生体と共存する大量の細菌（正常細菌叢）が定着し，より有害な細菌の増殖を抑制して自然免疫の役割を果たすが，これらも腸管粘膜を越えて侵入すると感染症の原因となるので，腸管のリンパ組織（パイエル板，粘膜関連リンパ組織）は分泌型 IgA（図 23・1 参照）を産生してこれを防ぐ．一方，大量の細菌に対する過剰な反応も抑制する必要があり，腸管リンパ組織は同時に抑制性のサイトカインを産生してバランスを保っている．したがって，食物など経口摂取される抗原に対する免疫応答は抑制されている（経口免疫寛容）．しかし，乳幼児期に腸管粘膜バリアが未発達であったり，成人でも何らかの理由で免疫応答が亢進すると，経口免疫寛容が破綻して**食物アレルギー**を発症することがある．食物アレルギーは IgE の産生による I 型（即時型）アレルギー（表 23・2 参照）で，原因食物を摂取すると下痢，嘔吐，腹痛，じんま疹，口腔粘膜の痒みや腫れ，喘息症状が起こり，重症例では血圧が低下して（アナフィラキシーショック）死に至ることもある．乳幼児期には乳（おもに牛乳），卵，小麦が主要な原因食物だが，年齢とともに頻度は減少し学童期にはエビ，カニ，そば，落花生による食物アレルギーが増加する．そば，落花生は重症になりやすい．これら 7 品目は原

> **原発性免疫不全症**
>
> 原発性免疫不全症には，好中球の NADPH オキシダーゼが欠損して活性酸素産生による殺菌能が障害され細菌感染を繰返す慢性肉芽腫症（常染色体性劣性遺伝），B 細胞の情報伝達分子であるブルトン型チロシンキナーゼが欠損して免疫グロブリン産生が障害され，胎盤由来の IgG が枯渇する生後 6 カ月くらいから感染を繰返す X 連鎖（ブルトン型）無ガンマグロブリン血症（X 染色体劣性遺伝，男子が罹患する）など，さまざまな疾患がある．これらはほとんどが単一遺伝子による疾患でありメンデル型の遺伝形式をとる．

材料表示が義務づけられている．学童，成人期では，食後に運動をして発症する食物依存性運動誘発アナフィラキシーが増加する．

23・5 免疫不全症，自己免疫疾患

原発性免疫不全症は免疫系の分子の先天的な異常のために，病原体にたやすく感染し重症化する疾患である．ステロイドホルモン，抗がん剤など免疫抑制薬を使用すると二次性の免疫不全となり感染にかかりやすくなる．免疫寛容が何らかの理由で破綻すると免疫応答が自己に向けられ，自己免疫疾患が発症する．関節リウマチ，全身性エリテマトーデスなどの自己免疫疾患は，遺伝要因と環境要因の組合わせで発症する＊．

＊ **自己免疫疾患と遺伝**: ほとんどの自己免疫疾患は，原発性免疫不全症とは異なり，複数の遺伝子と環境因子の影響で発症すると考えられている．遺伝子と疾患の関連研究が進められ，MHC のように抗原提示，免疫レパートリーの形成にかかわる遺伝子，IgG Fc 受容体や補体のように炎症や免疫複合体処理にかかわる遺伝子，免疫細胞のシグナル伝達に関する遺伝子などが自己免疫疾患と関連することがわかってきた．

重要な用語

アレルギー	細胞傷害性 T 細胞	T 細胞	マクロファージ
液性免疫	細胞性免疫	T 細胞受容体	免疫寛容
クラススイッチ	樹状細胞	B 細胞	免疫記憶
抗原	主要組織適合抗原	B 細胞受容体	免疫グロブリン
抗原提示	（MHC）クラス	ヘルパー T 細胞	免疫グロブリンのクラス
抗体	I, II 分子		

参 考 図 書

Ⅰ. 生 化 学

1) 日本生化学会 編, "細胞機能と代謝マップⅠ・Ⅱ", 東京化学同人 (1997, 1998).
2) L. Stryer ほか著, 入村達郎, 岡山博人, 清水孝雄, 仲野 徹 監訳, "ストライヤー 生化学", 第 8 版, 東京化学同人 (2018).
3) H.R. Horton ほか著, 鈴木紘一, 笠井献一, 宗川吉汪 監訳, "ホートン 生化学", 第 5 版, 東京化学同人 (2013).
4) R. Murray ほか著, 上代淑人, 清水孝雄 監訳, "イラストレイテッド ハーパー・生化学", 原書 28 版, 丸善 (2011).
5) R.A. Harvey, D.R. Ferrier 著, 石崎泰樹, 丸山 敬 監訳, "リッピンコットシリーズ イラストレイテッド生化学", 原書 5 版, 丸善 (2011).
6) D. Voet, J.G. Voet 著, 田宮信雄, 村松正實, 八木達彦, 吉田 浩, 遠藤斗志也 訳, "ヴォート 生化学 (上・下)", 第 4 版, 東京化学同人 (2012, 2013).
7) D. Voet ほか著, 田宮信雄, 八木達彦, 遠藤斗志也, 吉久 徹 訳, "ヴォート 基礎生化学", 第 5 版, 東京化学同人 (2017).
8) 鈴木紘一 編, "生化学", 第 2 版, 東京化学同人 (2007).
9) W.H. Elliott, D.C. Elliott ほか著, 村上 誠, 原 俊太郎, 中村元直 訳, "エリオット 生化学・分子生物学", 第 5 版, 東京化学同人 (2016).

Ⅱ. 栄 養 学

10) 栄養学ハンドブック編集委員会 編, "栄養学ハンドブック", 第 3 版, 技報堂出版 (1996).
11) 佐藤隆一郎, 今川正良 著, "生活習慣病の分子生物学", 三共出版 (2007).
12) 日本ビタミン学会 編, "ビタミン総合事典", 朝倉書店 (2010).
13) 厚生労働省「日本人の食事摂取基準」策定検討会報告書, "日本人の食事摂取基準 (2020 年版)", 第一出版 (2020).

Ⅲ. そ の 他

14) 坂井建雄, 河原克雅 編, "カラー図解 人体の正常構造と機能", 全 10 巻縮刷版, 第 2 版, 日本医事新報 (2012).
15) B. Alberts ほか著, 中村桂子, 松原謙一 監訳, "細胞の分子生物学", 第 5 版, ニュートンプレス (2010).
16) H. Lodish ほか著, 榎森康文, 堅田利明, 須藤和夫, 富田泰輔, 仁科博史, 山本啓一 訳, "分子細胞生物学", 第 8 版, 東京化学同人 (2019).
17) G. Karp 著, 山本正幸, 渡辺雄一郎, 大杉美穂, 児玉有希 訳, "カープ 分子細胞生物学", 第 7 版, 東京化学同人 (2016).
18) K. Murphy ほか著, 笹月健彦 監訳, "Janeway's 免疫生物学", 原著第 7 版, 南江堂 (2010).

索　引

あ

IMP　82
IgE　226, 227, 230, 231
IgA　226, 227, 231
IgM　226, 227
IgG　226, 227
アイソザイム　38
IDL　122
亜　鉛　34, 34
アキシアル　50
アクアポリン　74
アクチベーター　174, 182
アクチン　34
アクチンフィラメント　9, 10, 34
アコニターゼ　107
cis-アコニット酸　107
アコニット酸ヒドラターゼ　107
アシアロ糖タンパク質受容体　60
アジソン病　216
アシドーシス　127, 223
アシルカルニチン　124
アシルキャリヤータンパク質ドメイン
　　128
アシルグリセロール　62, 66
アシル CoA シンテターゼ　123
アスコルビン酸　51, 52
アスパラギン　20, 141
アスパラギン酸　20, 109, 141
アスピリン　65, 208
アセチル CoA　88, 91, 98, 105, 109, 128
　　——の合成　106
N-アセチルグルコサミン　51, 52, 56
アセチル CoA カルボキシラーゼ　128
アセチルコリン　203〜205
N-アセチルノイラミン酸　51, 52, 59
N-アセチルムラミン酸　51, 52
アセトアシル CoA　140
アセト酢酸　127, 141
アセトン　127
アディポネクチン　218
アデニン　78
アデノシルコバラミン　40
S-アデノシルメチオニン　142, 171
アデノシン三リン酸→ ATP
アデノシンデアミナーゼ欠損症　149
アデノシン二リン酸→ ADP
アドレナリン　25, 87, 98, 117, 143, 144,
　　203, 204, 206, 207, 216
アドレナリン受容体　206, 207

アナフィラキシーショック　231
アニーリング　191
アノマー　50
アノマー炭素　50
アポ酵素　40
アポトーシス　228
アポ B　122
アポリポタンパク質　67, 122
アポリポタンパク質 B　122
アミド　20
アミノアシル tRNA　177
アミノアシル tRNA 合成酵素　177
β-アミノイソ酪酸　150
アミノ基　19
アミノ基転移反応　137
アミノ酸　19, 136
α-アミノ酸　20
アミノ酸組成　36
アミノ酸代謝　137
アミノ酸代謝異常症　141
アミノ酸配列　36
アミノ糖　51
γ-アミノ酪酸→ GABA
アミロース　53, 54
アミロペクチン　53
アミン　24
アラキドン酸　64, 65, 129, 130
アラニン　20, 96, 142
β-アラニン　24, 150
アラビノース　55
rRNA　174, 177
RNA　78, 147
RNAi　186
RNA 干渉　186
RNA プライマー　169
RNA ポリメラーゼ I　174
RNA ポリメラーゼ II　174
RNA ワールド仮説　167
RFLP　193
アルカプトン尿症　141
アルカローシス　223
アルギニノコハク酸　139
アルギニン　20, 139, 142
アルツハイマー病　111
RT-PCR　191, 192
アルドース　48, 49
アルドステロン　215, 216, 220, 222
アルドラーゼ　93, 119
アルドン酸　51
α 形　50
α ヘリックス　31

α ヘリックス構造　73
アルブミン　33, 35
アレルギー　230, 231
アロステリック効果　43
アロプリノール　146, 149
アンカー　73
アンギオテンシン　204, 220
アンギオテンシン II　27, 216
アンチコドン　177
アンチセンス鎖　175
アンテナ色素　155
アンテナ複合体　154
アンドロゲン　134, 219
アンモニア　138

い

硫黄反応　36
イオン　21
異　化　5, 85, 109
維管束鞘細胞　158
いす形　50
イズロン酸　56
異性化酵素　38
イソクエン酸　107
イソクエン酸デヒドロゲナーゼ
　　107, 110
イソマルトース　52, 53
イソメラーゼ　38
イソロイシン　20, 140
一塩基多型　164
一次構造　26, 29
一次胆汁酸　135
一次免疫応答　227
一重項酸素　111
一文字表記　28, 30
一価不飽和脂肪酸　64
一酸化窒素　142, 203, 204
逸脱酵素　38
一本鎖 DNA 結合タンパク質　169
遺伝暗号　176
遺伝子解析　190
遺伝子改変動物　196
遺伝子組換え　187
遺伝子組換え食品　193
遺伝子診断　193
遺伝子操作　187
遺伝子導入技術　195
遺伝子の情報　4
遺伝子発現　182

遺伝性フルクトース不耐症　119
遺伝的多型　164
イノシトール1,4,5-トリスリン酸
　　　　　　　　　　209, 211
イノシトールリン脂質　209
イノシン一リン酸　82, 147
イノシン酸　82
EPA →エイコサペンタエン酸
イミノ酸　20
インクレチン　27
インクレチン作用　218
in situ ハイブリダイゼーション　196
インスリン
　　　27, 34, 87, 98, 187, 204, 216, 217
インスリン受容体　211
インターロイキン　204
インテグリンファミリータンパク質　57
イントロン　175
インベルターゼ　52

う

ウイルス　11
ウイルスベクター　195
ウェスタンブロッティング　189
ウェスタンブロット法　36
右旋性　52
ウラシル　78
ウリジン一リン酸　150
ウリジン二リン酸グルコース　81
ウルソコール酸　135
ウロン酸　51
ウロン酸回路　103

え

エイコサノイド　130, 131, 203
エイコサペンタエン酸　64, 129, 130
栄養学　5
AMP　95
液性免疫　229
エキソサイトーシス　180
エキソヌクレアーゼ　169
エキソン　175
液胞　12
エクアトリアル　50
ACTH　214, 215
siRNA　186
siRNA技術　195
S-S結合　30
SSB　169
SNP　164
SD配列　177
エステル結合　62
エストラジオール　67, 219
エストロゲン　134, 219, 220
XMP　82

HSP60　179
HSP70　179
HMG-CoA　132
HMG-CoA還元酵素　132
H鎖　226
HDL　67, 122
ATP　81, 89, 90, 105
ADP　81, 90
ATP合成酵素　114
NAD$^+$　40, 95, 106, 109
NADH　95, 100, 113
NADH-CoQオキシドレダクターゼ　113
NADP$^+$　40
NADPH　100
n-9系　130
N-グリコシド結合　51
N-グリコシド結合糖鎖　58, 59
NK細胞　228
n-3　64
n-3系　130
N末端　29
n-6　64
n-6系　130
エネルギー源　47
エネルギー生産　105
エネルギー代謝　85, 89
エネルギー通貨　89
エノラーゼ　94
エノール形　94
ABO式血液型　60, 70
エピジェネティクス　166, 209
エピネフリン　25
エピマー　48
A部位　177, 178
エフェクター　43
FSH　214, 219, 220
FAD　40, 106, 108
FADH$_2$　106, 108, 113
FMN　40
miRNA　185, 186, 196
mRNA　174, 178
MHC　228
MHC遺伝子　229
MHCクラスⅠ　228, 229
MHCクラスⅡ　228, 229
エラスターゼ　136
エラスチン　34
エリスロポエチン　33
LH　214, 219, 220
LHサージ　220
LHC　155
LNA　196
L形　23, 49
L鎖　226
LT →ロイコトリエン
LDL　67, 122
エレクトロポレーション　195
塩基除去修復　171
塩基性アミノ酸　20, 21, 33
塩基配列決定　192
エンケファリン　27

塩析　35
エンドセリン　27
エンドソーム　9
β-エンドルフィン　27
エンベロープ　11

お

黄体形成ホルモン　214, 219, 220
黄体形成ホルモン放出ホルモン　27
黄体ホルモン　219
岡崎フラグメント　170
オキサロ酢酸　96, 107, 109, 141, 159
オキシトシン　215
オキシドレダクターゼ　38
8-オキソグアニン　172, 173
2-オキソグルタル酸　107, 141
2-オキソグルタル酸デヒドロゲナーゼ
　　　　　　　　　　107, 110
O-グリコシド結合　51
O-グリコシド結合糖鎖　58
オータコイド　203
オートファジー　181
オプソニン効果　225
オペレーター　183
オボアルブミン　33, 34
ω3系列　64
ω6系列　64
オリゴ糖　47
オリゴペプチド　25
折りたたみ　179
オルガネラ　6
オルニチン　24, 139
オルニチン回路　138
オレイン酸　63, 64, 129

か

開始コドン　177
概日リズム　144
解糖系　92, 93, 97, 105
　——の調節　94
外毒素　11
海馬　207
かえで糖尿症　141
化学浸透圧説　113
化学独立栄養細菌　151
可逆反応　40
核　8
核酸　147
核酸結合タンパク質　34
核小体　8
核タンパク質　33
獲得免疫　225
核内受容体　208, 209
核膜　8
核膜孔　8

索　引　235

索引

核様体 10
過酸化脂質 66
過酸化水素 111
下垂体系 214
下垂体後葉 215
下垂体後葉ホルモン 204, 215
下垂体前葉ホルモン 204, 214
加水分解酵素 38
ガストリン 204, 217
カゼイン 34
カタボライト抑制 183
カタラーゼ 33, 66
活性化エネルギー 37, 39
活性型ビタミン D_3 204, 208, 221
活性酸素 66, 111, 173
活性中心 39
活動電位 202
滑面小胞体 9
カテコールアミン 203
カテプシン 181
果　糖→フルクトース
カフェイン 78
ガラクツロン酸 55
ガラクトキナーゼ 117
ガラクトキナーゼ欠損症 117
ガラクトサミン 51
ガラクトース 48, 55, 117
ガラクトース血症 117
ガラクトース 1-リン酸 117
ガラクトース-1-リン酸ウリジリル
　　　　　トランスフェラーゼ 117
ガラクトース-1-リン酸ウリジル
　　　　トランスフェラーゼ欠損症 117
カルシウム 221
カルシウムイオン 211
Ca^{2+}ポンプ 76
カルシトニン 27, 204, 221, 222
カルタヘナ議定書 190
カルニチン 124
カルニチンパルミトイルトランス
　　　　　　　フェラーゼ 124
カルバモイルリン酸 139
カルビン回路 157
カルボキシ基 19
カルボキシペプチダーゼ 136
カルボン酸 63
カルモジュリン 211
カロテノイド 153
β-カロテン 153
ガングリオシド 70
還元的ペントースリン酸経路 157
還元糖 50
還元末端 52
緩衝作用 22
環状テトラピロール化合物 153
含硫アミノ酸 20

き

器　官 6

キサンチル酸 82
キサントシン-リン酸 82
キサントフィル類 154
キサントプロテイン反応 36
基質 38
基質結合部位 39
基質特異性 4, 39
キシロース 5-リン酸 102
キチン 47, 53, 55
キナーゼカスケード 217
基本エンハンサー領域 184
基本転写因子 174, 184
キメラマウス 197
キモトリプシン 136
逆位塩基反復配列 185
逆転写酵素 167, 170, 187
逆転写 PCR → RT-PCR
CAP 構造 175
GABA 24, 144, 204, 207
キャプシド 11
球状タンパク質 34
競合阻害 45
莢膜 11
共鳴エネルギー移動 155
鏡面構造 23
共役因子 184
極　性 13, 14
　水の── 13
極性アミノ酸 22
極性分子 14, 15, 61
キラル炭素 48
キロミクロン 122
キロミクロンレムナント 122
銀鏡反応 50
金属イオン 40
金属タンパク質 33

く

グアニン 78
クエン酸 107
クエン酸回路 91, 94, 105, 109, 139
　──の調節 110
クエン酸シンターゼ 107, 110
クッシング症候群 216
組換え修復 172
クラススイッチ 227
グラナ 152
グラミシジン S 26
グリカン 53
グリコケノデオキシコール酸 135
グリコーゲン 53, 92, 115
　──の合成 116
　──の分解 87, 116
グリコーゲンシンターゼ 116
グリココール酸 135
グリコサミノグリカン 47, 55
グリコシダーゼ 59
グリコシド結合 51, 78

グリシン 20, 142
グリセルアルデヒド 3-リン酸
　　　　　　　　102, 151, 157
グリセルアルデヒド-3-リン酸
　　　　　　デヒドロゲナーゼ 94
グリセロ糖脂質 69
グリセロリン酸シャトル 106
グリセロリン脂質 68
グリセロール 96, 132
グルカゴン 27, 87, 98, 117, 204, 216, 217
1,4-α-グルカン分枝酵素 116
グルクロン酸 52, 56
グルクロン酸経路 103
グルコキナーゼ 42
グルココルチコイド 215
グルコサミン 51, 52
グルコース 47, 49, 92
グルコース-アラニン回路 92, 96
グルコース-6-ホスファターゼ 97
グルコース 1-リン酸 158
グルコース 6-リン酸 97, 102
グルコース-6-リン酸イソメラーゼ 93
グルコース-6-リン酸デヒドロゲナーゼ
　　　　　　　　　　　　　104
グルコース-6-リン酸デヒドロゲナーゼ
　　　　　　　　　　　　欠損症 104
グルタチオン 26, 142
グルタチオンペルオキシダーゼ 66, 111
グルタミン 20, 141
グルタミン酸 20, 109, 141, 204, 207
グルテリン 33
クレアチニン 143
クレアチン 142
クレブス回路→クエン酸回路
グレリン 27, 204, 218
クローニング 188
グロビン 35
グロブリン 33, 35
クロマチン 165
クロロフィル 151, 152
クロロプラスト 152

け

経口免疫寛容 231
形質細胞 226
形質膜 70
血圧調節 220
月経周期 219, 220
結合タンパク質 34
血小板活性化因子 68
血清アルブミン 33〜35
血中リポタンパク質 67
血糖調節 98
ケト形 94
ケト原性アミノ酸 140
ケトーシス 127
ケトース 48, 49
ケトヘキソキナーゼ 119

索　引　237

ケトン体　126
ケノデオキシコール酸　134
ゲノム刷込み　167
ケラタン硫酸　56
ケラチン　9, 34
ケルダール法　36
原核生物　6
嫌気的解糖　94
原発性免疫不全症　232

こ

コア構造　58
コアタンパク質　57
コア複合体　155
五員環構造　78
高アンモニア血症　139
高エネルギーリン酸結合　90
光化学系　155
光化学系 I　155
光化学系 II　155
光化学反応　154
光化学反応中心　153, 155
光学異性　49
光学異性体　23
交感神経　203, 205
　――の作用　206
抗原提示　228
抗原提示細胞　229
光合成　11, 151
光合成色素　152
抗酸化　111
光酸化　155
抗酸化剤　111
抗酸化物質　66
光子　154
高次構造　29, 30
甲状腺刺激ホルモン　214, 215, 220
甲状腺刺激ホルモン放出ホルモン　214
甲状腺ホルモン　204, 208, 220
合成酵素　38
合成プリン体　146
酵素　4, 37
　――の種類　38
構造多糖　53〜55
構造タンパク質　34
酵素タンパク質　34
酵素反応阻害　45
酵素反応連鎖　85
酵素反応論　41
抗体　226
硬タンパク質　33
好中球　225
高度不飽和脂肪酸　64
高プロリン血症　141
酵母人工染色体　188
高マンノース型　58
高密度リポタンパク質　122
抗利尿ホルモン　215

CoA　40, 95, 106
コエンザイム A　40
CoQ　113
呼吸鎖　113
CoQ－シトクロム c オキシドレダクターゼ　113
国際 HAPMAP 計画　164
古細菌　6, 7
五炭糖→ペントース
誤対合　171
骨代謝　221
コドン　4, 177
コドン表　176
ゴナドトロピン放出ホルモン　214
コハク酸　108
コハク酸－CoQ オキシドレダクターゼ　113
コハク酸デヒドロゲナーゼ　108
コピー数多型　164
コラーゲン　34, 35, 56
コリ回路　91, 99
コール酸　67, 134
ゴルジ体　9, 181
コルチコイド　134
コルチゾール　215, 216
コレシストキニン　218
コレステロール　67, 109, 121, 132
　――の生合成　132
コレステロールエステル　62, 67
コレラ毒素　70
混成型　58
コンセンサス配列　59
コンドロイチン　56
コンドロイチン硫酸　56

さ

細菌　10
細菌毒素　70
サイクリック AMP → cAMP
最大反応速度　41
最適温度　39
最適 pH　39
サイトカイン　203
サイトソル　9
細胞　6
細胞外マトリックス　55, 56
細胞骨格系　9
細胞骨格タンパク質　34
細胞質　9
細胞質基質　9
細胞傷害性 T 細胞　225, 228
細胞小器官　6, 8
細胞性免疫　230
細胞内シグナル伝達　74
細胞壁　12
細胞膜　6, 70, 72
細胞膜受容体　208
再利用経路　147

サイレンシング　166
サザンブロット　190, 191
左旋性　52
サブユニット　31
サルベージ経路　147
酸化還元酵素　38
酸化的脱アミノ反応　138
酸化的リン酸化　112〜114
サンガー法　192
三次構造　31
30 nm 繊維　165
酸性アミノ酸　20, 21, 33
酸素発生型光合成　156
三大栄養素　5
三文字表記法　28

し

ジアシルグリセロール　66, 209, 211
シアノバクテリア　151
シアリルルイス x　60
CRH →
　副腎皮質刺激ホルモン放出ホルモン
シアル酸　51, 59
cAMP　81, 209
GH　214
GABA　24, 144, 204, 207
CAP 構造　175
ジエン脂肪酸　64
糸球体沪過量　143
シークエンシング　192
シグナル認識粒子　180
シグナル配列　59
シグナルペプチド　180
シクロオキシゲナーゼ　130
自己免疫疾患　232
C_3 植物　158
GC 含量　80
脂質　61
脂質過酸化反応　66
脂質二重層　68
脂質ラフト　72
視床下部　213〜215
視床下部ホルモン　204, 214
シス形　64
シスチン　20
システアミン　141
システイン　20, 141
ジスルフィド結合　30
自然免疫　224
G タンパク質　210, 211
G タンパク質共役型受容体　204, 210
シチジン三リン酸　132
質量分析　36
cDNA　188
$CD8^+$ T 細胞　225
CTP　81
GTP　81
CDP コリン　133

索　引

GDPマンノース　120
CD4⁺T細胞　225, 230
ジデオキシ法　192
シトクロム c　33
シトクロム c オキシダーゼ　113
シトクロム b_6f 複合体　155, 156
シトシン　78
シトルリン　24, 139
シナプス　202
GPCR→Gタンパク質共役受容体
CPT I　124, 129
CPT II　124
ジヒドロキシアセトンリン酸　132
ジヒドロリポアミド S-アセチルトランスフェラーゼ　95
ジヒドロリポアミドデヒドロゲナーゼ　95
C ペプチド　217
脂　肪
　── の吸収　121
脂肪細胞　218
脂肪酸　62, 63, 109, 121, 154
　── の生合成　127
　── の分解　123
脂肪酸合成酵素　128
脂肪族アミノ酸　20
C 末端　30
シャイン・ダルガーノ配列　177
シャペロニン　179
自由エネルギー　113
集光複合体　155
終止コドン　177
収縮タンパク質　34
従属栄養生物　151
重炭酸緩衝系　222
修　復　171
主　溝　80, 168
樹状細胞　225, 228, 230
出生前診断　194
受動輸送　74, 75
主要組織適合抗原　228
受容体　74, 208
受容体タンパク質　34
循環的電子伝達経路　156
消化管ホルモン　217
脂溶性ビタミン　63
常染色体　165
上皮細胞増殖因子　204
小胞体　9
情報タンパク質　34
食作用　9, 111
触　媒　37
植物細胞　12
植物油　66
食物アレルギー　231
食物依存性運動誘発アナフィラキシー　232
ショ糖→スクロース
C₄ 植物　158
自律神経系　203
真核生物　6, 7

ジンクフィンガー　34, 195
ジンクフィンガーヌクレアーゼ法　195
神経系　201, 202
神経伝達物質　202
　── の機能障害　206
信号タンパク質　34
人工膜　72
親水性　61
親水性アミノ酸　22
新生経路　147
真正細菌　6, 7
シンデカン　57
浸透圧　202, 222
親和性　42

す

水素結合　14, 30, 80
膵リパーゼ　121
スクシニル CoA　108, 109
スクシニル CoA シンテターゼ　108
スクラーゼ　52, 52
スクロース　47, 52, 53
　── の生合成　158
ステアリン酸　64
ステロイド　62, 63, 67
ステロイドホルモン　134, 204, 208
　── の合成　134
ストロマ　152
スーパーオキシドアニオン　111
スーパーオキシドジスムターゼ　66, 111
スフィンゴ糖脂質　69
スフィンゴミエリン　68
スフィンゴリン脂質　69
スプライシング　175
スプライソソーム　175
スペルミジン　25, 144
スペルミン　25, 144

せ

生化学　5
制御性 T 細胞　229
制限酵素　187, 188
性ステロイドホルモン　219
性染色体　165
生体膜　70
成長ホルモン　34, 214
成長ホルモン放出ホルモン　27, 214
静電気の結合　30
生理活性アミン　25, 143
生理活性物質　203, 204, 208
生理活性ペプチド　26, 27, 142
セカンドメッセンジャー　208, 211
セクレチン　217
節後線維　205
節前線維　205

Z スキーム　155, 156
セラミド　69
セリン　20, 35, 142
セルラーゼ　55
セルロース　47, 54, 92
セルロプラスミン　33
セレクチン　60
セロトニン　25, 140, 144, 204, 207
繊維状タンパク質　34
旋光性　52
染色質　165
染色体　8, 165
全身性エリテマトーデス　231
センス鎖　175
選択的スプライシング　176
セントラルドグマ　166
セントロメア　169
線　毛　10, 11

そ

臓器間代謝経路　96
増殖因子　203
相転移温度　72
阻害物質　45
側　鎖　20
促進拡散　74
組　織　6
疎水結合　30
疎水性　61
疎水性アミノ酸　22
疎水的相互作用　15, 30
ソマトスタチン　27, 214
粗面小胞体　9, 179
ソルビトール　119

た

代　謝　4
代謝異常　5
代謝回転　86, 137
代謝中間体　88
代謝マップ　4, 88, 89
体内時計　144
タウリン　24, 142
タウロケノデオキシコール酸　135
タウロコール酸　135
多価不飽和脂肪酸　64, 129, 130
ターゲティング　60
多細胞生物　6
脱共役剤　114
脱分枝酵素　116
脱離酵素　38
多　糖　47
多糖類　53
単細胞生物　6
炭酸固定反応　151, 156, 157

索引　239

胆汁酸　67, 121, 134
単純拡散　74
単純脂質　62
単純タンパク質　32, 33
炭水化物　47
α-炭素　20
炭素還元反応　156
炭素骨格
　——の代謝　139
単糖　47
タンパク質　20, 26, 29
　——の合成　177
　——の構造　29
　——の性質　35
　——の分析法　36
　——の分類　32
タンパク質非コードRNA　185
タンパク質分解システム　181

ち

チアミン二リン酸　40, 106
チミン　78
チモーゲン　43
チャネル　74
チャネル型受容体　210, 212
中間径フィラメント　10
中間密度リポタンパク質　122
中枢性免疫寛容　228
中性脂肪　62
チューブリン　9
腸肝循環　134
腸管免疫　231
超低密度リポタンパク質　122
跳躍伝導　202
貯蔵多糖　53
貯蔵タンパク質　34
チラコイド　152
チラコイド膜　152
チラミン　25
チロキシン　220
チログロブリン　220
チロシン　20, 35, 109, 140, 141
チロシンキナーゼ型受容体　210, 211
チロシン血症　141
沈殿　35

つ, て

痛風　149

tRNA　174, 177
Th細胞　229, 230
TSH　214, 215, 220
TX→トロンボキサン
DHA→ドコサヘキサエン酸
TATAボックス　174, 184

dATP　81, 169
DNA　8, 78, 147
DNA鑑定　193
DNA付加体　171
DNAポリメラーゼ　169, 191
DNAマイクロアレイ　189
dNTP　81
D　形　23, 48
T細胞　225
T細胞受容体　225, 228
TCA回路→クエン酸回路
低分子量Gタンパク質　211
低密度リポタンパク質　122
デオキシコール酸　135
デオキシ糖　51
デオキシリボ核酸→DNA
デオキシリボース　51, 52, 79
デオキシリボヌクレオチド　147
テストステロン　67, 219
鉄　33
テトラヒドロ葉酸　40, 149
テトラピロール環　153
デルマタン硫酸　56
テロメア　170
テロメラーゼ　170, 171
転移RNA→tRNA
転移酵素　38
転化糖　52
電気泳動　190
電気的性質　35
電子伝達系　94, 112, 113, 155
転　写　167, 174
転写因子　182
転写共役因子　174
転写後修飾　175
転写調節　184
デンプン　53, 54, 92, 158
　——の生合成　158

と

糖　92
銅　33
糖アルコール　51
同　化　5, 85, 109
糖原性アミノ酸　140
糖脂質　47, 62, 63, 69, 70
糖　質　47
糖質加水分解酵素　59
糖新生　96, 97
糖代謝　91
糖タンパク質　33, 47, 57
糖タンパク質糖鎖　57〜59
糖転移酵素　58, 59
等電点　21, 22
糖尿病　218
糖ヌクレオチド　58, 47
トキソイド　227
特殊生成物　142

ドコサヘキサエン酸　64, 129
突然変異　171, 173
特発性フルクトース尿症　119
ドーパ　24
ドーパミン　25, 143, 144, 204, 207
ドメイン　31
トランスアルドラーゼ　103
トランス形　64
トランスケトラーゼ　103
トランスフェラーゼ　38
トランスフェリン　33, 34
トランスポーター　34
トリアシルグリセロール
　　　　　　　　　62, 66, 121, 131
　——の合成　132
トリオースリン酸イソメラーゼ　94
ドリコールリン酸　58
トリプシン　39, 136
トリプトファン　20, 23, 140, 144
トリヨードチロニン　220
トレオニン　20, 35, 142
トレハロース　52, 53
トロンボキサン　65, 131
トロンボキサンA_2　208

な 行

内呼吸　222
内在性タンパク質　73
内毒素　11
内部環境　201
ナイーブT細胞　229
内分泌系　201, 205, 213
内分泌臓器　213
ナチュラルキラー細胞　229
Na^+, K^+-ATPアーゼ　75, 222
Na^+, K^+ポンプ　75, 222
7回膜貫通型受容体　74
生ワクチン　227
軟骨プロテオグリカン　57

二価不飽和脂肪酸　64
ニコチン性アセチルコリン受容体
　　　　　　　　　　205, 212
二次構造　31
二次胆汁酸　135
二次免疫応答　227
二重らせん構造　79
二　糖　51
二糖類　52, 53
ニトログリセリン　208
乳酸　95
乳酸デヒドロゲナーゼ　94
乳　糖→ラクトース
ニュートリゲノミクス　187
尿　酸　149
尿　素　3, 139
尿素回路　138
ニンヒドリン反応　23

240　索　引

ヌクレオシド　78
ヌクレオソーム　165
ヌクレオチド　77, 81, 146, 147
　──の機能　81
ヌクレオチド除去修復　171

ネガティブフィードバック　215
熱ショックタンパク質　179

能動輸送　74, 75
ノーザンブロット　191
ノックアウト　195, 197
ノックアウトマウス　196
ノルアドレナリン
　　　　25, 143, 144, 203～207
ノルエピネフリン　25
ノンコーディングRNA　185

は

バイオマス　151
ハイブリダイゼーション　190
パーキンソン病　111, 207
ハース投影式　49
バソプレッシン　27, 215
ハプトグロビン　33
バリン　20, 140
パリンドローム　182
パルミチン酸　63, 64, 128
半保存的複製　169

ひ

pI　22
ヒアルロン酸　56
ビウレット法　36
PSⅠ　155
PSⅡ　155
ビオチン　40
P/O比　113
B形DNA構造　80
光呼吸　158, 159
光独立栄養生物　151
光反応　151
非競合阻害　45
非極性アミノ酸　22
非極性分子　15, 61
B細胞　225, 228
B細胞受容体　225, 228
PG→プロスタグランジン
PCR法　191
微小管　9, 10
ヒスタミン　25, 143, 204, 207, 230
ヒスチジン　20
ヒスチジン血症　141
ヒストン　33, 165
比旋光度　50

非相同末端再結合修復　172
ビタミンE　66
ビタミンC　66
ビタミンD　68, 134
必須アミノ酸　24
必須脂肪酸　64, 129, 154
ピッチ　80
PTH→副甲状腺ホルモン
ヒトゲノム　163
ヒドロキシアミノ酸　20
ヒドロキシプロリン　35
ヒドロキシメチルグルタリルCoA　132
D-3-ヒドロキシ酪酸　127
ヒドロキシルラジカル　111
ヒドロラーゼ　38
P700　155
P部位　177, 178
非平衡反応　86
表在性タンパク質　73
ピラノース　49
ビリオン　11
ピリドキサールリン酸　40, 137
ピリミジン塩基　77, 147
ピリミジンヌクレオチド　150
ピルビン酸　94, 96, 109, 142, 159
ピルビン酸カルボキシラーゼ　96, 109
ピルビン酸キナーゼ　94
ピルビン酸デヒドロゲナーゼ　95
ピルビン酸デヒドロゲナーゼ複合体
　　　　　　　　　95, 106, 110
P680　155
品質管理　60, 179
品質管理システム　180

ふ

ファゴサイトーシス　9
ファージ　188
VLDL　122
フィッシャーの投影式　49
フィードバック阻害　44
フィードバック調節　44
フィードバック抑制　215
フィードフォワード調節　44
フィブロネクチン　57
フェニルアラニン　20, 109, 140
フェニルケトン尿症　141
フェリチン　34
フェーリング反応　50
フェレドキシン　155
フォールディング　179
不可逆反応　40, 86
不可欠アミノ酸　24
不競合阻害　46
副　溝　80, 168
複合型　58
副交感神経　203, 205
　──の作用　206
複合脂質　62, 63

副甲状腺　213, 221
副甲状腺ホルモン　204, 221
複合タンパク質　33
副　腎　213, 215
副腎髄質ホルモン　204, 216
副腎皮質刺激ホルモン　214
副腎皮質刺激ホルモン放出ホルモン
　　　　　　　　　　214, 215
副腎皮質ホルモン　215
複　製　168, 169
複製開始点　168
複素環式アミノ酸　20
フコース　51, 52
不斉炭素　23
物質代謝　85
ブドウ糖→グルコース
プトレッシン　25, 144
舟　形　50
Δ^9不飽和化酵素　129
不飽和脂肪酸　63, 64, 126, 129
　──の酸化　126
フマル酸　108, 109, 141
フマル酸ヒドラターゼ　108
プライマーゼ　169
ブラジキニン　27
プラスチド　12
プラストキノン　155
プラストシアニン　155
プラズマ細胞　226
プラスミド　10, 188
フラノース　49
β-フラノース構造　78
フラビンタンパク質　33
プランクの法則　154
プリン塩基　77, 147
プリン代謝異常症　149
プリンヌクレオチド　147
フルオレサミン　23
5-フルオロウラシル　146
フルクトース　49, 118
フルクトースビスホスファターゼ　96
フルクトース2,6-ビスリン酸　98
フルクトース6-リン酸　102, 158
ブルーホワイトセレクション　189
プロインスリン　217
プログラム細胞死　228
プロゲステロン　134, 219, 220
プロ酵素　43
プロスタグランジン　64, 131, 204, 230
プロスタグランジンI$_2$　208
プロスタサイクリン　208
プロセシング　175, 178
プロタミン　33
プロテアーゼ　137, 178
プロテアソーム　137, 180
プロテオグリカン　56
プロトン濃度勾配　114
プローブ　190
プロモーター　174, 183
プロラクチン　34, 214
プロラクチン放出抑制因子　214

索　引　241

プロラミン　33
プロリン　20, 35, 141
分枝アミノ酸　20
分子シャペロン　60, 179

へ

ヘアピンループ構造　81
平衡反応　86
ヘキソキナーゼ　42, 92, 94
ヘキソース　49
ベクター　188
ペクチン　55
ペクチン酸　55
β形　50
β構造　31
β酸化　124, 125
βシート構造　31
ヘテロクロマチン　165
ヘテロ多糖　53, 55
ヘパラン硫酸　56
ヘパリン　55, 56
ペプシン　39, 136
ペプチド　25, 29
ペプチドグリカン　53
ペプチド結合　25, 29
ヘミセルロース　47, 55
ヘム　32, 142
ヘムタンパク質　33
ヘモグロビン　32〜34
ヘリカーゼ　169
ペルオキシソーム　9, 126
ヘルパーT細胞　225, 228, 229
ベロ毒素　70
変　性　35
変性剤　36
変旋光　50
ペントース　49, 78
ペントースリン酸回路　91, 100, 101
　──の調節　103
鞭　毛　10

ほ

補因子　40
防御タンパク質　34
芳香族アミノ酸　20
飽和脂肪酸　63
補欠分子族　40
補酵素　40, 100
補助色素　153
ホスファチジルイノシトール　68, 69
ホスファチジルエタノールアミン
　　　　　　　　　　　68, 69
ホスファチジルコリン　68, 69
ホスファチジルセリン　68, 69
ホスファチジン酸　68, 69, 132

ホスホエノールピルビン酸　96, 159
3-ホスホグリセリン酸　157
ホスホグリセリン酸キナーゼ　94
ホスホグリセリン酸ムターゼ　94
ホスホジエステル結合　79
6-ホスホフルクトキナーゼ　93, 94
ホスホリパーゼ　130
ホスホリパーゼ A_2　64
ホスホリボシル 1-二リン酸　147, 148
ホスホリラーゼ　116
補　体　224
ホメオスタシス　5, 201, 214
ホモシステイン　24
ホモセリン　24
ホモ多糖　53, 53
ポリアミン　144
ポリ(A)テール　175
ポリエン脂肪酸　64
ポリソーム　178
ポリヌクレオチド　147
ポリペプチド　25
ポリメラーゼ連鎖反応→PCR
ポルフィリン　142
ホルモン　87, 201, 203
ホルモン応答エレメント　184
ホルモン応答配列　209
ホルモン感受性リパーゼ　123
ホロ酵素　40
翻　訳　167, 176
翻訳後修飾　178, 179

ま 行

microRNA → miRNA
マイクロサテライト　164, 192
膜タンパク質　34, 73
$α_2$ マクログロブリン　33
マクロファージ　225
マスト細胞　230
末梢性免疫寛容　229, 230
マルターゼ　52
マルトース　52
マロニル CoA　128
マンノース　48, 119

ミオグロビン　33, 34
ミオシン　34
ミカエリス定数　41
ミカエリス・メンテンの式　41
水　13
水チャネル　84
ミスフォールディング　180
ミセル　67
ミトコンドリア　9, 105, 124
ミトコンドリア DNA　9
ミネラルコルチコイド　215

ムコ多糖類　55

ムスカリン性アセチルコリン受容体
　　　　　　　　　　　205
ムチン　33, 58
メソソーム　10
メチオニン　20, 141
メチルコバラミン　40
メッセンジャー RNA → mRNA
メバロン酸　132
メープルシロップ尿症　141
メラトニン　25, 144, 145
免疫寛容　229
免疫記憶　226
免疫グロブリン　226
免疫グロブリン遺伝子　227
免疫系　203
免疫不全症　232
モノアシルグリセロール　66, 121
モノエン脂肪酸　64

ゆ, よ

融解温度　80
有機溶媒　36
誘導脂質　62, 63
ユークロマチン　165
輸送担体　74
輸送タンパク質　34
UTP　81
UDP ガラクトース　117
UDP グルコース　81, 82, 116, 117, 158
UDP グルコース 4-エピメラーゼ　117
ユビキチン　35, 180
ユビキチン化　180
ユビキチンプロテアソームシステム
　　　　　　　　　　　180
ユビキチンリガーゼ　180
溶解性　35
葉　酸　149
葉肉細胞　158
溶　媒　14
葉緑体　12, 151, 152
　──の構造　152
四次構造　31
ヨードチロシン　24
予防接種　227

ら

ライブラリー　189
ラインウィーバー・バークの式　42
ラインウィーバー・バークプロット
　　　　　　　　　　　43, 45
ラギング鎖　170
ラクターゼ　52
ラクターゼ欠損症　117

索引

ラクトアルブミン　33
βラクトグロブリン　33
ラクトース　52, 53
ラクトースオペロン　182
ラクトース不耐症　52
γ-ラクトン　51
ラムノース　51, 52
ランダムプライマー法　192
卵胞刺激ホルモン　214, 219, 220

り～れ

リアーゼ　38
リガーゼ　38, 188
リコンビナントワクチン　227
リシン　20, 140
リソソーム　9, 137, 181
律速酵素　116
リーディング鎖　170
リトコール酸　135
リノール酸　64, 129
α-リノレン酸　64, 129
γ-リノレン酸　64
リプレッサー　174, 182
リプレッサータンパク質　183
リブロース 1,5-ビスリン酸　157

リブロースビスリン酸カルボキシラーゼ　157
リブロース 5-リン酸　102, 157
リボ核酸 → RNA
リポキシゲナーゼ　131
リボザイム　167
リポ酸　106
リボース　79
リボース 5-リン酸　102
リポソーム　72
リボソーム　9, 177
リボソーム RNA → rRNA
リボソームタンパク質　177
リポタンパク質　33, 67, 122
リポタンパク質リパーゼ　122
リボヌクレオチド　147
リポフェクション法　195
流動モザイクモデル　72
両親媒性　63
両親媒性分子　67
両性イオン　21
両性電解質　21
リンゴ酸　109, 159
リンゴ酸-アスパラギン酸シャトル　105
リンゴ酸デヒドロゲナーゼ　109
リン酸化　35, 44
6-リン酸化マンノース　60

リン脂質　62, 63, 68, 71, 121, 132
　―― の合成　132

RuBisCO　157

レクチン　58, 60
レシチン　68
レセプター → 受容体
レチノール結合タンパク質　34
レッシュ・ナイハン症候群　149
レニン　204, 220
レニン-アンギオテンシン　220
レニン-アンギオテンシン系　216, 222
レプチン　218

ろ，わ

ロイコトリエン　64, 131, 204, 208, 230
ロイシン　20, 140
ロイシンジッパー　34
ろう　63
ローリー法　36

ワクチン　227
ワトソン・クリック型塩基対　169

大塚　譲
- 1948年 兵庫県に生まれる
- 1972年 東京大学農学部 卒
- お茶の水女子大学名誉教授
- 専門 栄養生化学
- 農学博士

脊山洋右
- 1941年 東京に生まれる
- 1965年 東京大学医学部 卒
- 現 東京医療保健大学 客員教授，
  医学中央雑誌刊行会 理事長
- 東京大学名誉教授，お茶の水女子大学名誉教授
- 専門 生化学
- 医学博士

藤原葉子
- 1957年 福岡県に生まれる
- 1981年 お茶の水女子大学家政学部 卒
- 現 お茶の水女子大学
  基幹研究院自然科学系 教授
- 専門 栄養化学
- 博士(学術)

本田善一郎
- 1955年 東京に生まれる
- 1982年 東京大学医学部 卒
- 現 お茶の水女子大学保健管理センター 所長・教授
- 専門 内科学，リウマチ・アレルギー学，生化学
- 医学博士

第1版 第1刷 2014年3月28日 発行
第4刷 2020年6月2日 発行

新スタンダード栄養・食物シリーズ 2
生　化　学

© 2014

編　集　大塚　譲・脊山洋右
　　　　藤原葉子・本田善一郎
発行者　住　田　六　連
発　行　株式会社 東京化学同人
　　　　東京都文京区千石3丁目36-7(〒112-0011)
　　　　電話 03-3946-5311・FAX 03-3946-5317
　　　　URL: http://www.tkd-pbl.com/

印　刷　大日本印刷株式会社
製　本　株式会社 松岳社

ISBN978-4-8079-1662-7
Printed in Japan

無断転載および複製物(コピー，電子データなど)の無断配布，配信を禁じます.

新スタンダード 栄養・食物シリーズ
― 全18巻 ―

1	社会・環境と健康	大塚 譲・河原和夫・須藤紀子 編
2	生化学	大塚 譲・脊山洋右・藤原葉子・本田善一郎 編
3	解剖・生理学 ―人体の構造と機能―	飯田薫子・石川朋子・近藤和雄・脊山洋右 編
4	疾病の成り立ち	飯田薫子・近藤和雄・脊山洋右 編
5	食品学 ―食品成分と機能性―	久保田紀久枝・森光康次郎 編
6	調理学	畑江敬子・香西みどり 編
7	食品加工貯蔵学	本間清一・村田容常 編
8	食品衛生学 第2版	一色賢司 編
9	基礎栄養学 補訂版	池田彩子・鈴木恵美子・脊山洋右・野口 忠・藤原葉子 編
10	応用栄養学	近藤和雄・鈴木恵美子・藤原葉子 編
11	栄養教育論	赤松利恵・稲山貴代 編
12	臨床栄養学	飯田薫子・市 育代・近藤和雄・脊山洋右・丸山千寿子 編
13	分子栄養学 ―科学的根拠に基づく食理学―	板倉弘重・近藤和雄 編
14	公衆栄養学	大塚 譲・河原和夫・須藤紀子 編
15	給食経営管理論	香西みどり・佐藤瑤子・辻ひろみ 編
16	食品微生物学	村田容常・渋井達郎 編
17	有機化学	森光康次郎・新藤一敏 著
18	食品分析化学	新藤一敏・森光康次郎 著